Datenreiche Medizin und das Problem der Einwilligung

Gesine Richter · Wulf Loh · Alena Buyx ·
Sebastian Graf von Kielmansegg
(Hrsg.)

Datenreiche Medizin und das Problem der Einwilligung

Ethische, rechtliche und
sozialwissenschaftliche Perspektiven

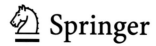 Springer

Hrsg.
Gesine Richter
Experimentelle Medizin, Haus U 35
Christian-Albrechts-Universität zu Kiel
Kiel, Schleswig-Holstein, Deutschland

Wulf Loh
Zentrum fur Ethik in den Wissenschaften,
Universitat Tubingen, Internationales
Tübingen, Baden-Württemberg, Deutschland

Alena Buyx
Inst. Geschichte & Ethik der Medizin,
Technische Universität München
München, Bayern, Deutschland

Sebastian Graf von Kielmansegg
LS Öffentl. Recht und Medizinrecht
Christian-Albrechts-Universität zu Kiel
Kiel, Schleswig-Holstein, Deutschland

ISBN 978-3-662-62986-4   ISBN 978-3-662-62987-1   (eBook)
https://doi.org/10.1007/978-3-662-62987-1

Die Deutsche Nationalbibliothek verzeichnet diese Publikation in der Deutschen Nationalbibliografie; detaillierte bibliografische Daten sind im Internet über http://dnb.d-nb.de abrufbar.

Planung/Lektorat: Renate Scheddin
Springer ist ein Imprint der eingetragenen Gesellschaft Springer-Verlag GmbH, DE und ist ein Teil von Springer Nature.
Die Anschrift der Gesellschaft ist: Heidelberger Platz 3, 14197 Berlin, Germany

Inhaltsverzeichnis

Sozialwissenschaftliche Perspektiven

Einleitung

Gesine Richter, Wulf Loh, Alena Buyx und
Sebastian Graf von Kielmansegg

Bei jeder medizinischen Untersuchung und Behandlung fallen Daten an. Das Sammeln von Beobachtungen und Messwerten und ihre Nutzung für medizinische Forschung mit dem Ziel, Versorgung und Therapie zu verbessern, ist kein neues Phänomen. Bereits vor 2400 Jahren zeichnete Hippokrates Krankengeschichten auf, beschrieb plastisch seine Beobachtungen zum Verlauf und seine Interventionen – eine Quelle, die nachfolgenden Ärzten zur Verbesserung von Diagnose und Therapie diente.

Mit den technischen Fortschritten der vergangenen drei Jahrzehnte vollzieht sich jedoch eine einschneidende Veränderung dieser seit über 2000 Jahren bestehenden Praxis der Sammlung und Nutzung von medizinischen Daten. Die Analyse von Biomaterialien, die Speicherung der gewonnenen Daten sowie der Umgang mit diesen Daten nehmen exponentiell zu. Die methodologischen Durchbrüche in verschiedenen Bereichen der Molekularbiologie ermöglichen nicht nur neue Analysemethoden, sondern vervielfältigen auch die Menge an Analysedaten. Bioinformatik und digitalisierte Informations-

G. Richter (✉)
Institut für Experimentelle Medizin, Universität Kiel, Kiel, Deutschland
E-Mail: gesine.richter@iem.uni-kiel.de

W. Loh
Universität Tübingen, IZEW, Tübingen, Deutschland
E-Mail: wulf.loh@izew.uni-tuebingen.de

A. Buyx
Institut für Geschichte und Ethik der Medizin, TU München, München, Deutschland
E-Mail: a.buyx@tum.de

S. G. von Kielmansegg
Universität Kiel, LS Öffentl. Recht und Medizinrecht, Kiel, Deutschland
E-Mail: skielmansegg@law.uni-kiel.de

© Der/die Autor(en) 2022
G. Richter et al. (Hrsg.), *Datenreiche Medizin und das Problem der Einwilligung,*
https://doi.org/10.1007/978-3-662-62987-1_1

1

technologie kombinieren diese großen Datenvolumina mit Materialsammlungen großer Populationen und erlauben so komplexe Aggregationen und Auswertungen.

Medizinische Daten, die sekundär für die Forschung genutzt werden, kommen heute aus immer vielfältigeren Quellen wie Krankenhäusern, Arztpraxen und Versicherungen. Hinzu kommen sogenannte Lifestyle-Daten wie Sport-, Essens- und Schlafgewohnheiten, die zwar nicht im strengen Sinn medizinische Daten darstellen, aber durch ihre Verknüpfbarkeit und Verwendbarkeit in verschiedenen Studiendesigns zu medizinisch relevanten Daten werden. Die Verknüpfung dieser Daten mit solchen aus bestehenden wissenschaftlichen Repositorien wie etwa Biobanken kann enormen wissenschaftlichen Nutzen gerade für die aktuell verfolgten Ziele der Translation, also der Übertragbarkeit von präklinischer Forschung auf therapeutischen Einsatz, und Personalisierung medizinischer Therapien bedeuten. Sie verspricht wichtige Ansätze für eine bessere Gesundheitsversorgung – für schnellere und präzisere Diagnosen und für individuell auf die Patientinnen[1] abgestimmte Behandlungsmöglichkeiten. Doch eine solche intelligente Datennutzung kann nur gelingen, wenn die existierenden Patientendatenbestände erschlossen und integriert werden, sodass sie zeitlich und thematisch unbegrenzt genutzt werden können. Vorrangiges technisch-organisatorisches Ziel auf diesem Wege ist es, diese an vielen Stellen vorhandenen und digital erfassten Gesundheitsdaten künftig nach denselben Regeln und unter Einhaltung international abgestimmter Standards zu dokumentieren und nutzbar zu machen.

Um diese Harmonisierung und die Vernetzung von Daten voranzutreiben, konkret also Strukturen für die digitale Vernetzung von Gesundheitsversorgung und Gesundheitsforschung aufzubauen, sowie die Verfügbarkeit und Qualität von gesundheitsrelevanten Daten zu verbessern, wurden in vielen Ländern Förderprogramme implementiert, darunter die vom deutschen Bundesministerium für Bildung und Forschung 2016 initiierte *Medizininformatik-Initiative (MII).* Die Initiative schafft die Voraussetzungen, den Austausch von Forschungs- und Versorgungsdaten zwischen Universitätskliniken in Deutschland zu etablieren. Um die Entnahme, Lagerung und Bereitstellung forschungsrelevanter Bioproben zu koordinieren, haben sich die Biobanken der Universitätskliniken 2017 in der *German Biobank Alliance* zusammengeschlossen, die vom *German Biobank Node* der europäischen *BBMRI-ERIC-Initiative* koordiniert wird.

Aus ethischer Sicht wird durch all diese Aktivitäten die Frage nach der adäquaten Patienteneinwilligung, wie sie im medizinethischen Ideal der wohlinformierten Einwilligung seit den 1970er Jahren zum Ausdruck kommt, noch einmal aus einer veränderten Perspektive – aber dafür umso dringlicher – aufgeworfen. Damit prospektive medizinische Forschung am Menschen ethisch vertretbar ist, müssen die Teilnehmenden vorher ihre informierte Einwilligung (informed consent) geben. Dies

---

[1]Wir verwenden im Folgenden die weibliche und männliche Form abwechselnd und zufällig, immer aber in dem Gedanken, dass sie an der jeweiligen Stelle stellvertretend für alle Geschlechtsidentitäten steht.

bedeutet, dass die betroffenen Personen zuvor auf eine Art und Weise über Zweck, Art, Risiken und Nutzen der betreffenden Studie informiert werden müssen, die sie in die Lage versetzt, wohlinformiert und freiwillig über eine Teilnahme zu entscheiden. Diese Einwilligung liegt nicht nur einem aufgeklärten Ärztin-Patient-Verhältnis zugrunde, sondern stellt ein Paradigma der Forschungsethik dar. Diese reagiert damit auf eine lange Historie von Skandalen, Missbrauch und drohendem Vertrauensverlust in medizinische Versorgung und Forschung weltweit. Vertrauen und Vertrauenswürdigkeit bleiben auch heute die sensible Basis für alle Aktivitäten, die Daten und Biomaterialien für die Forschung nutzbar machen wollen und sind die wesentlichen Motoren beständiger ethischer, juristischer wie datenschutzrechtlicher Abwägung von Chancen und Risiken.

Die Deklaration von Helsinki formuliert die Bedingungen einer ethisch gültigen Einwilligung in ein humanes Forschungsprojekt: Die Betroffenen müssen entscheidungsfähig, ausreichend informiert und aufgeklärt über Zweck, Wesen, Nutzen und Risiken des Forschungsprojektes sein und sich ohne Zwang für die Teilnahme entscheiden können. Für medizinische Forschung, bei der gezielt neue Medikamente, Medizinprodukte oder medizinische Methoden untersucht werden, dient eine solche informierte Einwilligung als *spezifische,* auf einen eng umrissenen Zweck formulierte Einwilligung in ein bestimmtes Forschungsprojekt: Zum Zeitpunkt der Einwilligung kann den Teilnehmenden eindeutig dargelegt werden, welche konkreten Nutzen- und Schadenspotenziale sie durch die Teilnahme an einer konkreten, zeitlich wie inhaltlich begrenzten Studie auf sich nehmen.

Dieser Ansatz lässt sich jedoch nur schwer auf die sekundäre Forschungsnutzung medizinischer Daten übertragen, die im Rahmen der klinischen Versorgung erhoben werden. Zum Zeitpunkt der Erhebung sind eben nicht alle potenziellen Zwecke der zukünftigen Nutzung der Daten vorhersehbar. Folglich gibt es seit einiger Zeit eine Diskussion über alternative Arten der Einwilligung, die für die sekundäre Datennutzung geeignet sind, und die einen Ausgleich suchen zwischen der Selbstbestimmung der Patienten und der Freiheit der Forschung.

Tatsächlich haben internationale Gremien der Gesundheitsforschung, darunter die *World Medical Association* und das *Council for International Organizations of Medical Sciences/World Health Organization* die Einführung der breiten Zustimmung, des *broad consent* als „akzeptable Alternative" gebilligt. Für die Sammlung von Biomaterialien aus dem diagnostischen Kontext als ein sogenanntes „healthcare-embedded biobanking" hat sich der broad consent trotz anhaltender Diskussion mittlerweile etabliert.

Die Anwendung des broad consent auch für Daten würde nicht nur eine breite zukünftige Forschungsnutzung legitimieren, sondern könnte auch einen umfassenden Datenaustausch innerhalb der Forschungsgemeinschaft erleichtern. Hierzu hat die *Medizininformatik-Initiative* in Deutschland 2020 einen einheitlichen Mustertext für die Patienteneinwilligung entwickelt, auf den sich alle Universitätskliniken in Deutschland zusammen mit den Datenschutzaufsichtsbehörden des Bundes und der Länder verständigt haben.

Da Forschung und ihre Datennutzung ein Phänomen sind, das sich offenkundig nicht an Ländergrenzen halten kann, müssen ethische, soziale und rechtliche Aspekte datenreicher Medizin länderübergreifend, in internationaler bzw. globaler Perspektive erörtert werden. Mit der Europäischen Datenschutzgrundverordnung (DSGVO) wird zwar ein konkreter Schritt in diese Richtung getan, die DSGVO lässt jedoch trotz des Ziels der europäischen Harmonisierung einigen Spielraum für unterschiedliche Regelungen in den Mitgliedsländern zur Datennutzung in der biomedizinischen Forschung.

Deutschland nutzt den von der EU gegebenen Spielraum breit aus und ermöglicht im neuen Datenschutzgesetz zumindest *prima facie* die Datenverarbeitung zu wissenschaftlichen oder historischen Forschungszwecken sowie zu statistischen Zwecken ohne Einwilligungserklärung. Konkret macht die Öffnungsklausel für wissenschaftliche Forschung in der DSGVO einen länderübergreifenden Vergleich gerade im Hinblick auf die internationale Kooperation in der datenreichen Medizin zwingend notwendig, wenn etwa im Rahmen von Forschungsverbünden, Biobanken und Datenrepositorien in internationalen Kooperationen nationales Datenschutzrecht kollidiert.

In einer vom Bundesministerium für Bildung und Forschung (BMBF) 2019 geförderten Klausurwoche[2] am Institut für Geschichte und Ethik der Medizin an der TU München befassten sich Expertinnen und Nachwuchswissenschaftler aus ethischer, juristischer und empirisch-sozialwissenschaftlicher Perspektive mit Fragen der Einwilligung in datenreiche medizinische Forschung im Spannungsfeld zwischen dem Schutz von Selbstbestimmung und Privatheit von Forschungsteilnehmenden, dem Ausschöpfen der unzweifelhaft großen wissenschaftlichen und gesellschaftlichen Potenziale von Big Data, sowie den jeweiligen regulatorischen Bedingungen.

Entscheidenden Fragen in der Diskussion über die nationale wie internationale Sekundärnutzung von Daten gehen die Teilnehmerinnen der Klausurwoche in diesem Sammelband nach:

Wie lassen sich die neuen Herausforderungen und Verantwortlichkeiten durch KI-Anwendungen ethisch lösen und regulatorisch abbilden?

Auf die Frage der moralischen Verantwortung bei der Nutzung von KI geht *Daniel Tigard* in seinem Beitrag „Big Data and the Threat to Moral Responsibility in Healthcare" ein. Insbesondere analysiert er, wie die Nutzung datenreicher Medizin verbunden mit künstlich intelligenten Systemen die Frage der moralischen Verantwortung bei der Bereitstellung von Gesundheitsleistungen verändert. Dabei untersucht er vor dem Hintergrund der Prämisse, dass unsere Fähigkeit, Verantwortung zuzuschreiben, durch künstliche autonome Systeme in Zweifel gezogen wird, die Verbindung von Akteursschaft und Verantwortung und präsentiert verschiedene Lösungsmöglichkeiten.

---

[2]Das diesem Bericht zugrunde liegende Vorhaben wurde mit Mitteln des Bundesministeriums für Bildung und Forschung unter dem Förderkennzeichen 01GP1881 gefördert. Die Verantwortung für den Inhalt dieser Veröffentlichung liegt bei den Autoren.

Patrik Hummel und *Andrea Martani* greifen in ihrem Beitrag die Rede von verschiedenen „Generationen des Datenschutzes" auf und analysieren diese zunächst deskriptiv. Im Weiteren gehen sie jedoch darüber hinaus, indem sie normativ fordern, trotz der noch sehr jungen DSGVO jetzt schon eine neue Generation des Datenschutzes anzudenken. Dies liegt ihrer Meinung daran, dass die DSGVO bereits jetzt in ihrem Gegenstandsbereich, dem Schutzgegenstand, sowie den sie leitenden Paradigmen der Datenverarbeitungsrealität hinterher hinkt. Dies gilt ihrer Meinung auch und gerade für die besondere Rolle der (biomedizinischen) Forschung im momentanen Datenschutz, sowie den Status der informierten Einwilligung zu dieser Forschung.

In ähnlicher Stoßrichtung, aber mit anderer Fokussierung, nimmt *Stuart McLennan* das System der ethischen Aufsicht bei Forschungsprojekten mit großen Mengen an Gesundheitsdaten in den Blick. Zunächst stellt er fest, dass die Feudalisierung unterschiedlicher Aufsichtsregime dazu führen kann, dass die gleichen Datensets datenschutzrechtlich und -ethisch sehr unterschiedlich bewertet werden. Wenn sich aber Tätigkeitsbereiche nicht klar abgrenzen lassen, leidet – so sein Argument – langfristig die Patientinnenversorgung. Daher argumentiert er für ein reformiertes Modell der ethischen Aufsicht, das besser an den kontinuierlichen, integrierten und dynamischen Charakter der Datenwissenschaft im Gesundheitswesen angepasst ist.

Welche Verantwortung tragen Forscher, Datennutzer und deren Institutionen im Umgang mit den vielfältigen Daten hinsichtlich neuer regulatorischer Vorgaben? Grundlegend für die Nutzung personenbezogener Daten zur biomedizinischen Sekundärforschungsnutzung ist die Frage der Identifizierbarkeit und faktischen Anonymität von Patientendaten. Der Beitrag von *Markus Spitz* und *Kai Cornelius* untersucht, ob trotz organisatorischer Trennung von Daten und für die Identifizierung notwendigem Zusatzwissen den Forscher datenschutzrechtliche Pflichten bei der Nutzung und Weitergabe von Daten treffen. Die Autoren empfehlen, dass trotz vertraglicher Gestaltungsmöglichkeiten die datenempfangenden Forscher gerade aufgrund zunehmender Verknüpfungsmöglichkeiten kritisch prüfen müssen, ob mit den ihnen zur Verfügung stehenden Mitteln tatsächlich der Betroffene nicht identifiziert werden kann.

Wie kann internationale datenreiche Forschung und ein grenzüberschreitender Datenaustausch unter den Vorgaben der DSGVO gelingen? Bei grenzüberschreitenden Datenverarbeitungen, die besonders im Kontext medizinischer Forschung von Bedeutung sind, stellt sich die Frage des jeweils anwendbaren mitgliedstaatlichen Datenschutzrechts. Die Bestimmung dieses nationalen Anpassungsrechts wird unter der Rechtslage der DSGVO vor allem durch das Fehlen einer allgemeinen Kollisionsnorm erschwert. *Leonie Schrader* analysiert in ihrem Beitrag mögliche Lösungsansätze. In dem Beitrag wird das Zusammenspiel der Vorschriften für die Datenübermittlung in Drittstaaten und dem räumlichen Anwendungsbereich der DSGVO diskutiert.

Kann das Ideal der informierten Selbstbestimmung im neu geregelten Aufklärungs- und Zustimmungsprozess zur Datennutzung in Zeiten von Big Data noch gewahrt werden und wenn ja, wie? Dieser Frage gehen *Wulf Loh* und *Anne Wierling* in ihrem Beitrag anhand der ubiquitären Verdatung durch robotische Systeme in der häuslichen

Altenpflege nach. Am Beispiel eines sozialen Companion-Roboters diskutieren sie sowohl das (medizin-)ethische Ideal der informierten Einwilligung, als auch die rechtlichen Implikationen und Lücken im Datenschutzrecht. Sie propagieren eine „Privacy Interference Matrix", die die Konkretheit der Zweckangabe der Datenverarbeitung an deren Eingriffstiefe knüpft und diskutieren einige praktische Möglichkeiten der Implementierung.

Der Beitrag *von Martin Jungkunz, Anja Köngeter, Eva C. Winkler, Katja Mehlis* und *Christoph Schickhardt* betrachtet die verschiedenen Anwendungsfelder und Nutzenpotenziale der Sekundärnutzung klinischer Daten für datensammelnde nicht-interventionelle Forschungs- und Lernaktivitäten und die damit verbundenen Herausforderungen und Risiken für Patienten und weitere stakeholder. Die Autoren diskutieren mögliche Herausforderungen wie Risiken der Re-Identifikation und des Datenmissbrauchs, Gefahren für das Vertrauen in der Arzt-Patientenbeziehung und das Wecken falscher Hoffnungen. Praxisorientiert werden Maßnahmen zur Reduzierung dieser Risiken herausgearbeitet, die bei der Begutachtung von Projekten der Sekundärnutzung klinischer Daten an Relevanz gewinnen werden.

Die sozialempirische Forschung hat bisher die Abwägung von Nutzen und Risiken der Sekundärnutzung klinischer Daten zu Forschungszwecken durch die Expertise und Erfahrungen relevanter nationaler Akteursgruppen in Deutschland nicht systematisch beleuchtet. Ziel der in dem Beitrag von *Anja Köngeter, Martin Jungkunz, Eva C. Winkler, Christoph Schickhardt* und *Katja Mehlis* beschriebenen empirischen Studie ist es daher, erstmalig die Wahrnehmungen und Erwartungen der Experten aus den Bereichen Forschung, Versorgung, Medizininformatik, Patientenvertretung und Politik darzustellen. Darauf aufbauend werden die spezifischen Bedarfe der befragten Akteursgruppen im Kontext wahrgenommener Nutzen- und Risikopotenziale der Sekundärnutzung aufgezeigt. Die Einbeziehung dieser Desiderate zielt auf eine nachhaltige Vertrauensbildung und gesellschaftlich akzeptierte Verwendung klinischer Daten für Forschungszwecke. Der Beitrag thematisiert die Notwendigkeit der Bürgerbeteiligung und stellt die Frage nach Möglichkeiten und Formen der Einbeziehung der Öffentlichkeit.

Welche ethischen und sozialen Anforderung an den Aufklärungs- und Zustimmungsprozess zur Datennutzung sollen/können im Zeitalter immer stärkerer Entgrenzung von Daten effektiv umgesetzt werden und wie sind die neuen rechtlichen Vorgaben dazu zu bewerten? Anhand des konkreten Anwendungsfalls des Aufbaus einer Daten- und Biomaterial Infrastruktur im Kontext klinischer Studien der wissenschaftlichen Forschungsplattform des DZHK e. V. gibt der Beitrag von *Monika Kraus, Matthias Nauck, Dana Stahl, Gabriele Anton, H.-Erich Wichmann und Annette Peters* Einblick in die Herausforderungen, mit denen sich medizinische Verbundforschung, insbesondere seit Inkrafttreten der EU-DSGVO, konfrontiert sieht. Die deutschlandweit heterogene ethische und datenschutzrechtliche Bewertung von Studien führt dazu, dass multizentrische Forschungsvorhaben bei mehreren Stellen eingereicht werden müssen. In ihrer Analyse der Fragestellungen aus Voten medizinischer Ethikkommissionen aus den Jahren 2017 und 2018, die bei Einreichung von Studien mit Nutzung der klinischen Forschungsplattform bearbeitet werden mussten, konnten die Autoren zeigen, dass Fragen zu den allgemeinen Verfahren und der *governance* deutlich zurückgingen. Der Beitrag verdeutlicht die Varianz der ethischen und sozialen Anforderungen einzelner Ethikkommissionen an den Aufklärungs- und Zustimmungsprozess unter Anwendung der neuen europäischen Datenschutzgrundverordnung. Die Autoren plädieren aus dieser Beobachtung heraus für allgemeinverbindliche Leitlinien für den Umgang mit der DSGVO.

Wie ist der aktuell in Deutschland stark diskutierte Ansatz der Datenspende für die Forschung ethisch zu bewerten? Welche Kompetenzen und Verantwortung mit Blick auf die eigenen Daten sollten Patienten haben und wie können diese erlangt werden? Diesen Fragen gehen *Wiebke Lesch, Gesine Richter und Sebastian C. Semler* in ihrem Beitrag „Datenspende für die medizinische Forschung – eine Bevölkerungsumfrage" nach.

Während weltweit an Datenintegrationssystemen gearbeitet wird, um medizinische Daten aus unterschiedlichen Quellen für Forschungszwecke verknüpfen und nutzen zu können, bleibt die Frage nach einer angemessenen Einwilligung in diese breite Nutzung bislang noch in der Diskussion. Gleichzeitig beobachten zahlreiche empirische Studien eine Zunahme des öffentlichen Interesses an der Unterstützung medizinischer Forschung. Vor diesem Hintergrund brachte der Deutsche Ethikrat 2017 in seiner Stellungnahme den Ansatz der Datenspende ins Gespräch. Datenspende wird dabei verstanden als Einwilligung in die Verwendung medizinischer Daten ohne Einschränkung des Zeitpunkts und des Zwecks, vorausgesetzt, dass a) die möglichen Folgen, insbesondere für Familienmitglieder, hinreichend deutlich gemacht werden und b) eine geeignete Infrastruktur für die Verwaltung und den Schutz der Daten vorhanden ist. Nach der öffentlichen Akzeptanz einer solchen Regelung und den Eckpunkten ihrer Ausgestaltung fragt die empirische Studie, die 2019 im Auftrag der Technologie- und Methodenplattform für die vernetzte medizinische Forschung (TMF e. V.) durchgeführt wurde und deren Ergebnisse und Auswirkungen in diesem Beitrag beschrieben werden.

Die Möglichkeiten der Datengenerierung und -aggregation werden in den kommenden Jahren erheblich zunehmen. Gleichzeitig sehen wir uns medizinischen Herausforderungen gegenüber, die verstärkt auf die Analyse immer größerer Datenmengen angewiesen sind. Im Zusammenspiel dieser Tendenzen wird die Notwendigkeit deutlich, diese Entwicklungen ethisch, juristisch und sozialwissenschaftlich zu begleiten. Nur so können wir die geeigneten rechtlichen Mittel ergreifen, um sie ethisch akzeptabel, rechtskonform und sozialverträglich zu gestalten. Dieser Sammelband möchte hierzu einen praxisbezogenen Beitrag leisten.

Dieser Sammelband wurde im Rahmen der BMBF-geförderten Klausurwoche „Nehemiah – Neue ethische Herausforderungen in der Datenreichen Medizin: ein Ländervergleich von Einwilligungsformen in UK, Österreich, Deutschland" erstellt.

Gefördert durch das Bundesministerium für Bildung und Forschung unter dem Förderkennzeichen 01GP1881.

Ethische Fragestellungen

Big Data and the Threat to Moral Responsibility in Healthcare

Daniel W. Tigard

1   Introduction

Technological innovations in healthcare, perhaps now more than ever, are posing decisive opportunities for improvements in diagnostics, treatment, and overall quality of life. In particular, the use of big data and artificial intelligence (AI) stands to revolutionize healthcare systems as we once knew them. Indeed, only half of a century or so after the move from *doctors know best* to *patients know best,* we are seeing the potential transformation to *machines know best.* But machines bear important differences from both patients and practitioners; and thus, we are confronted with newfound questions. Among them, in this paper I want to explore: What effect do emerging technologies have on human agency and moral responsibility? How can patients, practitioners, and the general public best respond when responsibility becomes obscured?

The technologies I will have in mind are devices and programs that rely upon 'big data', defined as data "too large and complex to capture, process, and analyze using current computing infrastructure" and characterized in terms of volume, velocity, variety, veracity, and value (Gudivada et al. 2015). From there, we can take note of some of the benefits and challenges of such technologies, particularly as applied in medical contexts. Consider, for example, the *precision health* movement, which promises to harness our personal, genetic, and environmental details in an effort to tailor healthcare to each individual. Under the precision health paradigm, we may well see significant improvements in medical diagnostics (Mega et al. 2014; Jameson und Longo 2015) and more effective treatments, with fewer undesirable side-effects (Mirnezami et al.

D. W. Tigard (✉)
Institut für Geschichte und Ethik der Medizin, Technische Universität München, Ismaninger Straße 22, 81675 München, Germany
E-Mail: daniel.tigard@tum.de

© Der/die Autor(en) 2022
G. Richter et al. (Hrsg.), *Datenreiche Medizin und das Problem der Einwilligung,*
https://doi.org/10.1007/978-3-662-62987-1_2

2012; Chen et al. 2016; Sugeir und Naylor 2018). If operationalized so as to include the identification of biomarkers of diseases and effective preventative measures, we might be better positioned to recommend uniquely healthier lifestyles, and thereby contribute to longer, flourishing lives (Galli 2016; Gambhir et al. 2018). While we might be concerned by medicine becoming dehumanized (Dalton-Brown 2020), some authors promote benefits such as AI serving simply as a "digital scribe", thereby *increasing* patients' interactions with human practitioners (Coiera et al. 2018; Topol 2019).

There are certainly reasons for optimism, but we must also note that technological innovations bring newfound challenges. For instance, the success of AI diagnostic systems, along with precision health and other advances, depends upon harnessing massive quantities of highly sensitive data. Patients' medical records and seemingly benign lifestyle information must be stored and shared, raising justifiable concerns over privacy and data security (Mizani und Baykal 2015; Berger und Schneck 2019). With increasing reliance upon machines, physicians risk compromising patients' trust and public perceptions of the healthcare system as a whole (Sparrow and Hatherly 2020). Even if properly harnessed, data-driven systems face difficulties in helping us in ways that appear transparent, fair, or compassionate, considering the concerns for "black box" decision-making, biases in the data, and AI's potential to erode the patient-physician relationship (DeCamp und Tilburt 2019; Ploug und Holm 2020). Lastly, for now, we must work to assure that emerging medical technologies are widely available and not used to exacerbate inequalities or discrimination (Stiles und Appelbaum 2019).

In considering both the prospects and potential problems, we might wonder, can we harness the benefits of digital medical technologies while managing the challenges? Here some will respond negatively, saying the risks are too great; we would be better off with traditional models of treatment and clinical research.[1] I suspect, however, that most readers will be at least somewhat optimistic. The question for them is, then: *How* exactly can we assure that the benefits outweigh the costs? Here is where we see a wide range of efforts, with researchers focused on increasing privacy, security, or transparency in data-based models; on decreasing harmful biases, discrimination, and inequalities; on revising models of informed consent, so as to make the use of patient data morally acceptable, and so on. And while these efforts may well help to usher in the new era of digitalized medicine, my assumption throughout this essay will be that harms will still occur. Errors will be made, both by human practitioners and by the technologies they employ.[2] The

---

[1] Although few have made an outright case against the development and use of innovations like medical AI. This is rather surprising, considering that we see campaigns against the use of killer robots (Sparrow 2007), sex robots (Richardson 2016), and self-driving cars (Madrigal 2018). Still, some authors appear committed to raising worries over medical AI (e.g. McDougall 2019; Morley et al. 2019; Sparrow and Hatherly 2020).

[2] For example, in a report on deep learning in detecting metastatic breast cancer, Wang et al. (2016) found their system's success rate to be 92.5 %, while human pathologists identified 96.6 % of the images correctly. Deep learning and human diagnosis combined showed a 99.5 % success rate. The reduction in human error – 85 %, as the authors report – should undoubtedly be celebrated. My focus is simply on who is to blame when things go wrong, even if such cases are minimized.

ethical questions that arise, then, are: How should we deal with the inevitable failures? Who should be held morally responsible when it appears that a machine has cost us a life? And who, or what, *can* be plausibly held responsible?

As I will argue, our ability to locate responsibility may become threatened with the use of data-driven medical technologies, in which case we are left with a difficult choice of trade-offs. It might seem, on the one hand, that we must exercise extreme caution or perhaps restraint in our use of state-of-the-art systems. Yet, the prospect of losing out on some of the exciting benefits is unlikely to be widely appealing. Thus, on the other hand, we can proceed with innovative digital healthcare models, but in doing so we take on a degree of risk and might need to loosen our commitment to locating moral responsibility. In either case, the use of AI and big data calls for new ways of thinking about responsibility in healthcare. To show this, in Sect. 2, I briefly summarize notions of moral agency and responsibility as they have been developed in the philosophical literature. In Sect. 3, I clarify why responsibility is so important in high-stakes domains, such as healthcare, and explain how the use of AI and big data might challenge our basic conceptions. Then, in Sect. 4, I outline numerous proposals for how we can respond when moral responsibility becomes obscured. In Sect. 5, I close by suggesting that all of us, as members of the moral community, can help to adapt our existing mechanisms in ways that accommodate emerging healthcare systems and technological environments.

2   Agency and Responsibility Preliminaries

In order to make the case that responsibility is potentially threatened by the use of emerging medical technologies, I must first make clear what is meant when speaking of responsibility. To begin, it should be stated that in the philosophical literature, "responsibility" is used widely – if not unanimously – as a neutral term. Granted, the word is often used in science and technology studies to entail something *positive* or *morally good* (e.g. 'responsible research and innovation'). However, as its conceptual roots, being responsible is neither good nor bad. To see this, consider that humans can be *responsible* for doing terrible things: lying, murdering, and so on. Consider also that a person who throws a life-vest to a drowning child can be thought of as *responsible* for saving the child's life. Thus, while it might clash with our everyday usage, saying simply "X is responsible" does not yet give us a positive or negative evaluation of X. We need to know what X is responsible *for* and why (cf. Loh 2019; Tigard 2020a).

I should also point out that I am concerned primarily with notions of *moral* responsibility, as opposed to legal notions, like liability. However, concepts of morality can still serve to inform and substantiate legal concepts.[3] Accordingly, if we see that

---

[3]This is not to say that moral and legal responsibility have similar meanings or functions. See Shoemaker (2013) for arguments dispelling these common connections.

moral notions (like blame) are unclear with the emergence of novel technologies, we may have reason to think legal notions (like liability) will be difficult to apply in new sorts of cases. In this way, the pursuit of clarifying moral responsibility in cases of emerging technology can be appreciated across various regulatory domains.

So, what exactly is moral responsibility? When can we appropriately say someone is morally responsible? Typically, in order to think of a person as morally responsible, we must think of that person a moral agent. She must be capable of initiating action, knowingly and freely – these features are often referred to, respectively, as the 'epistemic' and 'control' conditions. If one doesn't know what she is doing, or doesn't understand something pertinent about the situation, she is usually *not* thought to be fully responsible (think of how we treat children). If one is somehow not in control of her actions – whether due to external factors (like coercion) or internal characteristics (like spasms) – she is similarly not fully responsible.[4] Morally responsible agents, then, are persons who act knowingly and freely in ways that can be evaluated, either by others or by themselves, as morally good or bad. Common instances of these evaluations are praise and blame: for example, someone who knowingly and freely saves a life is appropriately praised, while someone who knowingly and freely murders is appropriately blamed.

There are, of course, many complexities lurking in the ideas presented thus far, most of which cannot be adequately addressed here. But I want to draw attention to one important development, since it will resurface in later sections. Recent responsibility theorists have argued that moral responsibility is not a singular phenomenon (Watson 2004; Shoemaker 2011). The basic idea is hopefully rather intuitive, namely, that there are several ways in which a person can be thought of as morally responsible. Gary Watson is commonly seen as one of the pioneers of *responsibility pluralism*. In his 1996 essay "Two Faces of Responsibility", Watson showed that we can think of a person's action as representing their underlying values or character, what it is they stand for. In this sense, we are *attributing* the action to that person, judging that it represents who they are. But unlike responsibility-as-attributability, Watson suggested, we could also hold others *to account,* namely by actively communicating, expressing expectations (whether met or failed), and rewarding or punishing. Responsibility-as-accountability, in this way, is distinct from – and not always coincident with – attributability. Drawing the divisions further, David Shoemaker showed that responsibility comes apart into three sorts. Aside from attributing some action and outwardly blaming or praising the person for it, we can demand reasons.[5] Considering our efforts to understand *why* someone behaved as

---

[4] Some will notice that I've said one isn't "*fully* responsible." With this usage I mean to recognize that, due to the great diversity of the human condition, concepts like agency and responsibility are not all-or-nothing features. See Shoemaker (2015: 120–122).

[5] It must be noted that while Shoemaker expands upon Watson's two-fold division, Shoemaker's account of attributability and accountability differs from Watson's account.

they did, we see a sort of responsibility-as-answerability, wherein we evaluate not one's character, but their judgment or decision-making processes (Shoemaker 2011, 2015).

Again, this depiction of moral responsibility glosses over a host of complexities and objections. One might think, for example, that responsibility doesn't *really* mean two or three separate things – it is still a singular, albeit complex, phenomenon (McKenna 2018). For present purposes, I can remain neutral on this issue and accept that responsibility might be a plural enterprise, or it might be singular, in which case I find it safe to assume nonetheless that there are multiple ways we think of others as responsible. That is, attributing an action to one's character, holding her to account for it, and demanding answers are all mechanisms by which we hold moral agents (those who act knowingly and freely) as morally responsible. With this in mind, I turn to an examination of responsibility's importance in high-stakes domains, like healthcare, and of how emerging technologies present newfound social and ethical challenges.

3   Responsibility Gaps and Data-Driven Technology

In recent debates in technology ethics, concerns have been raised that machines are becoming sophisticated enough to behave in ways that go beyond our awareness or control. The notion of a 'responsibility gap' was first put forward by Andreas Matthias (2004: 175), who claimed that autonomous, learning machines "create a new situation, where the manufacturer/operator of the machine is *in principle* not capable of predicting the future machine behavior." As a result, Matthias argues, the manufacturer or operator cannot be held responsible. In a fuller sense, responsibility gaps are situations involving two basic features: (a) it seems fitting to hold someone responsible, but (b) there is no one who it is fitting to hold responsible.[6]

What is important to notice is the appeal to some of the most traditional and intuitive criteria for moral responsibility. A machine's manufacturer and users will be unable to predict its behavior; that is, they do not always *know* exactly what will happen when such devices are put to use. By contrast, those who are more optimistic could argue that the use of big data can help us to *better* understand – say, a patient's condition or treatment options – and thereby stands to *enhance* agential capacities (Fakoor et al. 2013). Yet, it is commonly acknowledged that algorithmic processes lack transparency, and that systems based, for example, on artificial neural networks arrive at their outputs by way of *hidden* layers of coding. Although recent works aim to address the problems of transparency (Adadi und Berrada 2018; Wachter et al. 2018; Arrieta et al. 2020), it seems that manufacturers and users will often remain incapable of knowing exactly why some

---

[6]This helpful formulation is adapted from Köhler, Roughley and Sauer (2017). On their account, however, responsibility gaps are primarily a matter of accountability, which I find too narrow to account for the pluralism established above. I discuss this further in Tigard (2020b).

output is given. If indeed knowledge is a necessary component of moral responsibility, as traditional theories suggest, it appears that the loss of knowledge brings about the loss of responsibility. After all, it seems unfair to blame someone who simply did not know.

But surely, some might think, the users are still in *control* of what happens with their devices, namely the decision to deploy the technology in the first place, and this alone should be enough to locate those who are morally responsible for any harms. However, among the key concerns articulated by Matthias and others is the fact that the manufacturers and operators have given up control; their machines now act autonomously in the sense of determining their own behavior (Matthias 2004; Hellström 2013). Indeed, one of the primary motivations to deploy automated technologies is that humans no longer need or want to retain control. The labor, including decision-making processes, can be outsourced (Vallor 2015; Danaher 2016a; Smids et al. 2019). The problem, according to numerous critics, is that there are domains in which we should not be outsourcing importantly human work.[7]

One of the most prominent critics of technology – specifically, its use in highly sensitive domains like warfare and healthcare – is Robert Sparrow. In a widely cited article, Sparrow (2007) argues that in our use of sophisticated technologies, there are three possible loci of responsibility, none of which turn out to be responsible for potential harms. First, like Matthias, Sparrow argues that the programmers of autonomous machines will be unable to predict or control its behavior. If we assume that all necessary precautions were taken – for example, autonomous weapons being programmed so as to fire only upon enemy combatants – it will be unfair to hold them responsible in the event of any unintended consequences, such as robots misfiring upon civilians.[8] Similarly, and perhaps more controversially, the users of autonomous devices – such as a commanding officer – cannot be appropriately held responsible. For, on Sparrow's account, the user likewise was not in control and could not foresee the unfortunate consequences. Finally, the technology itself, for Sparrow (among others), cannot be plausibly held responsible since machines are clearly incapable of suffering punishment – a position I take issue with, below, by suggesting we move away from purely retrospective approaches to responsibility.

In this way, if we give up control to automated technologies, we risk facing situations where a harm has occurred and (a) someone should be held responsible, but (b) there is no one who can be fittingly held responsible. And while we might not be able to articulate exactly why it bothers us, the prospect of facing ambiguous harms may be quite unsettling (Danaher 2016b). The question, then, is: Do digital medical technologies

---

[7] Common examples of such domains are warfare (Sharkey 2010; Asaro 2012), healthcare (Char et al. 2018), and care for the elderly (Sparrow 2016).

[8] Here, the legal-minded reader might have notions of negligence in mind. Indeed, for Sparrow (2007: 69) responsibility for programmers "will only be fair if the situation described occurred as a result of negligence."

create such responsibility gaps? To what extent are data-driven research and clinical treatment creating potentially ambiguous harms?

In a recent editorial on precision medicine, medical futurist Bertalan Mesko (2017: 239) explains that the increasing availability of genome sequencing, wearable health sensors, and hand-held devices are producing vast quantities of data, such that "it has become impossible for a physician to analyze all those data or simply to be up-to-date." As a result, we see the growing need for algorithms that can learn independently, integrating patient information and masses of medical literature, and detect diseases from images or samples (Topol 2019). But because these algorithms are too complex to be understood by human practitioners, or even by the designers and programmers, it seems that we are fast approaching a model of healthcare wherein machines "know" more about a patient's condition, and possibly more about how to treat it, than both the patient and practitioner. A similar point was recently made by Thomas Grote and Philipp Berens (2020: 1) who suggest that the use of "current machine learning algorithms challenges the epistemic authority of clinicians." Their argument begins by accepting that there is great promise in machines' capacities to analyze electronic health data. Once fully operational, the processing of big data may well allow us to more effectively diagnose, treat, and prevent diseases on an individual level. However, there will be cases of disagreement – say, between the diagnosis provided by an algorithm and that of human practitioners.[9] How, in such cases, should patients and healthcare providers proceed?

On the account of Grote and Berens, there is "little that the clinician might do on epistemic grounds to resolve the disagreement" (2019: 3). In cases of human-to-human peer disagreement, we have opportunities to engage in deliberation, to see others' evidence and reasoning, and perhaps arrive together at a more accurate understanding. But when one disagrees with the findings of an algorithm, these sorts of procedures are simply not possible. This is due largely to the fact that algorithmic processes are, by their nature, opaque to human comprehension. Here we see why many researchers are concerned with revealing the "black box" nature of deep-learning systems, and why we might want to work toward developing AI systems that are *explainable* (Wachter et al. 2018; Arrieta et al. 2019). Perhaps in time, we will be better able to deliberate and coordinate with AI in healthcare contexts. However, as some argue, the black box systems being introduced are not conducive to informed decision-making or shared deliberation, and thereby risk subverting patient values.[10]

Data-driven technologies may well bring about notable net benefits in medical and health-economic outcomes (Chen et al. 2016). Yet, when harms occur nonetheless – even if in fewer cases – we will want to learn why, whether in order to assure that similar

---

[9] The potential for disagreement can be seen by, again, referring to the differing diagnostic success rates between humans and machine learning systems – see note 2. Although, there, the differing rates showed higher success with human diagnosis, surely there will be individual cases where machines are correct while humans fail.

[10] Along with Grote and Berens (2020), see McDougall (2019) and Bjerring and Busch (2020).

harms do not reoccur, or simply to satisfy our psychological need to hold someone responsible. And while the opacity of machine learning systems appears to preclude undertaking such actions, notice that the notion of responsibility at work here can be characterized as 'answerability' as outlined above. When we evaluate decision-making processes and seek explanations, reasons or justifications, we are attempting to hold others answerable for their conduct. Unsurprisingly, this becomes increasingly difficult the more we rely upon *unexplainable* systems. For *some* sorts of responsibility, then, it may be that there is a potential gap created by data-driven medical technologies. But for other sorts, we might still find and create social and institutional mechanisms for addressing the threat. I turn next to outlining such proposals.

4   Rethinking Responsibility for Data-Driven Healthcare

Recall that the key threats to moral responsibility or "gaps" are defined as situations where (a) it seems fitting to hold someone responsible, but (b) there is no one who it is fitting to hold responsible. As suggested above, there is a sense in which data-driven medical technologies pose such challenges, to both our current moral and legal frameworks.[11] And although legal gaps are a legitimate cause for concern, it seems that local and international legal systems can continue to make progress in regulating undesirable effects upon data-subjects (cf. Wachter und Mittelstadt 2019; McMahon et al. 2020). For this reason, my primary concern has been the effects of emerging technologies upon *moral* responsibility.

Indeed, it seems quite unclear how to resolve the ethical challenges and, accordingly, that we face a difficult choice of trade-offs. On the one hand, as critics will claim, we might need to exercise extreme caution or restraint in our use of data-driven systems. The risks are simply too great, both in terms of physical harm to patients but also considering the additional psychological harms to patients, families, and communities left in the dark as to who is responsible. Consider, for example, marginalized populations facing additional discrimination as a result of racially biased healthcare algorithms (Obermeyer et al. 2019). The fact that responsibility is not entirely clear certainly counts against the deployment of such systems. On the other hand, in order to harness the net benefits of emerging medical technologies, we could continue to work toward mitigating the harms and make explicit any trade-offs, namely the need to loosen or at least rethink our search for responsibility when patients come to harm. In this final section, I offer strategies that lean toward the latter approach, addressing the question of how we – as patients, practitioners, and concerned citizens – can respond in the face of potentially obscured responsibility.

---

[11] As raised by Matthias (2004: 176), the challenge concerns both "the moral framework of society and the foundation of the liability concept in law." For Köhler, Roughley und Sauer (2017), the key concern is existing regulatory gaps, which explains their narrow focus on accountability.

Against the backdrop of the responsibility gap, the first mechanism is a response to the feature (a) that it seems fitting to hold someone responsible. In cases where this condition is not present, it would be far less concerning that (b) there is no one who can be appropriately held responsible. As John Danaher (2016b) suggests, it is understandable that individuals negatively impacted by technological systems are inclined to impose blame. Yet, it is not clear that they should be so inclined.[12] Surely, there are cases where harm is utterly ambiguous – perhaps the source is unidentifiable or simply does not exist. Picture, for example, those who place blame upon fate or the gods when they experience a particularly unlucky situation. Of course, in no way do I want to discount our natural psychological responses to distressing situations; for, it seems that such responses can be extremely valuable, in terms of revealing and affirming the things we care about (Tigard 2019a).

Nonetheless, in controlled environments, such as healthcare settings, it seems that we can work to manage the expectations that would give rise to distressful responses. For example, we may find it entirely natural for patients to seek responsible individuals in the aftermath of a harmful error. Yet, we can work to ensure that patients and the wider public become increasingly aware of the basic functionality of emerging technologies. In particular, efforts can be made to carefully convey the importance of data in healthcare diagnostics and treatment systems, and that patients can support the success of these emerging technological models (e.g. McGonigle 2016; Wiggins und Wilbanks 2019). Given the motivation to retain patient autonomy, it is clear also that we should undertake such measures as developing new modes of informed consent (e.g. Hansson et al. 2006; Steinsbekk 2013; Ploug und Holm 2016). What will be more difficult to convey, however, will be the nature of "black box" AI systems and applications of machine-learning to healthcare. But by working to raise awareness of the benefits and challenges of data-driven healthcare, we might help to promote informed participation, improvements in research and treatment, as well as revised expectations on how responsibility can *or cannot* be located in single individuals. If it seems less fitting to hold someone responsible, the potential for facing a responsibility gap can be mitigated.

Next, along with revising expectations – namely those that give rise to (a) – we can work to assure that *there is* someone to be held responsible in the event of unfortunate outcomes, however unforeseen they may be. This approach may seem rather intuitive, but I want to make clear what is at stake for our understanding of moral responsibility. On many traditional and contemporary theories, the most appropriate individuals to hold responsible are those who are indeed seen as responsible. As suggested above, this means identifying the person or group with sufficient knowledge and control of the conduct in question. Even on the pluralistic views of responsibility, those who are most appropriately held accountable, answerable, or attributed with the harm are those who

---

[12] For conveying this idea in conversation, I'm indebted to Peter Königs.

somehow deserve it. But as we saw, given the technological threat to responsibility, it may be that no one knew enough or had sufficient control of the conduct to the extent that they deserve to be held responsible in any way. This, however, does not mean that there is no one who can *take* responsibility. We simply need to shift our understanding of responsibility in order to accommodate data-driven technologies. Allow me to briefly expand upon this second strategy.

Unlike the characteristic cases of an agent causing harm and subsequently being held responsible, either by herself or others, we can imagine cases where someone *takes* responsibility – that is, for an unfortunate situation or outcome that she did not directly cause. With these latter sorts of cases in mind, Elinor Mason (2019) argues that often we *should* take responsibility for harms to which we are somehow connected. Mason appeals to Bernard Williams's famous case of the lorry driver who "through no fault of his, runs over a child" (1981). Here Williams makes clear that there is a unique response we are expected to have when we play a causal role in unfortunate events, and that others would think poorly of those who do not show some sort of regret or remorse.[13] For Mason, such situations are an opportunity to take 'ownership' of an action by displaying to those who are affected that we are invested in our relationships, and committed to securing others' trust, even where we were not *morally* at fault. While Mason is concerned to show the importance of taking responsibility within interpersonal relations, as I see it, the very same mechanism extends to professional relations (Tigard 2019b). Particularly with the use of emerging technology in healthcare, where the trust between patients and practitioners is coveted but vulnerable, we see good reason to expect someone to take ownership and help patients through any harms they may incur. It might be an attending physician, hospital counselor, or possibly a third-party[14] – by taking responsibility, we can minimize the negative impact of facing ambiguous harms. Where someone effectively takes responsibility, in this way, the threat of a gap is again decreased.

For the final strategy, I maintain my focus on feature (b), where there is supposedly no one who can be held responsible. Here I admit that my proposal requires a more radical rethinking of how we assign moral responsibility; for the suggestion is that we might work to develop ways of holding technology itself responsible. To be sure, this idea is easily dismissible, both by technology critics like Matthias and Sparrow and by those who are more optimistic about our lives with technology (e.g. Danaher 2019;

---

[13] Williams dubbed this response "agent-regret", though the precise label is not of particular importance here.

[14] McMahon, Buyx, und Prainsack (2020) introduce the notion of *harm mitigation bodies*, which would serve precisely these purposes. HMBs are a notable step forward in protecting data-subjects from ambiguous harms; still, one might worry that the 'bodies' are not sufficiently connected to the subject or to the harm.

Nyholm 2020). Thinking back to the pluralistic account offered above, what would it even mean to hold technology responsible?[15]

First, we might sensibly evaluate a machine's behavior, but it would appear difficult to demand answers and perhaps impossible, given the opaque nature of deep-learning systems. Indeed, as I suggested, answerability will be particularly threatened by the increasing use of data-driven healthcare. Still, in our efforts to increase transparency and to develop explainable AI, we increase the prospect of grasping reasons for its outputs. Second, attributing an action to a machine's underlying values or character may initially appear absurd. After all, machines cannot be said to have characters in the way we do; they cannot *care* or be committed to someone or something. Nonetheless, in a growing volume of work we see the idea that, starting from their design, technological devices can *and do* reflect values (e.g. Winner 1980; Friedman 1997). Granted, the values *reflected* are likely only those of the human designers or users. Thus, by attributing some characteristic behavior to technology itself, we plausibly hold the designers or users responsible in this way. But even here, practitioners and healthcare institutions can be encouraged to carefully evaluate the "character" of technologies – and of companies that design them – and to consider how well those values cohere with their own and with their patients' values.[16] Third, accountability for technology itself will often be quickly dismissed, for the reason that holding someone accountable entails punishment or demanding reparations, and these measures cannot be applied to machines. Again, in a traditional sense, only humans are truly held to account in these retrospective ways. But some devices and programs can be designed to learn from the positive and negative reinforcement implicit in praise and blame (cf. Hellström 2013). If we move away from accountability only as retribution, and toward mechanisms of rewarding or punishing for the sake of encouraging or discouraging future behavior, we see plausible ways in which machine-learning systems can be held accountable. Thus, to the extent that our conceptions of responsibility are adaptable to the use of emerging technologies, it seems that there is no responsibility gap in healthcare (cf. Tigard 2020b).

In sum, the underlying motivation for the strategies outlined here has been to encourage new ways of thinking about responsibility, and thereby to consider various approaches for mitigating the potential threat to responsibility in data-driven healthcare. Emerging technologies will undoubtedly pose challenges for our common understandings of moral responsibility. It is because of this we see reasons to shift

---

[15] In Tigard (2020c), I offer a general framework for approaching this question. In short, we must shift away from a 'property view' of responsibility, where we seek (and fail to find) qualities like consciousness and empathy in machines, and toward a 'process view' wherein responsibility is a matter of our relationships and interactions. Similarly, see Coeckelbergh's relational account (2009, 2010).

[16] For example, it may be that an AI oncology treatment system fails to consider a patient's preference for purely palliative care, in which case the clinic should question its use of the system with this patient. See McDougall (2019).

expectations and assure informed patient participation, to encourage relief through practitioners taking responsibility, and perhaps to locate notions of responsibility in technology itself.

5   Conclusion

I began with the caveat that moral responsibility is distinct from legal notions, such as liability. Where concepts of the latter sort are lacking, or where their meaning becomes threatened by newfound technologies, we see opportunities for legal experts to come together and assess how the regulatory gaps can and should be filled. No doubt, the emergence of AI and big data in healthcare is presenting a wealth of such opportunities. But what of the moral domain? How exactly can we work to assure that the potential threats to moral responsibility are likewise mitigated? Here, it seems, we would do well to bear in mind that the opportunities are not reserved for experts alone. Considering that we are all members of the moral community, it is up to all of us to see that the ways in which we interact and relate to one another can accommodate our emerging technologies and environments. The ways in which we hold one another responsible – and how we hold ourselves responsible – can undergo adaptations to better fit our increasing use of devices to which we cede some degree of control and which may "know" more about our health than human practitioners. As I have suggested, we can work to assure informed participation in data-driven systems, and shift expectations of patients and of the public, so that when harms occur nonetheless we may be less inclined to blame where there is no one responsible. We can and should see that someone who is sufficiently connected to the harm is prepared to take responsibility, that is, even where they were not strictly at fault. We may also need to start taking more seriously the idea that, in some ways, technology itself might be a plausible loci of responsibility. If we are willing to rethink moral responsibility, it seems we will be much better positioned to harness the benefits and manage the challenges of data-driven healthcare, and to ease the distress of the occasional ambiguous harm.

References

Adadi A, Berrada M (2018) Peeking inside the black-box: a survey on Explainable Artificial Intelligence (XAI). IEEE Access 6:52138–52160
Arrieta AB, Díaz N, Del Ser J, Bennetot A, Tabik S, Barbado A, Chatila R (2020) Explainable Artificial Intelligence (XAI): Concepts, taxonomies, opportunities and challenges toward responsible AI. Inf Fusion 58:82–115
Asaro P (2012) On banning autonomous weapon systems: human rights, automation, and the dehumanization of lethal decision-making. Int Rev Red Cross 94:687–709
Berger KM, Schneck PA (2019) National and transnational security implications of asymmetric access to and use of biological data. Front Bioeng Biotechnol 7(21).

Bjerring JC, Busch J (2020) Artificial intelligence and patient-centered decision-making. Philos Technol 1–23

Char DS, Shah NH, Magnus D (2018) Implementing machine learning in healthcare – addressing ethical challenges. N Engl J Med 378:981–983

Chen Y, Guzauskas GF, Gu C et al (2016) Precision health economics and outcomes research to support precision medicine: big data meets patient heterogeneity on the road to value. J Pers Med 6(4):20

Coeckelbergh M (2009) Virtual moral agency, virtual moral responsibility: on the moral significance of the appearance, perception, and performance of artificial agents. AI & Soc 24:181–189

Coeckelbergh M (2010) Robot rights? Towards a social-relational justification of moral consideration. Ethics Inf Technol 12(3):209–221

Coiera E, Kocaballi B, Halamka J, Laranjo L (2018) The digital scribe. NPJ Digit Med 1(1):1–5

Dalton-Brown S (2020) The ethics of medical ai and the physician-patient relationship. Camb Q Healthc Ethics 29(1):115–121

Danaher J (2016a) The threat of algocracy: Reality, resistance and accommodation. Philos Technol 29(3):245–268

Danaher J (2016b) Robots, law and the retribution gap. Ethics Inf Technol 18(4):299–309

Danaher J (2019) Automation and Utopia: human flourishing in a world without work. Harvard University Press, Cambridge

DeCamp M, Tilburt JC (2019) Why we cannot trust artificial intelligence in medicine. Lancet Digital Health 1(8):e390

Fakoor R, Ladhak F, Nazi A, Huber M (2013) Using deep learning to enhance cancer diagnosis and classification. In: Proceedings of the international conference on machine learning (Vol. 28). New York, USA: ACM.

Friedman B (1997) Human values and the design of computer technology. Cambridge University Press, Cambridge

Galli SJ (2016) Toward precision medicine and health: opportunities and challenges in allergic diseases. J Allergy Clin Immunol 137(5):1289–1300

Gambhir SS, Ge TJ, Vermesh O, Spitler R (2018) Toward achieving precision health. Sci Trans Med 10(430):eaao3612

Grote T, Berens P (2020) On the ethics of algorithmic decision-making in healthcare. J Med Ethics 46(3):205–211

Gudivada VN, Baeza R, Raghavan VV (2015) Big data: promises and problems. Computer 3:20–23

Hansson MG, Dillner J, Bartram CR, Carlson JA, Helgesson G (2006) Should donors be allowed to give broad consent to future biobank research? Lancet Oncol 7(3):266–269

Hellström T (2013) On the moral responsibility of military robots. Ethics Inf Technol 15(2):99–107

Jameson JL, Longo DL (2015) Precision medicine – personalized, problematic, and promising. New Engl J Med 372(23):2229–2234

Köhler S, Roughley N, Sauer H (2017) Technologically blurred accountability? In: Ulbert C et al (ed) Moral agency and the politics of responsibility. Routledge, London

Loh J (2019) Responsibility and robot ethics: a critical overview. Philosophies 4(4):58

Madrigal A (2018) 7 Arguments against the Autonomous-Vehicle Utopia. The Atlantic, 20

Mason E (2019) Between strict liability and blameworthy quality of will: taking responsibility. In: Shoemaker D (ed) Oxford studies in agency and responsibility, Vol 6. Oxford University Press, Oxford, pp 241–264

Matthias A (2004) The responsibility gap: ascribing responsibility for actions of learning automata. Ethics Inf Technol 6(3):175–183

McDougall RJ (2019) Computer knows best? The need for value-flexibility in medical AI. J Med Ethics 45(3):156–160

McKenna M (2018) Shoemaker's responsibility pluralism: reflections on Responsibility from the Margins. Philos Stud 175(4):981–988

McMahon A, Buyx A, Prainsack B (2020) Big data governance needs more collective responsibility: the role of harm mitigation in the governance of data use in medicine and beyond. Med Law Rev 28(1):155–182

Mega JL, Sabatine MS, Antman EM (2014) Population and personalized medicine in the modern era. J Am Med Assoc 312(19):1969–1970

McGonigle IV (2016) The collective nature of personalized medicine. Genet Res 98

Mesko B (2017) The role of artificial intelligence in precision medicine. Exp Rev Precis Med Drug Dev 2(5):239–241

Mirnezami R, Nicholson J, Darzi A (2012) Preparing for precision medicine. New Engl J Med 366(6):489–491

Mizani MA, Baykal N (2015) Policymaking to preserve privacy in disclosure of public health data: a suggested framework. J Med Ethics 41(3):263–267

Morley J, Machado C, Burr C, Cowls J, Taddeo M, Floridi L (2019) The debate on the ethics of AI in health care: a reconstruction and critical review. SSRN *3486518*.

Nyholm S (2020) Humans and robots: ethics, agency, and anthropomorphism. Rowman & Littlefield, London

Obermeyer Z, Powers B, Vogeli C, Mullainathan S (2019) Dissecting racial bias in an algorithm used to manage the health of populations. Science 366(6464):447–453

Ploug T, Holm S (2016) Meta consent – a flexible solution to the problem of secondary use of health data. Bioethics 30(9):721–732

Ploug T, Holm S (2020) The right to refuse diagnostics and treatment planning by artificial intelligence. Med Health Care Philos 23(1):107–114

Richardson K (2016) The asymmetrical 'relationship': parallels between prostitution and the development of sex robots. ACM Digital Library

Sharkey N (2010) Saying "no!" to lethal autonomous targeting. J Mil Ethics 9(4):369–383

Shoemaker D (2011) Attributability, answerability, and accountability: toward a wider theory of moral responsibility. Ethics 121(3):602–632

Shoemaker D (2013) Blame and punishment. In: Coates J, Tognazzini N (eds.) Blame: Its Nature and Norms. Oxford University Press, pp 100–118

Shoemaker D (2015) Responsibility from the margins. Oxford University Press, Oxford

Smids J, Nyholm S, Berkers H (2019) Robots in the workplace: a threat to—or opportunity for—meaningful work? Philos Technol 1–20

Sparrow R (2007) Killer robots. J Appl Philos 24(1):62–77

Sparrow R (2016) Robots in aged care: a dystopian future? AI & Soc 31(4):445–454

Sparrow R, Hatherley J (2020) High hopes for "Deep Medicine"? AI, economics, and the future of care. Hastings Cent Rep 50(1):14–17

Steinsbekk KS, Kare MB, Solberg B (2013) Broad Consent Versus Dynamic Consent in Biobank Research: Is Passive Participation an Ethical Problem? Eur J Hum Genet 21(9):897–902

Stiles D, Appelbaum PS (2019) Cases in precision medicine: concerns about privacy and discrimination after genomic sequencing. Ann Intern Med 170(10):717–721

Sugeir S, Naylor S (2018) Critical care and personalized or precision medicine: who needs whom? J Crit Care 43:401–405

Tigard D (2019a) The positive value of moral distress. Bioethics 33(5):601–608

Tigard D (2019b) Taking the blame: appropriate responses to medical error. J Med Ethics 45(2):101–105

Tigard D (2020a) Responsible AI and moral responsibility: a common appreciation. AI and Ethics, forthcoming.

Tigard D (2020b) There is no techno-responsibility gap. Philos Technol, forthcoming

Tigard D (2020c) Artificial moral responsibility: how we can and cannot hold machines responsible. Camb. Q. Healthc Ethics, forthcoming

Topol E (2019) Deep medicine: how artificial intelligence can make healthcare human again. Hachette, UK

Vallor S (2015) Moral deskilling and upskilling in a new machine age: reflections on the ambiguous future of character. Philos Technol 28(1):107–124

Wachter S, Mittelstadt B, Russell C (2018) Counterfactual explanations without opening the black box: automated decisions and the GDPR. Harv. JL & Tech 31:841

Wachter S, Mittelstadt B (2019) A right to reasonable inferences: re-thinking data protection law in the age of big data and AI. Columbia Bus Law Rev 2019(2):494–620

Wang D, Khosla A, Gargeya R, Irshad H, Beck AH (2016) Deep learning for identifying metastatic breast cancer. arXiv:1606.05718.

Watson G (2004) Agency and answerability. Oxford University Press, Oxford

Wiggins A, Wilbanks J (2019) The rise of citizen science in health and biomedical research. Am J Bioeth 19(8):3–14

Williams B (1981) Moral Luck. Cambridge University Press, Cambridge

Winner L (1980) Do artifacts have politics? Daedalus 109(1):121–136

Eine neue Generation des Datenschutzes? Gegenwärtige Unvollständigkeit, mögliche Lösungswege und nächste Schritte

Andrea Martani und Patrik Hummel

1 Einführung

Es gibt mittlerweile kaum einen Bereich in der Lebenswelt, der noch nicht datafiziert ist. Die Verfügbarkeit großer Datenmengen sowie erheblich gesteigerte Rechenleistungen sind die Grundlage für wegbereitende Informationstechnologien, automatisierte Systeme und Künstliche Intelligenz (KI). In der Wirtschaft werden Daten als neues Rohmaterial für Innovation gesehen, das die Entwicklung von Märkten und Unternehmen grundlegend und fortwährend verändern wird (Mayer-Schönberger und Ramge 2018). Daten sind ebenso die Grundlage für innovative Formen biomedizinischer Forschung, beispielsweise die Analyse elektronischer Patientenakten, und für das Versprechen maßgeschneiderter, patientenzentrierter Versorgung durch die Präzisionsmedizin. Datenverarbeitungsprozesse erreichen hohe und nicht immer für alle Betroffenen nachvollziehbare oder antizipierbare Komplexitätsgrade. Während Vernetzung den Weg für Synergien in Wirtschaft, Politik und persönlicher Sphäre bereitet, kann sie auch unerwünschte Informationsflüsse, erlebte Kontrollverluste, Verletzungen der Privatsphäre und neue Formen von Manipulation und Diskriminierung begünstigen. Verschiedene Stakeholder – ob Konsument/-innen, Patient/-innen, Forscher/-innen, Innovator/-innen, oder Regierungen – bringen jeweils eigene Rechte und Interessen in diese Gemengelage ein. Im vorliegenden Beitrag diskutieren wir mit dem Datenschutzrecht *einen* Bezugspunkt,

A. Martani (✉)
Institut für Bio- und Medizinethik, Universität Basel, Bernoullistrasse 28, Basel 4056, Schweiz
E-Mail: andrea.martani@unibas.ch

P. Hummel
Lehrstuhl für Systematische Theologie II (Ethik), Friedrich-Alexander-
Universität Erlangen-Nürnberg, Kochstr. 6, Erlangen 91054, Deutschland
E-Mail: patrik.hummel@fau.de

© Der/die Autor(en) 2022
G. Richter et al. (Hrsg.), *Datenreiche Medizin und das Problem der Einwilligung*,
https://doi.org/10.1007/978-3-662-62987-1_3

um die Bandbreite an nicht immer spannungsfrei miteinander in Beziehung stehenden Ansprüchen zu berücksichtigen und auszutarieren. Unter *Datenschutzrecht* verstehen wir dabei den für Datenverarbeitung relevanten gesetzlichen Rahmen sowie dessen Anwendung, z. B. in der Rechtsprechung. Da sich Technologien und Praktiken der Datenverarbeitung beständig weiterentwickeln, kann Datenschutz nicht stillstehen. Wir werden zunächst die Position beschreiben, dass sich wandelnde Realitäten der Datenverarbeitung neue *Generationen* von Datenschutzrecht erfordern (2.). Im Laufe der Diskussion wird unser Augenmerk darauf liegen zu verstehen, was eine solche *Generation* auszeichnet und aus welchen Gründen eine *neue* Generation gefordert werden könnte. Dabei argumentieren wir, dass sich das Datenschutzrecht aktuell mit einer Reihe von offenen Grundsatzfragen konfrontiert sieht, welche sowohl den Weg in Richtung einer nächsten Generation weisen als auch suggerieren, dass Reflexionsbedarf im *Status quo* besteht. Diese Grundsatzfragen entfalten wir entlang drei konzeptioneller Knotenpunkte: der *Gegenstandsbereich (3.1)*, der *Schutzgegenstand (3.2)* und das *Paradigma (3.3)* des Datenschutzrechts. Im Anschluss fokussieren wir die biomedizinische Forschung als einen Kontext, in dem sich weitere bereichsspezifische Fragen bei der Weiterentwicklung des Datenschutzes stellen (4). Schließlich werden wir auf Basis dieser Diskussion Hypothesen formulieren, wie der Übergang zu einer neuen *Generation* ermöglicht werden könnte.

2   Ist es notwendig, Datenschutz neu zu denken?

Die Auffassung, dass der datenschutzrechtliche Rahmen mangelhaft ist, ist nicht neu. Seit den ersten Datenschutz-Gesetzgebungen in den 1970er-Jahren haben technologische und gesellschaftliche Entwicklungen diesen Rahmen immer wieder herausgefordert, infrage gestellt, und die fortwährende Notwendigkeit seiner Weiterentwicklung unterstrichen. Mayer-Schönberger (1997) identifiziert aufeinanderfolgende *Generationen* des Datenschutzes, wobei sich der Übergang von einer zu der nächsten immer aus der Unzulänglichkeit der vorausgehenden ableitet.[1] So sei das Ziel der ersten Generation des Datenschutzes in den 70er-Jahren gewesen, zunehmend expansive Formen der Datenverarbeitung *zu bändigen*, für die damals noch eine verhältnismäßig kleine Gruppe von Akteuren (vor allem Staaten oder große Unternehmen, die sich die ersten Computer leisten konnten) verantwortlich waren. Mit zunehmender Anzahl der Datenbanken und -verarbeiter sowie der steigenden Bedeutung von Datenverarbeitung in verschiedenen

---

[1]Neben Mayer-Schönbergers Position gibt es auch andere Interpretationen des Generationenbegriffs mit Bezug zum Datenschutz. Poullet (2005, 2010) unterscheidet z. B. zwischen drei Generationen, die erste bestimmt durch Art. 8 der Europäischen Menschenrechtskonvention, die zweite durch die Datenschutzkonvention 108 des Europarats und die Datenschutzrichtlinie der EU (95/46/EG) sowie eine mögliche dritte durch die Datenschutzrichtlinie für elektronische Kommunikation der EU (2002/58/EG).

Lebensbereichen wurde die Herangehensweise der ersten Generation aufgegeben und eine neue Generation entwickelt. Diese konzentrierte sich laut Mayer-Schönberger mehr auf die Rechte des Individuums und seine Privatsphäre. Ziel war die Befähigung einzelner Personen, eigene Abwehrlinien gegen unerwünschte Datenverarbeitung und Verletzungen von Datensicherheit einziehen zu können. Aber auch diese Herangehensweise gelangte letztlich an ihre Grenzen angesichts eines kontinuierlichen Datenflusses, der für viele Aktivitäten (z. B. die Leistungserbringungen des Sozialstaats) zentral geworden war. Deshalb wurde eine dritte Generation des Datenschutzes kreiert, in der das Prinzip der informationellen Selbstbestimmung zentral wurde, damit Personen selbst (mit-)bestimmen können, unter welchen Bedingungen ihre Daten verarbeitet werden. Nach kurzer Zeit war jedoch offensichtlich, dass die praktische Umsetzung der informationellen Selbstbestimmung durch die schwache Verhandlungsposition der einzelnen Personen gegenüber großen datenverarbeitenden Institutionen verhindert wurde. Dies hatte das Entstehen einer vierten Generation des Datenschutzes durch Gesetzgebungsakte wie die Europäische Datenschutzrichtlinie (Richtlinie 95/46/EG) in den 90er-Jahren zur Folge. Wie wir sogleich erörtern werden, sehen manche auch die kürzlich eingeführte Datenschutz-Grundverordnung (DSGVO) in dieser Tradition.

Unabhängig davon, ob man den Hypothesen über die jeweiligen Ursachen der Übergänge zu neuen Generationen des Datenschutzes zustimmt, hat es zwei Vorteile, seine Entwicklung in generationeller Hinsicht zu interpretieren. Erstens hat der Begriff *Generation* ein gewisses evokatives Potenzial: Er hebt sowohl den provisorischen als auch den evolutiven, sich fortwährend entwickelnden Charakter des Datenschutzes hervor. Datenschutzregelungen und ihre Paradigmen sind nicht in Stein gemeißelt, sondern stellen einen (oft unvollkommenen) Versuch dar, zeitgemäße Vorschriften zu kodifizieren, um den Risiken und den problematischen Aspekten der Datenverarbeitung zu einem gegebenen Zeitpunkt Rechnung zu tragen. Im Laufe der Zeit können neue Herausforderungen entstehen, sodass die vorher adäquaten Regelungen immer wieder neu angepasst werden müssen. An einem gewissen Punkt in diesem Ablauf werden tiefgreifendere Modifikationen der früheren Ordnung unerlässlich, was einen umfassenden Modellwechsel erfordert. Zweitens hat eine generationelle Interpretation des Datenschutzes auch den Vorteil, dass sie uns daran erinnert, wie die Angemessenheit des datenschutzrechtlichen Rahmens in der Vergangenheit bereits infrage gestellt wurde. Dies hemmt die Neigung, die derzeitige Situation als außergewöhnlich zu betrachten. Die Herausforderungen unseres digitalen Zeitalters mögen präzedenzlos sein, aber das trifft nicht minder auf jedes andere Zeitalter zu, das von abrupten technologischen Innovationen geprägt wurde. Eine generationelle Interpretation der Entwicklung des Datenschutzes könnte dann der Tendenz entgegenwirken, die Neuheit und Komplexität der jetzigen Herausforderungen als Anlass für zögerliche oder überhastete Anpassungen des Datenschutzes auf veränderte Rahmenbedingungen in unserer digitalen Umwelt zu nehmen.

Obwohl Herausforderungen für die rechtliche Steuerung von Datenverarbeitung in vielen Sektoren entstanden sind, wirft der Bereich der biomedizinischen Forschung spezifische Fragen auf. In diesem Kontext war das Verwenden von Daten traditionell mit der Idee verbunden, dass sie für einen spezifischen und klar definierten Zweck, wie z. B. das Testen einer bestimmten Hypothese, gesammelt und verarbeitet werden. Hintergrund ist hier, dass forschungsrechtliche und -ethische Normen immer schon die Darstellung von Forschungszwecken verlangt haben, um Probanden hinreichend über das jeweilige Projekt aufzuklären und so eine gehaltvolle Einwilligung zu ermöglichen. Deshalb ist biomedizinische Forschung mit dem sogenannten „Zweckbindungsprinzip"[2] des Datenschutzrechts immer gut kombinierbar gewesen. Nach diesem Prinzip müssen Daten für einen spezifischen und vordefinierten Zweck, welcher wiederum den betroffenen Personen klar offengelegt und erklärt werden muss, gesammelt und verarbeitet werden.

Biomedizinische Forschung ist jedoch neuerdings immer weniger mit solchen Annahmen vereinbar. Auf der einen Seite ist die Anzahl der Big-Data- und KI-basierten Forschungsaktivitäten (Zhu und Zheng 2018) gestiegen, in denen das Definieren des spezifischen Zwecks der Datensammlung und -verarbeitung schwierig ist. Auf der anderen Seite stützen sich immer mehr Studien auf die Weiterverwendung von Daten, die zunächst nicht für Forschungszwecke gesammelt wurden (z. B. in der Gesundheitsversorgung oder für statistische Zwecke). Unter diesen Umständen gestaltet sich das alte Paradigma des Einholens der informierten Einwilligung von jeder Person, deren Daten verarbeitet werden, sehr aufwendig. Darüber hinaus hat die alte Annahme, dass Anonymisierung grundsätzlich eine valide Alternative zur Einwilligung sein kann,[3] wenn diese nicht einfach einzuholen ist, an Glaubwürdigkeit verloren (Ohm 2009). Schließlich hat zunehmende Datafizierung in bestimmten Bereichen die partizipative Dimension der Forschung verstärkt und eine Reflexion auf Ziele der Wissenschaft motiviert.[4] In diesem Zuge sind die Erwartungen bezüglich der Kontrolle über die in der Forschung verwendeten personenbezogenen Daten gestiegen. Gleichzeitig ist mit dem gestärkten Grad an Partizipation zumindest potenziell der Anspruch verbunden, Daten spenden zu können (Hummel et al. 2019).

Nun könnte man argumentieren, dass bereits eine neue Generation des Datenschutzes eingeläutet wurde, die fähig ist mit den oben genannten Herausforderungen umzugehen.[5] Im Jahr 2016 erließ die Europäische Union die DSGVO, welche das erste supranationale Rechtsinstrument mit direkter Anwendbarkeit in verschiedenen Staaten verkörperte und dadurch endlich die transnationale Natur der Datenverarbeitung widerspiegelte. Darüber hinaus gab die DSGVO den Datenschutzbehörden breitere Überwachungsbefugnisse und führte empfindliche Geldstrafen als Instrument ein, um Compliance zu gewährleisten

---

[2]Siehe z. B. Brouwer (2011). Das Zweckbindungsprinzip hat eine lange Tradition im Datenschutz und wurde in der DSGVO nochmals unterstrichen (Art. 5 Abs. 1. lit. b).

[3]Diese Annahme ist als „consent or anonymise approach" bekannt (Mostert et al. 2016).

[4]Als Beispiel seien die sogenannten „citizen science" Initiativen in ihren verschiedenen Formen (Shirk et al. 2012) angeführt, die aber auch weiterer Reflexion und Gestaltung bedürfen (Guerrini et al. 2018).

[5]Diese These wird z. B. von Kiss und Szőke (2015) vertreten.

(Albrecht 2016). Nach einer anfänglichen Befangenheit aufgrund der ersten Entwürfe der Verordnung (Dove et al. 2014) wurde die rechtskräftige Fassung gelobt, weil sie vorteilhafte Normen für die Forschung enthielt, wie die Freistellung „from storage limitation periods and the duty to notify data subjects about processing" oder die Möglichkeit einer generellen Einwilligung *(broad consent)* für die Datenverarbeitung in der Forschung (Dove et al. 2016).

Kann man dann sagen, dass die DSGVO den definitiven Übergang zu einer neuen Generation des Datenschutzes markiert? Dies ist eine schwierige Frage, vor allem da nach dem Inkrafttreten der Verordnung (25. Mai 2018) einige Jahre abgewartet werden sollten, bevor man voreilige Schlüsse zieht. Aber einige vorläufige Beobachtungen lassen sich bereits formulieren. Auf der einen Seite könnte man argumentieren, dass bereits die bloße Aufmerksamkeit, welche die DSGVO auf die Erarbeitung von angemessenen und sicheren Datenverarbeitungsverfahren gelenkt hat, schon ein epochaler Erfolg ist. Auf der anderen Seite bleiben Unklarheiten. In Bezug auf Datenverarbeitung für die Forschung klärt die DSGVO z. B. nicht (vollständig), inwiefern und ggf. mit welcher Ausgestaltung alternative Formen der Einwilligung (wie eine Generaleinwilligung bzw. ein *broad consent*) legitim sind, oder ob in manchen Fällen der „Forschungszweck" als Legitimationsgrundlage der Daten(weiter)verarbeitung vom Erfordernis einer Einwilligung der betroffenen Person[6] befreit (Mondschein und Monda 2019). Darüber hinaus könnten die Stärkung des Rechts auf Löschung (auch bekannt als „Recht auf Vergessenwerden", Art. 17 DSGVO) und die Anreize, Daten zu anonymisieren (als Voraussetzung für die Exemtion vom Anwendungsbereich der DSGVO) und zu pseudonymisieren (als vorgeschlagene Schutzmaßnahme, z. B. in der Verarbeitung von Daten für Forschungszwecke) mit dem Reproduzierbarkeitsbedarf der Wissenschaft (verhindert durch die Datenlöschung), ihrem Exaktheitsbedarf (potenziell gefährdet durch Datenverknüpfungsfehler, die durch Pseudonymisierung begünstigt werden können) und der Rückgabe klinisch relevanter Ergebnisse (durch die Datenanonymisierung kompromittiert) kollidieren.[7]

Aus diesen Gründen wurde die DSGVO zurecht als „a bit of an unusual hybrid of old and new" (Mayer-Schonberger und Padova 2015, S. 324) beschrieben. Diese Beobachtungen zur DSGVO – und ebenso die anderen Datenschutzgesetze, die seither beschlossen wurden[8]

---

[6]Damit ist die sogenannte *research exemption* (siehe auch Abschn. 4.1) angesprochen. Es wird in der Rechtswissenschaft kontrovers diskutiert, inwiefern Mitgliedstaaten „may limit a data subjects right to control the use of their data in research by removing the consent requirement" (Staunton et al. 2019, S. 1161). Art. 9 Abs. 2 lit. j und Art. 89 könnten dies ermöglichen, v.a. wenn es sich um Datenweiterverwendung (bzw. Sekundärnutzung) handelt, z. B. bei genetischen Daten aus einer Biobank. Siehe auch Abschn. 4.2.

[7]Solche Sorgen werden z. B. von Negrouk und Lacombe (2018) formuliert.

[8]Die DSGVO, obwohl in der ganzen EU direkt anwendbar, enthält viele Öffnungsklauseln, die den Mitgliedstaaten erlauben, weiter zu regulieren. Das haben u.a. Deutschland (Datenschutz-Anpassungs- und Umsetzungsgesetz EU vom 30. Juni 2017) und Dänemark (Act No. 502 vom 23. Mai 2018) bereits gemacht.

– sind aber nicht der einzige Grund, warum es offen erscheint, ob bereits eine neue
Generation des Datenschutzes entstanden ist. Während Mayer-Schönbergers Framing
verschiedener Datenschutzgenerationen hauptsächlich die Gesetzgebung fokussiert, ist
zu berücksichtigen, dass Datenschutz bzw. Generationen desselben nicht ausschließlich
auf Rechtstexte reduziert werden können. Eine weitere entscheidende Variable ist
„Tradition", welche sich aus gerichtlichen Präzedenzfällen und etablierten Handels-
bräuchen außerhalb der juristischen Sphäre im engen Sinn entwickelt hat, z. B. in der
Industrie. Wie in der Rechtswissenschaft betont wurde (Sacco 1991), wird das Recht
(im weiteren Sinne) nicht nur durch Gesetze und Gerichtsurteile geschaffen: Es ist ein
komplexes Ergebnis aus unterschiedlichen Rechtsformanten, darunter feststehende
Handelsbräuche, Interpretationen der Beamten, Verwaltung und Rechtslehre. Außerdem
werden gesellschaftsfähige Normen auch durch *de facto* akzeptierte Praktiken beeinflusst, welche als „mute law" bezeichnet werden (Sacco 1995, 2015). Während ein
Gesetz in einer verhältnismäßig kurzen Zeit verändert werden kann, ist das Modi-
fizieren der anderen Rechtsformanten, welche die juristische Ordnung mitbestimmen,
langwieriger. Sie können dann dafür sorgen, dass Konzepte, welche sich in der Lehre,
der Rechtsprechung und der Interpretation etabliert haben und womöglich breite
gesellschaftliche Akzeptanz genießen, abrupte Gesetzesänderungen überdauern und
die Umsetzung neuer Regeln dauerhaft prägen. Im Datenschutz haben sich beispielsweise Begriffe wie das Zweckbindungsprinzip in der *Tradition* des Datenschutzes so
‚fossilisiert', dass selbst mögliche Alternativen als vermeintliche Variationen von (oder
Exemtionen zu) diesem Prinzip verstanden werden. Ähnliches gilt für den Begriff
der *Privacy*, dessen Wurzeln zunächst tief in einer Konzeption verhaftet erscheinen,
welche die betroffene Person als unabhängig und atomistisch versteht. Ein solches Bild
legt nahe, dass Privatsphäre nur von Attacken auf ‚bestimmbare' Daten und auf das
Individuum bezogene Daten geschützt werden muss. Konzepte wie „group privacy"
(Floridi 2017) mögen dann auf den ersten Blick lediglich als bloße akademische
Spekulationen erscheinen.

Es bleibt somit zunächst offen, wie die DSGVO in der Reihe von Mayer-
Schönbergers Unterscheidung verschiedener Generationen des Datenschutzes zu
betrachten ist. Im Folgenden entwickeln wir einen Vorschlag, wie der Begriff einer neuen
Generation des Datenschutzes weiter konkretisiert werden könnte und welche Fragen zu
klären sind, um den Übergang zu einer neuen Generation zu markieren.

3   Konzeptionelle Knotenpunkte einer neuen Generation des Datenschutzes

Um zu beleuchten, worin der Übergang zu einer neuen Generation des Datenschutzes
bestehen könnte, stellt sich zunächst die Frage, worin genau die datenschutzrechtlichen Herausforderungen heutiger Formen von Datenverarbeitung bestehen. Wir
argumentieren, dass diese Frage im Zusammenhang mit mindestens drei konzeptionellen

Grundsatzfragen des Datenschutzes betrachtet werden muss: Was ist der *Gegen-standsbereich* des Datenschutzes, d. h. für die Regelungen welcher Vorgänge ist er zuständig (Abschn. 3.1)? Was ist der relevante *Schutzgegenstand*, d. h. was wird geschützt (Abschn. 3.2)? Und welches *Paradigma* leitet seine Formulierung, Präzisierung und Anwendung (Abschn. 3.3)?[9] Um Datenschutz für diese Herausforderungen zu rüsten und mit Mayer-Schönberger von einer neuen Generation sprechen zu können, erscheinen daher Anpassungen entlang dieser konzeptionellen Knotenpunkte nötig.

3.1   Ein erweiterter Gegenstandsbereich?

Angesichts neuer Realitäten der Datenverarbeitung, der Verknüpfung von Daten aus verschiedenen Lebensbereichen sowie der Allgegenwärtigkeit datengetriebener Ent-scheidungsfindung erscheint es denkbar, dass der *Gegenstandsbereich* des Daten-schutzes, d. h. Aufgabe und Zuständigkeit, überdacht werden muss. Im Folgenden bezeichnen wir als die *Unvollständigkeitsthese* den Standpunkt, dass der *Gegenstands-bereich* des Datenschutzes aktuell zu eng gefasst ist und einer Erweiterung bedarf, um den Schutz von Datensubjekten zu gewährleisten.

Eine prominente, aktuelle Verteidigung der Unvollständigkeitsthese findet sich bei Wachter und Mittelstadt. Datenschutz, so Wachter und Mittelstadt (2019, S. 498), soll die Privatheit, Identität, Reputation und Autonomie der Individuen schützen, kann diesen Zweck angesichts neuer Risiken durch inferenzielle Datenanalyse jedoch nicht erfüllen. Um diese These eingehender darzustellen und zu fundieren, unterscheiden Wachter und Mittelstadt zwischen Daten und *inferences,* die auf Basis dieser Daten gezogen werden. *Inferences* sind definiert als „information relating to an identified or identifiable natural person created through deduction or reasoning rather than mere observation or collection from the data subject" (Wachter und Mittelstadt 2019, S. 515). Die DSGVO schützt zwar Personendaten, also „alle Informationen, die sich auf eine identifizierte oder identifizierbare natürliche Person" (Art. 4 Nr. 1 DSGVO) beziehen. Ferner schützt sie die „Verarbeitung besonderer Kategorien personenbezogener Daten" (Art. 9 DSGVO), z. B. Gesundheitsdaten. Wachter und Mittelstadt weisen jedoch darauf hin, dass Individuen nur wenig Kontrolle darüber zugesprochen bekommen, wie ihre Personendaten zur Ableitung von *inferences* verwendet werden (Wachter und Mittel-stadt 2019, S. 499). Sie unterscheiden in ihrer Diskussion zwischen *Inputs* in Datenver-arbeitung und *Outputs* aus Datenverarbeitung, z. B. die Ableitung von Daten, Profiling, und datengetriebene Entscheidungsfindung. Wachter und Mittelstadt weisen darauf hin,

---

[9]Die Begrifflichkeiten *Gegenstandsbereich*, *Schutzgegenstand* und *Paradigma* werden im Zusammenhang mit datenschutzrechtlichen Regelungen nicht immer einheitlich verwendet (vgl. z. B. Veil 2019; Bock 2019). Wir verstehen sie jeweils im Sinne der soeben angeführten Para-phrasierungen.

dass gegenwärtiges Datenschutzrecht primär an den *Inputs* in Datenverarbeitung ansetzt. Die wenigen Mechanismen im europäischen Datenschutz, die sich auf *Outputs* beziehen, sind wesentlich schwächer (Wachter und Mittelstadt 2019, S. 514). Während die DSGVO prinzipiell so verstanden werden könnte (Wachter und Mittelstadt 2019, Kapitel 5), dass sie wenigstens zu gewissem Grad auch *inferences* reguliert (z. B. Artikel 13–17, 21–22),[10] bleibt deren rechtlicher Status insgesamt unscharf und lückenhaft. Als Beispiel diskutieren Wachter und Mittelstadt (2019, S. 570–572) das Recht auf Anfechtung automatisierter Entscheidungen (Artikel 22). So suggeriert der EuGH, dass Resultate von Verarbeitungsprozessen nur insofern datenschutzrechtlich problematisierbar sind, als falsche und/oder unvollständige Daten eingegeben wurden (oder die Verarbeitung aus anderen Gründen unrechtmäßig ist). Davon abgesehen enthält das Datenschutzrecht alleine jedoch keine Richtgrößen zur Beurteilung einer Anfechtung datengetriebener Entscheidungsfindung. Anfechtung bleibt so ein „mere procedural right" und bloße „empty shell" (Wachter und Mittelstadt 2019, S. 571). Überhaupt setzt die Anwendung der DSGVO auf *inferences* voraus, diese als Personendaten oder sensitive Daten zu klassifizieren. Selbst dann, so resümieren Wachter und Mittelstadt, würden *inferences* lediglich als „economy class" Personendaten behandelt, die weniger geschützt sind als durch Datensubjekte bereitgestellte Personendaten oder sensitive Daten (Wachter und Mittelstadt 2019, S. 611).

Ein damit verbundenes Problem (auf das wir in Abschn. 3.2 ebenfalls eingehen) ist, dass die Unterscheidung zwischen Personendaten und nicht-Personendaten, oder zwischen sensitiven und nicht-sensitiven Daten, in Big-Data-Kontexten nicht tragfähig erscheint: Nicht-personenbezogene oder -sensitive Daten können personenbezogen oder sensitiv werden, sobald sie zur Ableitung personenbezogener oder sensitiver Attribute verwendet werden – ohne dass sich der Inhalt der Daten verändert (Wachter und Mittelstadt 2019, S. 564). Ebenso können vermeintlich neutrale Daten zu Daten werden, welche Verletzungen der Privatsphäre von Datensubjekten und/oder Schädigungen sowie Diskriminierung Tür und Tor öffnen (Wachter und Mittelstadt 2019, S. 615–616). Auf solche Kategorien fußende Regelungsmechanismen sind daher veraltet und ineffektiv, da sie nachgelagerte Verwendung und damit verbundene Änderungen in der Kategorisierung von Daten nicht ausreichend berücksichtigen (Wachter 2019, S. 7). Schließlich illustrieren Wachter und Mittelstadt anhand einer Reihe von Fallbeispielen, dass die europäische Rechtsprechung, insbesondere der Europäische Gerichtshof, dazu tendiert, Daten beim *Input* in Datenverarbeitung wesentlich größeren Stellenwert als den *Outputs* von Datenverarbeitung beizumessen.

Um den herausgearbeiteten Unzulänglichkeiten im Datenschutz beizukommen, fordern Wachter und Mittelstadt ein neues Datenschutzrecht, das Lücken in der

---

[10]Die angesprochenen Artikel definieren Informationspflichten (Art. 13-14), Auskunftsrechte (Art. 15), Rechte auf Berichtigung (Art. 16), Löschung (Art. 17), Widerspruch (Art. 21) sowie Rechte im Zusammenhang mit automatisierten Entscheidungen (Art. 22).

Zurechenbarkeit, Haftung und Verantwortung von datengetriebenen Vorgängen schließt: ein *right to reasonable inferences*. Dieses Recht soll *inferences* mit besonders hohem Risiko regulieren, d. h. solche *inferences*, die in die Privatsphäre eindringen, Reputationsrisiken bergen, oder schwer verifizierbar sind. Für solche *inferences* würde das *right to reasonable inferences* von Datenverarbeitern *ex ante* folgende Erklärungen verlangen, um eine Einschätzung der *reasonableness* zu ermöglichen: „(1) why certain data are a normatively acceptable basis to draw inferences; (2) why these inferences are normatively acceptable and relevant for the chosen processing purpose or type of automated decision; and (3) whether the data and methods used to draw the inferences are accurate and statistically reliable" (Wachter und Mittelstadt 2019, S. 581). In Fällen, in denen *inferences unreasonable* erscheinen, sollen Individuen zu deren Anfechtung befähigt werden.

Diese Forderungen sind unter die *Unvollständigkeitsthese* zu fassen, da sie gegenwärtiges Datenschutzrecht als zu eng gefasst kritisieren und neue Regelungen fordern. Wie im etablierten Datenschutzrecht scheint Bedingung (1) zu regeln, welche Daten verarbeitet werden können, löst sich dabei jedoch von den fehlgehenden Klassifizierungsversuchen, die Grundlage momentaner Regulierung sind. Demgegenüber knüpfen der Fokus auf *inferences* sowie die geforderten Mechanismen zur Anfechtung primär an der Verwendung der Daten sowie deren Auswirkungen und nur sekundär an der Herkunft der Daten an (Wachter und Mittelstadt 2019, S. 616). Bedingungen (2) und (3) sind schließlich dazu intendiert, den Gegenstands- und Aufgabenbereich des Datenschutzrechts auf *inferences* und deren Adäquatheit zu erweitern.

Als Herausforderungen für Wachter und Mittelstadt können folgende Punkte angesprochen werden. Auf der einen Seite kritisieren sie gegenwärtige Kategorisierungen im Datenschutzrecht, z. B. Personendaten versus Nicht-Personendaten, oder sensitive versus nicht-sensitive Daten. Auf der anderen Seite führen sie selbst eine ganze Reihe von Unterscheidungen in die Diskussion ein, z. B. Hochrisiko versus nicht-Hochrisiko, *reasonable* versus *unreasonable*, verifizierbare Daten versus unverifizierbare Vorhersagen und akzeptable versus inakzeptable Grundlagen für *inferences*. Man könnte befürchten, dass einige dieser Klassifizierungen ganz ähnliche Probleme aufwerfen. So könnte sich beispielsweise die Risikobewertung eines *inference* in verschiedenen Kontexten von niedrig zu hoch verändern. Ebenso könnten manche Daten in einem Kontext akzeptable Grundlage für *inferences*, in anderen Kontexten jedoch inakzeptabel sein. Ein Beispiel: Die Ableitung der Postleitzahl des Wohnsitzes einer Person mag zunächst als ein vergleichsweise harmloser *inference* erscheinen. In Big-Data-Kontexten kann sich dies jedoch schnell ändern. Paradigmatisch sei auf die Forschung von Latanya Sweeney (Sweeney 2000; Sweeney et al. 2017; Yoo et al. 2018) verwiesen, die mehrfach gezeigt hat, wie bereits wenige solcher Datenpunkte zusammengenommen eine Person eindeutig identifizieren und Verknüpfungen mit anderen Datensätzen erlauben, z. B. mit öffentlich einsehbaren, prima facie anonymisierten Forschungs- und Gesundheitsdaten.

Der initial harmlose *inference* der Postleitzahl erhält in einem solchen Szenario ein hohes Risikopotenzial.

Selbstverständlich muss bei diesen Bedenken berücksichtigt werden, dass Wachter und Mittelstadt selbst explizit machen, dass die genauen Bedeutungen dieser Unterscheidungen kontextsensitiv erörtert werden und sozial akzeptable Standards insbesondere im Hinblick auf *reasonableness* ausbuchstabiert werden müssen (Wachter 2019, S. 7). Ein wesentlicher Teil ihrer Position weist somit über unvollständiges Datenschutzrecht hinaus und hebt die Bedeutung von Aushandlungsprozessen zwischen Datensubjekten, -verarbeitern und Gesellschaft hervor. Zentrale Grundbegrifflichkeiten werden in konkreten Anwendungsszenarien und –kontexten situativ spezifiziert, in denen Daten verarbeitet, *inferences* gezogen und Entscheidungsprozesse dadurch beeinflusst werden. Eine solche Offenheit und Kontextsensitivität wirft dabei mindestens zwei Fragen auf: Erstens wäre zu diskutieren, ob uns Prozesse der Ausbuchstabierung und diskursiven Erörterung des Umfangs von Datenschutz sowie der Bewertungsmaßstäbe nicht schon im *Status quo*, d. h. im aktuellen und vermeintlich unvollständigen Datenschutzrecht genauso offen stehen wie im Modell von Wachter und Mittelstadt. Zweitens stellt sich die Frage, ob die Bedeutsamkeit der sozial-diskursiven Ausbuchstabierung von Grundbegrifflichkeiten und Bewertungsmaßstäben nicht suggeriert, dass wir bei der Berücksichtigung und dem Schutz der Grundrechte und Interessen von Datensubjekten über wesentlich *mehr* nachdenken müssten als über Datenschutz. Diese Anfrage fördert eine Ambiguität in der Unvollständigkeitsthese zutage: Sie kann verstanden werden als die Behauptung, dass aktuelles Datenschutzrecht inadäquat ist und der Verbesserung bedarf. Aber sie kann ebenso als Hinweis darauf gelesen werden, dass Datenschutz nur ein Teil des Unterfangens sein kann. Datenschutz muss ergänzt werden, und zwar nicht nur durch andere gesetzliche Regelungen außerhalb des genuinen Datenschutzrechts, sondern durch gesellschaftliche Diskurse, die Maßstäbe – wie z. B. *reasonableness* – kontinuierlich erörtern sowie neu verhandeln. Insofern Wachter und Mittelstadt eine Erweiterung des Gegenstands- und Aufgabenbereichs des Datenschutzrechts fordern, scheinen sie die erste Lesart der Unvollständigkeitsthese zu vertreten. In diesem Fall kann debattiert werden, inwieweit sich ihre neu eingeführten datenschutzrechtlichen Kategorien besser schlagen als die bisherigen. Insofern sie nun die Signifikanz sozialer Aushandlungsprozesse betonen, scheinen sie vor allem die zweite Lesart der Unvollständigkeitsthese zu unterstreichen. Beide Lesarten sind miteinander konsistent und es ist keineswegs abwegig beide zu verfolgen. Dies und das konzeptionelle Verhältnis beider Lesarten explizit zu machen wäre jedoch hilfreich um nachvollziehen zu können, in welchem Sinne Datensubjekte zur Formulierung und Durchsetzung neuartiger Ansprüche berechtigt sind bzw. sein sollten und inwieweit es gerade das Datenschutzrecht ist, das als systematischer Ort zur Einführung und Garantie solcher Ansprüche fungieren sollte.

Der diskutierte Vorschlag der Verankerung eines *right to reasonable inferences* im Datenschutzrecht illustriert ganz unabhängig davon, ob man ihn letztlich verteidigt oder zurückweist, wie ein erweiterter Gegenstandsbereich ein entscheidender Schritt beim Übergang zu einer neuen Generation des Datenschutzes sein könnte.

3.2   Ein veränderter Schutzgegenstand?

Wie gerade erwähnt basiert Datenschutz traditionellerweise auf Abgrenzungen zwischen unterschiedlichen Kategorien von Daten. Die wichtigste davon ist die Unterscheidung zwischen personenbezogenen und nicht-personenbezogenen Daten (auch bekannt als Sachdaten). Es wird oft angenommen, nur personenbezogene Daten seien der relevante Schutzgegenstand des Datenschutzes, weil nur personenbezogene Daten Informationen enthalten, welche die individuelle Privatsphäre und die Selbstbestimmung der Personen betreffen. Informatiker/-innen und Rechtswissenschafter/innen sind lange davon aus-gegangen, dass der Personenbezug von Daten durch Anonymisierung entfernt werden kann (Ohm 2009) und diese somit nicht mehr geschützt werden müssen, da Bezug und Auswirkungen auf identifizierbare Personen ausgeschlossen werden können. Dazu kommt die Tatsache, dass eine Unterscheidung zwischen personenbezogenen und nicht-personen-bezogenen Daten eine intuitive und semantische Anziehungskraft hat, vor allem in der heute geläufigsten Wissenschaftssprache, nämlich Englisch. Tatsächlich heißt „personal"[11] sowohl ‚privat/intim' – wie in „she resigned from this job for personal reasons" – als auch ‚eigen/individuell' – wie in „I've decided to hire a personal fitness trainer"[12]. Dadurch mag auch die Semantik des Wortes „personal" implizit die Annahme stützen, dass es einen selbstverständlichen Unterschied gibt zwischen den Daten, die ‚privat/intim' oder ‚eigen/individuell' sind und denen, die es nicht sind.

Dennoch werfen heutige Technologien der Datenverarbeitung die Frage auf, ob es zweckmäßig ist, dass nur personenbezogene Daten als Objekt des Datenschutz-rechts verbleiben. Diesbezüglich stellen sich zwei unterschiedliche Fragen, die erste eher empirisch, die zweite eher normativ: (1) Ist es überhaupt noch *möglich*, personenbezogene von nicht-personenbezogenen Daten zu unterscheiden? (2) Wäre es *wünschenswert* zwischen personenbezogenen und nicht-personenbezogenen Daten zu unterscheiden und nur Erstere zum Schutzgegenstand des Datenschutzrechts zu zählen?

In Bezug auf die erste Frage ist festzustellen, dass es empirisch mehr und mehr zweifelhaft ist, ob man noch personenbezogene von nicht-personenbezogen Daten unterscheiden kann. Personenbezogene Daten werden traditionellerweise definiert als

---

[11]„Personal data" ist der englische Terminus für „personenbezogene Daten".

[12]Beispiele und Bedeutungen aus dem *Macmillan dictionary online*: https://www.macmillandictionary.com/dictionary/british/personal_1 (letzter Zugang am 15. Mai 2020).

Informationen, die sich auf eine bestimmte oder bestimmbare Person beziehen.[13] Dementsprechend gibt es zwei unterschiedliche Hauptkriterien, die Informationen erfüllen müssten, damit sie als personenbezogene Daten erachtet werden können: erstens, dass sie sich auf eine Person beziehen; zweitens, dass diese Person bestimmbar ist. Obwohl diese zwei Kriterien *prima facie* streng und spezifisch erscheinen, gibt es Hinweise, dass eine zunehmende Menge von Informationen beide Kriterien erfüllen kann, sodass Datenschutzrecht geradezu das „law of everything" werden könnte (Purtova 2018). Die jüngste europäische Rechtsprechung hat zum Teil die Idee unterstützt, dass ein Personenbezug besteht, „wenn die Information aufgrund ihres *Inhalts*, ihres *Zwecks* oder ihrer *Auswirkungen* mit einer bestimmten Person verknüpft ist."[14] Purtova suggeriert im Hinblick auf die Auswirkung dieses wichtigen Urteils provokanterweise, dass prinzipiell auch Wetterinformationen diese Kriterien erfüllen können und dann als personenbezogene Daten gelten müssten.[15] Abgesehen von diesem hyperbolischen Beispiel besteht sicherlich ein konkretes Risiko einer Über-Erweiterung des Begriffes „personenbezogene Daten", sodass jede Unterscheidung zu nicht-personenbezogenen Daten faktisch unmöglich wird. Manche argumentieren (Dalla Corte 2019), dass eine Abhilfe zu dieser möglichen Über-Erweiterung in der bereits existierenden Rechtsprechung und Rechtslehre gefunden werden könne und neue Gesetzgebung deshalb nicht notwendig sei. In jedem Fall bleibt die Tatsache, dass eine neue Generation des Datenschutzes definieren muss, wie umfangreich sein Schutzgegenstand sein soll (oder sogar sein kann).

Aber selbst wenn eine Unterscheidung zwischen personenbezogenen und nicht-personenbezogenen Daten tragfähig und die Klasse von Personendaten enger zu fassen wäre als von Purtova befürchtet, gibt es in Bezug auf die zweite Frage Argumente, die eine Erweiterung des Datenschutzrechts auf *mehr* als nur personenbezogene Daten im klassischen Sinn nahelegen: Personen und ihre jeweilige Privatsphäre müssen auch von der Verarbeitung von Daten geschützt werden, die nicht-personenbezogen oder anonymisiert sind oder die sich auf andere Personen (und nicht die von der Verarbeitung betroffene Person) beziehen. Der Grund dafür ist, dass Erkenntnisse, welche durch

---

[13]Siehe z. B. sowohl Art. 2 lit. a der alten Datenschutzrichtlinie (Richtlinie 95/46/EG) als auch Art. 4 Nr. 1 DSGVO.

[14]EuGH, Rechtssache C-434/16, Peter Nowak v. Data Protection Commissioner, ECLI:EU:C:2017:994, Urteil vom 20. Dezember 2017. Hervorhebung der Autoren.

[15]So beschreibt die Autorin ein Smart City Projekt in den Niederlanden, in dem ein Stadtviertel mit zahlreichen Sensoren ausgestattet wurde, um so viele Daten wie möglich zu sammeln und auf dieser Basis deviantes Verhalten der Besucher des Viertels besser verstehen und eventuell korrigieren zu können. In diesem Kontext argumentiert Purtova, dass die von einigen dieser Sensoren gesammelten Wetterinformationen die Kriterien erfüllen könnten, sich auf eine bestimmbare Person zu beziehen: „this information is collected in a database that is likely to be used for a *purpose* to assess and influence their [i.e. the visitors of the area] (deviant) behaviour, and hence it is information *relating to* people in purpose" (Purtova 2018, S. 58).

nicht-personenbezogene Daten oder durch Daten gewonnen werden, die sich auf andere Personen beziehen, eine oft noch größere Gefahr für den Einzelnen darstellen können als die Bearbeitung seiner bzw. ihrer eigenen (d. h. auf sich selbst bezogenen) Daten (Loi 2019). Ein Beispiel hierfür wäre eine hypothetische Marktforschung (basierend auf Daten von *n* anderen Personen), die zeigen würde, dass Kunden, die gewisse Dinge während einer gewissen Zeitspanne kaufen, bereit wären einen höheren Preis zu zahlen. Nach einer solchen hypothetischen Entdeckung wäre *jede andere* Person, die potenziell in dieser Zeitspanne einkauft, von der initialen Datenverarbeitung betroffen – und nicht nur die Personen, auf welche sich die in der Marktforschung verwendeten Daten beziehen. Das heißt, Personen könnten also von der Verarbeitung von Daten, die weder ‚privat/intim' noch ‚eigen/individuell' sind, beeinträchtigt werden.[16] Aus diesem Grund sollte u.U. der „nominalist approach" (Floridi 2017) des derzeitigen Datenschutzrechts überdacht werden, der grundsätzlich individuelle Rechte zuspricht und Personen nur Schutz bietet, wenn ihre eigenen Daten bearbeitet werden.

3.3   Ein Paradigmenwechsel?

Neben dem Gegenstandsbereich und dem Schutzgegenstand wird eine zukünftige Datenschutzgeneration möglicherweise auch zentrale Paradigmen überdenken müssen. Traditionell orientiert sich Datenschutz (zumindest in Europa) an Privatheit, Grundrechten und informationeller Selbstbestimmung. So ist beispielsweise ein in der DSGVO formuliertes Ziel, „die Grundrechte und Grundfreiheiten natürlicher Personen und insbesondere deren Recht auf Schutz personenbezogener Daten" (Art. 1 DSGVO) zu schützen. In diesem Zusammenhang stellt sich zunächst die Frage, durch welche *Art von Rechten* diese Ziele und Zwecke verfolgt werden. Eine kontrovers diskutierte Idee ist es, Datenschutz mit Kategorien des Eigentums zu verknüpfen. Zurück geht diese Idee auf US-amerikanische Diskurse, wobei sie sich in jüngerer Zeit auch in Europa verbreitet hat (Purtova 2012). Befürworter der Propertisierung personenbezogener Daten formulieren eine ganze Reihe verschiedener Forderungen (Hummel et al. 2020). Unter anderem kritisieren sie, dass derzeitige Datenschutzrechte keine vollständige Kontrolle über Daten gewährleisten. Individuen können Daten beispielsweise nicht veräußern. Demgegenüber könnten Eigentumsrechte an Daten die Übertragung und Herausgabe von Daten sowie die Abwehr Dritter (Purtova 2017, S. 6–8; Thouvenin 2017, S. 25–27) ermöglichen und durchsetzen. Daten als Eigentum zu behandeln, so die Befürworter, würde die Anwendung traditioneller und bewährter Regelungen des Eigentumsrechts erlauben und könnte Datenaustausch für diejenigen erleichtern, die dies wünschen, ohne Datenschutz für diejenigen aufzuweichen, die ihre Daten nicht teilen möchten.

---

[16]Eine ähnliche Position wird auch von Poullet (2018, S. 776, Fn. 9) vertreten.

Der Vorschlag eines Dateneigentums hat besonders im medizinischen Bereich Begeisterung ausgelöst (Kish und Topol 2015). Auch wenn dies reizvoll erscheint, sind einige Fragen im Hinblick auf den Übergang zu einem Eigentums-Paradigma für personenbezogene Daten aufgeworfen worden, z. B. wie Eigentumsregeln auf Daten als neuen Gegenstandsbereich angepasst werden könnten (Thouvenin et al. 2017) oder ob ein Eigentum an personenbezogenen Daten den Schutz der Privatsphäre *de facto* stärken oder schwächen würde. So mag die Möglichkeit Daten veräußern zu können zunächst wie ein Zugewinn über Schutz und Gestaltung der Privatsphäre erscheinen; sind Daten jedoch einmal veräußert, ist nicht mehr klar, inwieweit der/die Ex-Eigentümer/-in noch Ansprüche an und um ihre Verarbeitung formulieren und durchsetzen kann.

Dateneigentum kann als revisionistischer[17] Vorschlag in Bezug auf die Frage verstanden werden, durch welche Art von Recht Datenschutz praktisch werden sollte. Eine weitere Grundsatzfrage betrifft die Spezifizierung der *Zielsetzungen*, die durch Datenschutz verfolgt werden. In Debatten über durch Datafizierung tangierte Grundrechte und Interessen treten vermehrt Begriffe von *Souveränität* in Erscheinung. Historisch gesehen bezeichnet Souveränität den Anspruch auf absolute Macht in Bezug auf einen Gegenstandsbereich, z. B. die Macht eines souveränen Nationalstaates über sein Territorium. Datensouveränität (Hummel et al. 2018), digitale Souveränität (Pinto 2018) oder Cyber-Souveränität (Baezner und Robin 2018) übertragen dieses Konzept mit ganz verschiedenen Schwerpunkten und Konnotationen (Couture und Toupin 2019; Hummel et al. 2021a) auf den digitalen Raum. Beispielsweise wird Datensouveränität dann möglich, wenn die jeweilige Akteure in der Lage sind , Macht- und Kontrollansprüche rund um ihre Daten und deren Verarbeitung zu artikulieren und durchzusetzen. Derartige Ansprüche können von Einzelpersonen, Organisationen oder Staaten ausgehen. Dabei hält nicht jeder Kontrollanspruch einer genauen Überprüfung stand. Ansprüche können kritisiert werden, in Spannung zu anderen stehen und erfordern daher eine diskursive Aushandlung und Bewertung ihrer Autorität und Legitimität.

Der Deutsche Ethikrat (2017) versteht Datensouveränität als die Fähigkeit des Einzelnen zu informationeller Freiheitsgestaltung. Er weist die Bedeutung von Paradigmen wie Privatheit, Grundrechte und Selbstbestimmung nicht von der Hand. Aber im Unterschied zu primär negativen Rechten zum Ausschluss anderer von der eigenen, intimen informationellen Sphäre beinhaltet informationelle Freiheitsgestaltung den Anspruch selbst zu bestimmen und zu gestalten, wie man mit anderen in informationelle Beziehungen tritt. Die Idee informationeller Freiheitsgestaltung schließt daher positive Ansprüche auf die Befähigung zur Ausübung gehaltvoller Kontrolle über die eigenen Daten ein.

---

[17]Vgl. demgegenüber Victor (2014), der argumentiert, dass Dateneigentum keine Zukunftsmusik mehr ist, sondern die DSGVO bereits den Beginn eines Übergangs zu einem eigentumsähnlichen Paradigma markiert.

Eine spannende Frage, die hier nicht abschließend geklärt werden kann, betrifft das Verhältnis zwischen dem datenschutzrechtlichen Rahmen der DSGVO und dem Leitkonzept der *Datensouveränität,* z. B. ob Letzteres eine Erweiterung oder Verschärfung des Ersteren erfordern würde. Auf der einen Seite könnte man Datensouveränität als Entfaltung der in Art. 1 DSGVO angesprochenen Grundrechte und Grundfreiheiten verstehen. Auf der anderen Seite enthält die DSGVO Erlaubnistatbestände (beispielsweise Art. 9 Abs. 2lit. j DSGVO), durch die zumindest in bestimmten Datenverarbeitungskontexten individuelle Kontrollansprüche nicht an erster Stelle stehen.

4 Spezifische Herausforderungen im Hinblick auf biomedizinische Forschung

Während sich die oben genannten Grundsatzfragen auf Datenschutz im Allgemeinen beziehen, wenden wir uns jetzt zwei spezifischen Herausforderungen zu, welche die Bearbeitung von Daten in der biomedizinischen Forschung betreffen. Zunächst werden wir uns mit der Frage beschäftigen, ob es sinnvoll ist, *Ausnahmenormen* für die Forschung zu definieren. Danach diskutieren wir die *informierte Einwilligung* als Voraussetzung der Datenverarbeitung in biomedizinischer Forschung.

4.1 Ausnahmenormen für die Forschung?

Derzeit ist die Datenverarbeitung für biomedizinische Forschungszwecke durch spezielle datenschutzrechtliche Bedingungen reguliert. Die DSGVO sieht z. B. die Verarbeitung von Daten für Forschungszwecke als einen legitimen Grund vor, der die Verarbeitung sensibler Daten – wie Gesundheitsdaten oder genetische Daten – ermöglicht.[18] Darüber hinaus enthält die DSGVO weitere spezielle Regeln für die Weiterverwendung von Daten für Forschungszwecke[19] und kreiert dadurch eine sogenannte „research exemption", d. h. Derogationen von den normalen Regeln für die Datenverarbeitung, wenn diese für Forschungszwecken erfolgt (Shabani und Borry 2018; Staunton et al. 2019).

Spezielle Regeln für die Bearbeitung von Daten für Forschungszwecke können theoretisch von Vorteil sein. Auf den ersten Blick kann eine „research exemption" ein Subset von Normen schaffen, das spezifisch für die Forschung modelliert ist und so eine vereinfachte Datenverarbeitung ermöglichen. Bei näherer Betrachtung entstehen jedoch Fragen, ob es sinnvoll ist, einen solchen Ausnahmestatus in der Gesetzgebung vorzusehen.

---

[18]Art. 9 Abs. 2 lit. j DSGVO.

[19]Siehe Art. 5 Abs. 1 lit. b, Art. 5 Abs. 1 lit. e, Art. 9 Abs. 2 lit. j, Art. 14 Abs. 5 lit. b, Art. 17 Abs. 3 lit.d, Art 21 Abs. 6, Art. 89.

Als erste Schwierigkeit ist der Anwendungsbereich dieser Ausnahmenormen für die Forschung nicht immer scharf abzugrenzen. Wenn er als sehr umfassend interpretiert wird, sodass z. B. auch Marktforschung abgedeckt wird,[20] könnten Ausnahmenormen gerade für kommerzielle Ziele ausgenutzt werden und – anstatt für Forschung vorbehalten zu bleiben – auch für Verarbeitungsprozesse gelten, bei denen primär individuelle und private Interessen des Datenverarbeiters im Vordergrund stehen. Doch auch bei demgegenüber rigoroser Interpretation des Geltungsbereichs (d. h. nur für *biomedizinische* oder mindestens *gesundheitsbezogene* Forschung) bleiben Herausforderungen.

Zunächst suggeriert bereits die Wahl der Worte und Konzepte einen ganz bestimmten Fokus. Wenn im Zusammenhang mit Datenschutzregeln und sektorspezifischen Normen für die Forschung von „research exemption" (Shabani und Borry 2018), „research exception" (Dove 2018) oder wie wörtlich in der DSGVO[21] von „derogations" (englische Fassung) und „Ausnahmen" (deutsche Fassung) die Rede ist, so suggeriert dies, dass die Voraussetzungen für Datenverarbeitung für (biomedizinische) Forschungszwecke im Vergleich zu anderen Verarbeitungszwecken und -bereichen als eher gelockert interpretiert werden können. Aus dieser Perspektive scheinen einerseits bestimmte *prima facie* bindende Anforderungen an Datenverarbeitung zu bestehen, die schließlich bei bestimmten Zwecken und Arten von Verarbeitungsprozessen suspendiert werden. Ruyter et al. (2010) kritisieren, dass dieses Verständnis bereits in der Konzeptualisierung der Ausgangslage eine Tendenz einführt: „[t]he language of 'exemption' denotes deviance from a common obligation (in this case the data protection principles) from which one needs to be excused. It follows that exemptions should be exceptional, and deviations are most commonly considered to be undesirable and regrettable" (Ruyter et al. 2010, S. 288). Stattdessen fordern sie, für bestimmte Verarbeitungszwecke von einer alternativen, „equally acceptable route to achieve protection" (Ruyter et al. 2010, S. 310) zu sprechen, die z. B. Einwilligung in Verarbeitung nicht notwendig erfordert.

Konzeptionelle Fragen wie diese können praktische Konsequenzen nach sich ziehen. Auch wenn dem *Buchstaben des Gesetzes* und der *Rhetorik* nach Erleichterungen formuliert sind, bleibt die Möglichkeit, dass *operative Normen*[22] für die Datenbearbeitung in der biomedizinischen Forschung resultieren, die *trotz* oder womöglich *wegen* diesem Sonderstatus zum Teil rigorosere Anforderungen mit sich bringen. Weichert (2020,

---

[20]Eine Stellungnahme der Article 29 Working Party (2013) scheint in diese Richtung zu gehen (Article 29 Data Protection Working Party 2013, S. 46; vgl. jedoch ibid., Fn. 113).

[21]Art. 89 Abs. 2.

[22]Forschung in der Rechtswissenschaft hat betont, dass es einen wesentlichen Unterschied gibt "between operational rules and the formulas which jurists have deemed to describe those operational rules" (Sacco 1991, S. 378). Manchmal wird dieser Unterschied als Gegensatz zwischen „law in the books" und „law in action" beschrieben. Unsere These hier ist, dass das „law in action" des Datenschutzes in der biomedizinischen Forschung *de facto* strenger sein kann, als das „law in the books" mit seinen Ausnahmenormen für die Forschung suggerieren würde.

S. 22) nennt z. B. eine Liste von mehr als zehn detaillierten Maßnahmen,[23] denen ein Forschungsprojekt folgen müsste, um von den privilegierten Datenschutznormen zu profitieren.[24] Ausnahmenormen für die Forschung – obwohl sie oft darauf gemünzt sind, dass die Verarbeitung von Daten für Forschungszwecke vereinfacht wird – können das gegenteilige Ziel erreichen, gerade dann, wenn sie zusätzliche Datenschutzmaßnahmen voraussetzen. Bei der Bewertung bereichsspezifischer Regulierung sind daher ihre konkreten Effekte zu berücksichtigen. Ist es durch sie einfacher, die jeweiligen datenschutzrechtlichen Anforderungen zu erfüllen? Wird der Zeitrahmen von der Planung von Verarbeitungsvorgängen bis zu deren Durchführung durch die bereichsspezifischen Regelungen verkürzt oder verlängert? Ist der bürokratische Aufwand verringert oder erhöht? Die Adressierung dieser empirischen Fragen liegt jenseits des Gegenstandsbereichs des vorliegenden Beitrags. Von Bedeutung für unsere Zwecke ist lediglich der Hinweis, dass bereichsspezifische Lockerungen Vereinfachung auf der operativen Ebene nicht garantieren.

In der Tat ist es offensichtlich, dass die Datenschutzbestimmungen einer biomedizinischen Studie von einer hohen Anzahl von verschieden Kontrollorganen – u. a. Ethikkommissionen,[25] Förderinstitutionen und Datenschutzbeauftragten – überprüft werden, denen „normale" Datenverarbeiter gar nicht oder nicht im selben Maße unterstehen. Eine Möglichkeit zur Verringerung der letztgenannten Asymmetrie könnte selbstverständlich in dem Ansatz bestehen, auch große datenverarbeitende Unternehmen – welche eine *rigorosere* oder *restriktivere* Interpretation der Ausnahmenormen von deren Geltungsbereich ausschließen würde – durch spezifische „Data Science" Ethikkommissionen und weitere Instrumente zu begleiten und ggf. zu regulieren (Schneble et al. 2020).

Für eine Vertiefung, wie sich der Buchstabe des Gesetzes und seine praktische Umsetzung im Datenschutz unterscheiden, siehe Koops (2014).

[23]In diesem Text befürwortet der Autor eine restriktive Interpretation der von ihm definierten „datenschutzrechtlichen Forschungspriviligierung", welche nur für „unabhängige Forschung" gelten müsste: „Dies [die datenschutzrechtliche Forschungsprivilegierung] gilt nur für unabhängige Forschung […] Wissenschaftliche Untersuchungen, die zu Organisations-, Aufsichts- und Kontrollzwecken vorgenommen werden, sind also ebenso wenig privilegiert wie Werbeforschung. Das Gleiche gilt für auf die Entwicklung neuer Produkte ausgerichtete Forschung (z. B. der Pharmaindustrie) und rein oder vorrangig kommerzielle Absatz- oder Markt- und Meinungsforschung" (Weichert 2020, S. 19–20).

[24]Vgl. auch Rossnagel (2019, S. 161).

[25]In der Schweiz wurde 2020 ein Review durchgeführt, dessen Ziel es u.a. war festzustellen, welche Probleme am häufigsten in den Anträgen auf Genehmigung durch eine Ethikkommission vorliegen (Bergstraesser et al. 2020). Ein Resultat war, dass die große Mehrheit der Vorbehalteder Ethikkommissionen Datenschutzaspekte betreffen.

Zweitens schaffen solche Ausnahmenormen eine zusätzliche Ebene von Regeln, die mit allgemeineren Datenschutzbedingungen kombiniert und koordiniert werden muss. Dies kann vor allem für Forscher/-innen ohne vertiefte juristische Kenntnisse herausfordernd sein, insbesondere solange sich die Rechtspraxis noch im Wandel befindet. Nur größere Studien haben normalerweise genügend finanzielle Ressourcen, um passende Rechtsberatung hinzuzuziehen, damit sie die Ausnahmenormen anwenden, sie auf die allgemeineren Datenschutzrichtlinien abstimmen und ein verlässlich regelkonformes Projekt verwirklichen können. Anwaltskanzleien wiederum profitieren von der Komplexität des Datenschutzrechts und erlangen in diesem Kontext Marktmacht und Deutungshoheit (Purtova 2014). Koops resümiert gar: „data protection lawyers can be suspected of having an interest in complexity as it provides them with work" (Koops 2014, S. 254).

Drittens ist die genaue Grenze zwischen Datenverarbeitung für die Forschung und für nicht-forschungsbezogene Zwecke in Big-Data-Kontexten immer schwieriger aufrechtzuerhalten. Dadurch wird zunehmend zweifelhafter, inwieweit die derzeit existierenden Ausnahmenormen für die Forschung auf Grenzfälle und innovative Projekte zutreffen. Ein aktuelles Beispiel sind die Contact-Tracing Apps, die entwickelt werden, um die COVID-19-Pandemie zu bekämpfen (Gasser et al. 2020). Diese zielen sicherlich primär auf die öffentliche Gesundheit ab. Es ist aber ebenfalls absehbar, dass die dadurch erhobenen Daten auch für Forschungszwecke verwendet werden (McLennan et al. 2020). Diesbezüglich können Ausnahmenormen für die (biomedizinische) Forschung zwar Chancen bieten, aber auch für Rechtsunsicherheit sorgen, ob (und ab wann) innovative Studien solchen Ausnahmenormen oder den allgemeineren und nicht bereichsspezifischen Datenschutzbestimmungen entsprechen müssen.

Operationales Resultat von *exemptions*, *exceptions* und *derogations* könnte also insgesamt sein, dass ein erhebliches Maß an Aufmerksamkeit auf deren Anwendungsbedingungen gelegt wird, gleichzeitig Unklarheiten im Hinblick auf verschiedene Ebenen des Datenschutzrechts aufgeworfen werden und schließlich gerade innovative Projekte an der Schnittstelle zwischen Forschung und anderen Sektoren von solchen Unsicherheiten betroffen sind. Gleichzeitig scheinen andere Formen und Legitimationsgrundlagen von Datenverarbeitung jenseits dieser Erlaubnistatbestände, z. B. Datenverarbeitung in Online-Kontexten auf Basis von „blinde[m] Akzeptieren" (Plaut und Bartlett 2012) von obskuren *Terms & Conditions*, auf keinem vergleichbaren Prüfstand zu stehen.[26]

---

[26]Siehe z. B. Monteleone (2015) für eine Kritik der „privacy policies" von Webseiten, die ein Gefühl von Datenschutz kreieren, dies jedoch mittels „written, detailed and usually long and highly complex texts; [...] they consist of separate texts hardly accessible or displayed in a slightly visible part of a website. Internet users are asked to consent to the conditions described in the privacy policies by ticking a "yes" box at the end of the statements; more often, this box is simply

4.2   Informierte Einwilligung?

Aus ethischer Sicht ist die Notwendigkeit der Einholung informierter Einwilligung als Grundlage zur Einbindung in biomedizinische Forschung durch eine Bandbreite von Erwägungen motiviert. So sollen Einwilligungsmechanismen beispielsweise potenzielle Probanden vor Übergriffen schützen, Autonomie ermöglichen und Vertrauen in Forschungsprozesse aufrechterhalten (Eyal 2019). In Anlehnung an eines der oben dargestellten Paradigmen kann informierte Einwilligung auch als Ausübung persönlicher Souveränität gesehen werden: „consent and personal sovereignty go hand in hand: A zone of personal inviolability and control is manifested in respect for the ability to give and withhold consent" (Miller 2010, S. 380–381).

Während diese ethischen Erwägungen klar für informierte Einwilligung als essentielle Voraussetzung für biomedizinische Forschung sprechen, gibt es Debatten darüber, ob sie kategorisch und für jede Art von Forschungsprojekt finden sollten. Populationsbezogene Beobachtungsstudien, die durch Auswertung von Befunden, Statistiken und Krankenakten beträchtlichen Nutzen für eine Gesellschaft generieren (vgl. der Beitrag von Jungkunz et al. im vorliegenden Band), beeinträchtigen die Privatsphäre von Individuen und deren Kontrollansprüche rund um ihre Daten wenn überhaupt nur minimal (vgl. Porsdam Mann et al. 2016; Cohen 2018). Pragmatische und auch methodische Gründe können dem Einholen informierter Einwilligung in solchen Szenarien im Wege stehen. Miller (2010) argumentiert, dass in solchen Fällen Klarheit über den genauen Gegenstandsbereich persönlicher Souveränität verlangt ist. Er verteidigt die Position, dass informierte Einwilligung bei nicht-interventioneller Forschung, die z. B. ausschließlich auf der Analyse von Patientendaten basiert, unter bestimmten Bedingungen verzichtbar sein kann. Wenn solche Forschungsaktivitäten das Gemeinwohl befördern, ohne individuelle Rechte unverhältnismäßig zu beeinträchtigen, ist ein Verzicht auf Einwilligung insbesondere dann denkbar, wenn folgende Punkte zutreffen: „(1) the proposed research is socially valuable; (2) there are severe practical impediments to soliciting consent or requiring consent would be likely to compromise the scientific validity, and consequently the value, of research; and (3) adequate safeguards for access by researchers are implemented to minimize the intrusion on privacy" (Miller 2010, S. 400).

Big-Data-basierte biomedizinische Forschung wirft bestimmte Herausforderungen für das Konzept informierter Einwilligung auf. So wird beispielsweise ähnlich wie im Kontext des Biobankings (Richter und Buyx 2016) darauf hingewiesen, dass Daten-

---

positioned beside a link (hyperlink), which refers to another page (hypertext) containing the privacy policy: clicking the box presumes you have read the policies" (Monteleone 2015, S. 80). Es bleibt abzuwarten und empirisch zu untersuchen, ob die DSGVO die Herangehensweise von Datenverarbeitern in dieser Hinsicht verändern wird.

subjekte nicht immer hinreichend über Zwecke und Konsequenzen der Forschungsaktivitäten aufgeklärt werden können, da diese nicht notwendigerweise absehbar sind
(Mittelstadt und Floridi 2016, S. 311–316; Deutscher Ethikrat 2017, S. 136–138). Die
gerade skizzierten Ziele von Mechanismen informierter Einwilligung sind daher in
Big-Data-Forschung schwer zu erreichen, die gerade auf der De- und Rekontextualisierung, der Zusammenführung von Daten verschiedener Arten und Quellen, der Suche
nach unvorhersehbaren Korrelationen, dem Ziehen von Rückschlüssen auf Individuen
wie auch Populationen und der Nutzung von Anwendungen maschinellen Lernens
basiert.

Angesichts dieser Herausforderungen scheinen mindestens zwei Ansätze möglich.
Erstens können wir Millers Standpunkt zu bestimmten Formen nicht-interventioneller
Forschung folgen und argumentieren, dass informierte Einwilligung in manchen
Szenarien datenintensiver biomedizinischer Forschung nicht nötig ist. So können
wir annehmen, dass Bedingung (2) – informierte Einwilligung im klassischen Sinne
erscheint wenig praktikabel – zuweilen erfüllt sein wird, beispielsweise aufgrund der
soeben erwähnten Offenheit von konkreten Verarbeitungszwecken und Konsequenzen.
Die Euphorie (Chen und Asch 2017) um datengetriebene Medizin, personalisierte
Versorgung und klinische KI suggeriert ferner, dass Bedingung (1) – beträcht-
licher gesellschaftlicher Nutzen – zumindest prinzipiell erfüllbar ist. Zwar kippt diese
Euphorie zuweilen in Hype (Maughan 2017) und es ist keineswegs sicher, dass sich
die Hoffnungen auch erfüllen. Aber angenommen dies gelingt und wir stellen ferner
sicher, dass auch Bedingung (3) – Implementierung von Sicherungsmechanismen zur
Minimierung von Verletzungen der Privatsphäre – erfüllt ist, hätten wir möglicherweise
eine solide Grundlage, um Einwilligungserfordernisse in diesen Fällen zu lockern.[27]

Eine zweite Strategie wäre es, das Bekenntnis zur informierten Einwilligung als
essentielle Voraussetzung von jeder Form von biomedizinischer Forschung hochzu-
halten, jedoch über neue Formen solcher Einwilligung nachzudenken, die der Realität
von Big Data und KI angemessen sind. So sind zwischen klassischer informierter Einwilligung in jeden einzelnen Verarbeitungsvorgang und dem Verzicht auf Einwilligungserfordernisse Mittelwege denkbar. (2) könnte dann zum Anlass genommen werden,

---

[27]Selbstverständlich gibt es weitere Begründungsmuster, die ähnliche Konklusionen stützen. Dove
& Chen (2020) problematisieren beispielsweise aus rechtswissenschaftlicher Perspektive die von
ihnen als „consent misconception" bezeichnete Annahme, dass „research ethics consent" einen
„data processing consent" impliziert– sowohl im Hinblick auf (i) den Grad der Erforderlichkeit als
auch (ii) auf den vom Subjekt intendierten Gegenstandsbereich seiner/ihrer Einwilligung: „failure
to make this distinction between research ethics consent and data processing consent explicit will
exacerbate a misconception among participants and researchers alike such that the participants'
consent to participate in a research project de facto equates to a consent to (also) process their
personal data. We term this 'consent misconception', a scenario whereby because consent is the
favoured mechanism and key ethico-legal norm in research ethics governance, it is perceived that it
must also be the case for data protection purposes" (Dove und Chen 2020, S. 12).

innovative Strukturen und Mechanismen zum Einholen, Erteilen, Verweigern und Widerruf informierter Einwilligung zu geben (Kaye et al. 2015; Ploug und Holm 2015, 2016; Budin-Ljøsne et al. 2017).

Dies ist nicht der Ort, um diese beiden Ansätze abschließend zu bewerten. Wir möchten lediglich auf eine Schwierigkeit in der Motivation des ersten Ansatzes, d. h. in den angesprochenen Kontexten *keine* informierte Einwilligung zu fordern, hinweisen. Dessen Rechtfertigung basiert im Wesentlichen auf einer Kombination von Impraktikabilität und Unsicherheit. So kann beispielsweise zum Zeitpunkt der möglichen Aufnahme von Individuen in bestimmte Forschungsprojekte offen sein, welche Zwecke durch die Datenverarbeitung genau verfolgt werden. Dadurch erscheint Bedingung (2) erfüllt, d. h. informierte Einwilligung im klassischen Sinne ist wenig praktikabel. Zu beachten ist jedoch, dass genau dieselben Erwägungen (1) und (3) unterlaufen oder zumindest Fragen aufwerfen: Wenn Verarbeitungszwecke und zukünftige Verwendung von Daten bzw. Ergebnissen unklar sind, warum sollte gerade unter solchen Umständen hinreichend hohe Sicherheit bezüglich des gesellschaftlichen Werts und der Effektivität von Sicherungsmechanismen gegen Verletzungen der Privatsphäre bestehen? Fragen wie diese mag man daher zum Anlass nehmen, statt der Beschränkung oder Aufgabe von Einwilligungserfordernissen eher den zweiten Ansatz zu verfolgen und die Anpassung und Weiterentwicklung von Einwilligungsprozessen voranzutreiben, welche die Präferenzen der Subjekte kontinuierlich einholen, abbilden und bei Verarbeitungsanfragen umsetzen und dabei in der neuen Realität datenintensiver biomedizinischer Forschung sowohl anwendbar als auch gehaltvoll sind (Hummel et al. 2021b).

5   Fazit

Ausgangspunkt unserer Untersuchungen war die Beobachtung, dass sich Technologien und Praktiken der Datenverarbeitung beständig weiterentwickeln und dabei Herausforderungen für den Datenschutz aufwerfen. Wir sind der Hypothese nachgegangen, dass Datenschutz aus diesem Grund der Anpassung und Erneuerung bedarf. Insbesondere haben wir Mayer-Schönbergers Deutung der Evolution von Datenschutz als Sequenz aufeinanderfolgender *Generationen* beleuchtet. Seine Deutung hebt die Gestaltbarkeit, Unabgeschlossenheit sowie das Erfordernis fortwährender, zuweilen tiefgreifender Weiterentwicklung des Datenschutzes hervor. Wir haben daraufhin entfaltet, was es aus unserer Sicht konkret heißen würde, im Kontext der eingangs skizzierten Begebenheiten zu einer *neuen Generation* des Datenschutzes überzugehen.

Mit Wachter und Mittelstadt wäre erstens auf den *Gegenstandsbereich* des Datenschutzes zu reflektieren. Dabei sind wir in Bezug auf die Frage neutral geblieben, *ob* Datenschutz um ein *right to reasonable inferences* erweitert werden sollte. Stattdessen ist es eben jene Grundsatzfrage um den *Gegenstandsbereich* – in diesem Fall der Erweiterung auf *inferences* als einer der möglichen *Outputs* von Datenverarbeitung – die einer Klärung bedarf. Als offene Frage haben wir markiert, ob in diesem Zusammenhang wirklich eine Erweiterung des *Datenschutzes* gedacht werden muss, oder ob die Problemstellungen nicht unterstreichen, dass gerade mehr als *Daten*schutz nötig ist, um Daten*subjekte* zu schützen.

Zweitens erscheint Personenbezug zur Spezifikation des *Schutzgegenstands* problembehaftet: Zum einen erscheint der Begriff des Personenbezugs potenziell enorm weit, zum anderen können auch Verarbeitungsprozesse von Daten *ohne* Personenbezug im engeren Sinne zu Beeinträchtigungen der Rechte und Freiheitsvollzüge von Individuen führen. Es stellt sich daher neben den Erwägungen zum *Gegenstandsbereich* die Frage, ob auch andere Datensorten als personenbezogene Daten *Schutzgegenstand* des Datenschutzes sein sollten.

Drittens sind leitende *Paradigmen* des Datenschutzrechts wie Privatheit, die Wahrung von Grundrechten und informationelle Selbstbestimmung im Hinblick auf neue Realitäten der Datenverarbeitung und datengetriebener Entscheidungsfindung weiterzudenken und ggf. zu ergänzen. Dies betrifft u. a. die Art von Rechten, über die Ansprüche rund um den Schutz von Daten artikuliert werden, und die in den Augen mancher um Eigentumsrechte erweitert werden sollten. Ebenso sind neue Zielgrößen wie Datensouveränität zu bewerten und mit dem bestehenden Rahmen in Beziehung zu setzen.

Im Anschluss haben wir uns zwei Themenkomplexen zugewandt, die insbesondere bei der datenschutzrechtlichen Betrachtung biomedizinischer Forschung dringlich sind, bevor eine neue *Generation* des Datenschutzrechts erdacht und implementiert werden kann. Erstens wäre zu erörtern, ob die momentane Exzeptionalität von Forschung gegenüber anderen Arten der Datenverarbeitung sinnvoll ist. Zweitens stellt sich die Frage, ob und wie die Bedeutung informierter Einwilligung bei der Durchführung von Forschungsvorhaben neu zu bewerten ist.

Während wir notwendige Grundsatzfragen zur Neuausrichtung identifiziert haben, war unser Ziel nicht, diese zu klären. Manche Herausforderungen bei der Steuerung datenintensiver Anwendungen mögen durch minimalinvasive, gezielte Anpassungsschritte in der Rahmenordnung lösbar sein. Die aufgeworfenen Fragestellungen hingegen betreffen die konzeptionellen Grundpfeiler, auf denen eine solche Ordnung aufgebaut ist, und die angesichts extensiver Formen der Datenverarbeitung ihre Tragfähigkeit neu beweisen bzw. einer angepassten Architektur weichen müssen. Dies unterstreicht aus unserer Sicht die Relevanz von Mayer-Schönbergers Deutung der Evolution von Datenschutzgesetzgebung als Sequenz aufeinanderfolgender Generationen, welche die Schwächen vorhergehender Arrangements durch Neuausrichtung und Erweiterung zu überwinden versuchen. Angesichts gänzlich neuartiger, datenbasierter Entscheidungsmechanismen und gesellschaftlicher Koordinationsprozesse scheint die Zeit für einen Generationenwechsel gekommen, der durch die DSGVO möglicherweise angestoßen, kaum jedoch vollendet wurde.

Der nächste Schritt besteht darin auszuhandeln, durch wen und in welcher Form solche Prozesse vorangetrieben und ausgestaltet werden sollen. Wir vertreten in dieser Hinsicht den Standpunkt, dass eine neue Generation des Datenschutzes nicht nur mittels neuer Gesetzgebung durch nationale oder supranationale Entitäten erfolgt. Die DSGVO ist nach wie vor zu neu und hat zu viel gesetzgeberischen Aufwand erfordert, als dass eine erneute Novelle des Datenschutzes oder gar eine radikal neue Gesetzgebung – gerade auf europäischer Ebene – mittelfristig realistisch ist. Ferner kann Gesetzgebung zwar Veränderungen initiieren, stellt jedoch nur einen Teil des Regelungsapparats dar. Andere sind Rechtsprechung, Rechtslehre, Interpretationen der Beamten sowie der öffentlichen und privaten Akteure, welche den bzw. einen spezifischen Rechtsbereich prägen (z. B. Datenschutzbeauftragte und große datenverarbeitende Unternehmen für den Datenschutzbereich). Veränderungen bzw. eine Evolution im Sinne eines Übergangs zu einer anderen Generation dieser Bandbreite an Komponenten beansprucht eine wesentlich längere Zeit, als für die Änderung eines Gesetzes gebraucht wird. Stefano Rodotà betont dies mit spezifischem Bezug zur Rechtsprechung, wenn er im Hinblick auf eine neue Konzeption (oder gar *Generation*) des Eigentums im Nachgang der Französischen Revolution erklärt, dass Gesetzesänderungen (bzw. das Inkrafttreten des Code Civil) alleine für den Übergang zu einer neuen Konzeption des Eigentums noch nicht ausreichen:

> „Beginnen wir damit, dass sich in der Arbeit der Gerichte das Alte und das Neue ständig miteinander vermischen. Mindestens 20 Jahre lang beurteilten die Gerichte weiterhin Klagen, die vor dem Inkrafttreten des Code Civil entstanden. Wir müssen uns daher nicht nur mit der traditionell konservativen Denkweise der Juristen und mit der Tatsache befassen, dass die Richter ihr intellektuelles Gepäck nicht plötzlich aufgeben konnten: Ebenso muss man berücksichtigen, dass die Phase nach der Kodifizierung [der neuen Eigentumsordnung durch den Code Civil] eine Übergangsphase ist, die gerade durch die Verwendung von Normen und juristischen Kategorien gekennzeichnet ist, die sich in ihrer Inspiration stark unterscheiden.“ (Rodotà 2013, S. 122–123, unsere Übersetzung)[28]

Übergänge von einer Generation zur anderen sind nicht abrupt, sondern entfalten sich im Rahmen eines kontinuierlichen Prozesses. In der Tat wird die bereichsspezifische Governance neben Gerichten, Staaten und Regierungen durch eine Reihe von weiteren Akteuren beeinflusst (Börzel und Risse 2010). So wird beispielsweise darauf hingewiesen, dass die praktische Anwendung, Ausgestaltung und Interpretation von Datenschutzmechanismen maßgeblich von großen Anwaltskanzleien mitgeprägt werden wird, welche strategische Beratungsleistungen, internationale Vernetzung und Diskurs sowie die Dokumentation von *best practices* katalysieren (Purtova 2014). Eine durch und durch neuartige Generation des Datenschutzes kann daher nur unter Einbindung der ganzen

---

[28]"Cominciamo col dire che, nell'opera delle corti, vecchio e nuovo si mescolano continuamente. Per almeno vent'anni, i tribunali continuano a giudicare di cause anteriori all'entrata in vigore del Code civil. Non solo, dunque, bisogna fare i conti con la tradizionale mentalità conservatrice dei giuristi e con il fatto che certo i giudici non potevano di colpo abbandonare il loro bagaglio intellettuale: si deve anche tener presente che la fase successiva alla codificazione è, da questo punto di vista, un periodo di transizione, caratterizzata appunto dal ricorso a norme ed a categorie giuridiche profondamente divergenti nell'ispirazione."

Bandbreite an Akteuren gelingen, die an der Entwicklung, Verfeinerung, Anwendung und operationalen Ausgestaltung des Datenschutzrahmens beteiligt sind – ein Diskurs, so glauben wir, in dem die in diesem Beitrag umrissenen konzeptionellen Knotenpunkte der Reflexion bedürfen.

Danksagung Die Autoren möchten Georg Starke, Matthias Braun, Serena Bischoff, Martin Jungkunz, Wulf Loh, David Samhammer und Maike Tischendorf für ihre kritischen Hinweise und ihr hilfreiches Feedback herzlich danken. AM ist dem Schweizerischen Nationalfonds zur Förderung der wissenschaftlichen Forschung (SNF), der seinen PhD im Rahmen eines Projektes des Nationalen Forschungs-Programmes 74 „Smarter Health Care" (SNF NRP-74 Smarter Health Care, grant number 407440_167356) finanziert hat, sehr dankbar. PH ist Mitarbeiter im Projekt vALID, das vom Deutschen Bundesministerium für Bildung und Forschung (01GP1903A) gefördert wird. Ferner erhält er Förderung durch die *Emerging Talents Initiative* der Friedrich-Alexander-Universität Erlangen-Nürnberg.

Literatur

Albrecht JP (2016) How the GDPR will change the world. Eur Data Prot Law Rev 2:287

Article 29 Data Protection Working Party (2013) Opinion 03/2013 On Purpose Limitation. https://ec.europa.eu/justice/article-29/documentation/opinion-recommendation/files/2013/wp203_en.pdf

Baezner M, Robin P (2018) Cyber sovereignty and data sovereignty. Center for Security Studies, ETH Zürich, Zürich. https://doi.org/10.3929/ethz-b-000314613

Bergstraesser E, Nadal D, Özgü H, Kleist P (2020) Deficiencies in paediatric research applications delaying ethics committee approval. Swiss Med Weekly. https://doi.org/10.4414/smw.2020.20267

Bock K (2019) Schutzgut des Datenschutzrechts – Eine Replik auf Veil, Schutzgutmisere – Teil I. CR-online.de Blog. https://www.cr-online.de/blog/2019/03/22/schutzgut-des-datenschutzrechts-eine-replik-auf-veil-schutzgutmisere-teil-i/

Börzel TA, Risse T (2010) Governance without a state: can it work? Regul Gov 4(2):113–134

Brouwer E (2011) Legality and data protection law: the forgotten purpose of purpose limitation. In: Besselink LF, Pennings F, Prechal S (Hrsg) The eclipse of the legality principle in the European Union. Kluwer Law International, Alphen aan den Rijn, S 273–294

Budin-Ljøsne I, Teare HJA, Kaye J, Beck S, Bentzen HB, Caenazzo L et al (2017) Dynamic Consent: a potential solution to some of the challenges of modern biomedical research. BMC Med Ethics 18(1):4

Chen JH, Asch SM (2017) Machine learning and prediction in medicine — beyond the peak of inflated expectations. N Engl J Med 376(26):2507–2509. https://doi.org/10.1056/NEJMp1702071

Cohen IG (2018) Is there a duty to share healthcare data? In: Cohen IG, Lynch HF, Vayena E, Gasser U (Hrsg) Big data, health law, and bioethics. Cambridge University Press, Cambridge, S 209–222

Couture S, Toupin S (2019) What does the notion of "sovereignty" mean when referring to the digital? New Media Soc 21(10):2305–2322. https://doi.org/10.1177/1461444819865984

Dalla Corte L (2019) Scoping personal data: towards a nuanced interpretation of the material scope of EU data protecton law. Eur J Law Technol 10(1):1-26

Deutscher Ethikrat (2017) Big Data und Gesundheit. Datensouveränität als informationelle Freiheitsgestaltung. Deutscher Ethikrat, Berlin

Dove ES, Chen J (2020) Should consent for data processing be privileged in health research? A Comparative Legal Analysis. Int Data Priv Law 10(2):117–131

Dove ES, Thompson B, Knoppers BM (2016) A step forward for data protection and biomedical research. Lancet 387(10026):1374–1375

Dove ES, Townend D, Knoppers BM (2014) Data protection and consent to biomedical research: a step forward? Lancet 384(9946):855

Eyal N (2019) Informed consent. In Zalta EN (Hrsg) The Stanford Encyclopedia of Philosophy. Metaphysics Research Lab, Stanford University. https://plato.stanford.edu/archives/spr2019/entries/informed-consent/. Zugegriffen: 7. Mai 2020

Floridi L (2017) Group privacy: a defence and an interpretation. In Taylor L, Floridi L, van der Sloot B (Hrsg) Group privacy: new challenges of data technologies. Springer International Publishing, Cham, S 83–100. https://doi.org/10.1007/978-3-319-46608-8_5

Gasser U, Ienca M, Scheibner J, Sleigh J, Vayena E (2020) Digital tools against COVID-19: taxonomy, ethical challenges, and navigation aid. The Lancet Digital Health 2(8):E425-E434. https://doi.org/10.1016/S2589-7500(20)30137-0

Guerrini CJ, Majumder MA, Lewellyn MJ, McGuire AL (2018) Citizen science, public policy. Science 361(6398):134–136

Hummel P, Braun M, Augsberg S, Dabrock P (2018) Sovereignty and data sharing. ITU Journal: ICT Discoveries 2. https://www.itu.int/en/journal/002/Documents/ITU2018-11.pdf

Hummel P, Braun M, Dabrock P (2019) Data donations as exercises of sovereignty. In: Krutzinna J, Floridi L (Hrsg) The ethics of medical data donation. Springer, Cham, S 23–54

Hummel P, Braun M, Dabrock P (2020) Own data? Ethical reflections on data ownership. Philos Technol. https://doi.org/10.1007/s13347-020-00404-9

Hummel P, Braun M, Tretter M, Dabrock P (2021a) Data sovereignty. A review. Big Data & Society. http://dx.doi.org/10.1177/2053951720982012

Hummel P, Braun M, Augsberg S, von Ulmenstein U, Dabrock P (2021b) Datensouveränität. Governance-Ansätze für den Gesundheitsbereich. Springer VS, Wiesbaden

Kaye J, Whitley EA, Lund D, Morrison M, Teare H, Melham K (2015) Dynamic consent: a patient interface for twenty-first century research networks. Eur J Hum Genetics EJHG 23(2):141–146

Kish LJ, Topol EJ (2015) Unpatients—why patients should own their medical data. Nat Biotechnol 33(9):921–924. https://doi.org/10.1038/nbt.3340

Kiss A, Szőke GL (2015) Evolution or revolution? Steps forward to a new generation of data protection regulation. In: Gutwirth S, Leenes R, de Hert P (Hrsg) Reforming European Data Protection Law, vol 20. Springer, Netherlands, Dordrecht, S 311–331

Koops B-J (2014) The trouble with European data protection law. Int Data Priv Law 4(4):250–261. https://doi.org/10.1093/idpl/ipu023

Loi M (2019) The digital phenotype: a philosophical and ethical exploration. Philos Technol 32(1):155–171

Maughan T (2017) The promise and the hype of 'Personalised Medicine'. New Bioethics 23(1):13–20. https://doi.org/10.1080/20502877.2017.1314886

Mayer-Schönberger V (1997) Generational development of data protection in Europe. In: Technology and privacy: the new landscape. MIT Press, Cambridge, S 219–241.

Mayer-Schonberger V, Padova Y (2015) Regime change: enabling big data through Europe's new data protection regulation. Colum Sci Tech L Rev 17:315

Mayer-Schönberger V, Ramge T (2018) Reinventing capitalism in the age of big data, 1. Aufl. Basic Books, New York

McLennan S, Celi LA, Buyx A (2020) COVID-19: putting the general data protection regulation to the test. JMIR Public Health Surveill 6(2):e19279. https://doi.org/10.2196/19279

Miller FG (2010) Consent to clinical research. In Miller FG, Wertheimer A (Hrsg) The ethics of consent. Theory and practice. Oxford University Press, S 375–404

Mittelstadt B, Floridi L (2016) The ethics of big data: current and foreseeable issues in biomedical contexts. Sci Eng Ethics 22(2):303–341

Mondschein, CF, Monda C (2019) The EU's General Data Protection Regulation (GDPR) in a research context. In: Kubben P, Dumontier M, Dekker A (Hrsg) Fundamentals of clinical data science. Springer International Publishing, Cham, S 55–71. https://doi.org/10.1007/978-3-319-99713-1_5

Monteleone S (2015) Addressing the failure of informed consent in online data protection: learning the lessons from behaviour-aware regulation. Syracuse J Int Law Commer 43(1):69–119

Mostert M, Bredenoord AL, Biesaart MCIH, van Delden JJM (2016) Big Data in medical research and EU data protection law: challenges to the consent or anonymise approach. Eur J Hum Genet 24(7):956–960. https://doi.org/10.1038/ejhg.2015.239

Negrouk A, Lacombe D (2018) Does GDPR harm or benefit research participants? An EORTC point of view. Lancet Oncol 19(10):1278–1280. https://doi.org/10.1016/S1470-2045(18)30620-X

Ohm P (2009) Broken promises of privacy: responding to the surprising failure of anonymization. UCLA Law Rev 57:1701

Pinto RÁ (2018) Digital Sovereignty or Digital Colonialism? Sur Int J Hum Rights 15(27):15

Plaut VC, Bartlett RP (2012) Blind consent? A social psychological investigation of non-readership of click-through agreements. Law Hum Behav 36(4):293–311. https://doi.org/10.1037/h0093969

Ploug T, Holm S (2015) Meta consent: a flexible and autonomous way of obtaining informed consent for secondary research. BMJ 350. https://doi.org/10.1136/bmj.h2146

Ploug T, Holm S (2016) Meta consent – a flexible solution to the problem of secondary use of health data. Bioethics 30(9):721–732. https://doi.org/10.1111/bioe.12286

Porsdam Mann S, Savulescu J, Sahakian BJ (2016) Facilitating the ethical use of health data for the benefit of society: electronic health records, consent and the duty of easy rescue. Philos Trans R Soc A Math Phys Eng Sci 374(2083):20160130. https://doi.org/10.1098/rsta.2016.0130

Poullet Y (2005) Pour une troisième generation de règlementation de protection des données. Jusletter 3. Oktober 2005

Poullet Y (2010) About the e-privacy directive: towards a third generation of data protection legislation? In: Gutwirth S, Poullet Y, De Hert P (Hrsg) Data protection in a profiled world. Springer, Dordrecht, S 3–30. https://doi.org/10.1007/978-90-481-8865-9_1

Poullet Y (2018) Is the general data protection regulation the solution? Comput Law Secur Rev 34(4):773–778. https://doi.org/10.1016/j.clsr.2018.05.021

Purtova N (2012) Property rights in personal data: a European perspective. Kluwer Law International, Alphen aan den Rijn

Purtova N (2014) Who decides on the future of data protection? Role of law firms in shaping European data protection regime. Int Rev Law Comput Technol 28(2):204–221

Purtova N (2017) Do property rights in personal data make sense after the Big Data Turn? Individual control and transparency. Tilburg Law School Legal Studies Research Paper Series, 21. https://papers.ssrn.com/sol3/papers.cfm?abstract_id=3070228

Purtova N (2018) The law of everything Broad concept of personal data and future of EU data protection law. Law Innov Technol 10(1):40–81

Richter G, Buyx A (2016) Breite Einwilligung (broad consent) zur Biobank-Forschung – die ethische Debatte. Ethik in der Medizin 28(4):311–325. https://doi.org/10.1007/s00481-016-0398-4

Rodotà, S (2013) Il terribile diritto. Studi sulla proprietà privata e sui beni comuni (terza edizione.). Il Mulino, Bologna

Rossnagel A (2019) Datenschutz in der Forschung. Z Datenschutz 9(4):157–164

Ruyter KW, Lõuk K, Jorqui M, Kvalheim V, Cekanauskaite A, Townend D (2010) From Research exemption to research norm: recognising an alternative to consent for large scale Biobank research. Med Law Int 10(4):287–313

Sacco R (1991) Legal formants: a dynamic approach to comparative law (Installment I of II). Am J Comp Law 39(1):1–34

Sacco R (1995) Mute law. Am J Comp L 43:455

Sacco R (2015) Il diritto muto: neuroscienze, conoscenza tacita, valori condivisi. Il mulino

Schneble CO, Elger BS, Shaw DM (2020) Google's Project Nightingale highlights the necessity of data science ethics review. EMBO Mol Med 12(3):e12053

Shabani M, Borry P (2018) Rules for processing genetic data for research purposes in view of the new EU General Data Protection Regulation. Eur J Hum Genet 26(2):149–156

Shirk JL, Ballard HL, Wilderman CC, Phillips T, Wiggins A, Jordan R et al (2012) Public participation in scientific research: a framework for deliberate design. Ecol Soc 17(2):29

Staunton C, Slokenberga S, Mascalzoni D (2019) The GDPR and the research exemption: considerations on the necessary safeguards for research biobanks. Eur J Hum Genet 27(8):1159–1167. https://doi.org/10.1038/s41431-019-0386-5

Sweeney L (2000) Simple demographics often identify people uniquely. data privacy Working Paper 3. Carnegie Mellon University, Pittsburgh. https://dataprivacylab.org/projects/identifiability/paper1.pdf

Sweeney L, Yoo JS, Perovich L, Boronow KE, Brown P, BrodyJG (2017) Re-identification risks in HIPAA safe harbor data: a study of data from one environmental health study. Technol Sci, (2017082801). https://techscience.org/a/2017082801

Thouvenin F (2017) Wem gehören meine Daten? Zu Sinn und Nutzen einer Erweiterung des Eigentumsbegriffs. Schweiz Juristen-Zeitung 113(2017):21–32

Thouvenin F, Weber RH, Früh A (2017) Data ownership: taking stock and mapping the issues. In: Dehmer M, Emmert-Streib F (Hrsg) Frontiers in data science. CRC Press, Boca Raton, S 111–145

Veil W (2019) Die Schutzgutmisere des Datenschutzrechts (Teil I). CR-online.de Blog. https://www.cr-online.de/blog/2019/02/06/die-schutzgutmisere-des-datenschutzrechts-teil-i/

Victor JM (2014) The EU general data protection regulation: toward a property regime for protecting data privacy. Yale Law J 123:513

Wachter S (2019) Data protection in the age of big data. Nat Electron 2(1):6–7. https://doi.org/10.1038/s41928-018-0193-y

Wachter S, Mittelstadt B (2019) A right to reasonable inferences: re-thinking data protection law in the age of big data and AI. Columbia Bus Law Rev 2019(2):494–620

Weichert Thilo (2020) Die Forschungsprivilegierung in der DS-GVO. Z Datenschutz 10(1):18–24

Yoo JS, Thaler A, Sweeney L, Zang J (2018) Risks to patient privacy: a re-identification of patients in maine and Vermont Statewide Hospital data. Technol Sci, (2018100901). https://techscience.org/a/2018100901

Zhu L, Zheng WJ (2018) Informatics, data science, and artificial intelligence. JAMA 320(11):1103–1104. https://doi.org/10.1001/jama.2018.8211

Die ethische Aufsicht über die Datenwissenschaft im Gesundheitswesen

Stuart McLennan

1 Einführung

Die evidenzbasierte Medizin entstand im zwanzigsten Jahrhundert und betont die Bedeutung der Integration von klinischem Fachwissen mit der besten verfügbaren Evidenz (Sackett 1997). Zwar hat die evidenzbasierte Medizin zu großen Fortschritten geführt, doch gibt es nach wie vor erhebliche ungerechtfertigte Unterschiede zwischen den Behandlungen, die Kliniker und Gesundheitssysteme routinemäßig in der Praxis durchführen, sowie Defizite bei allen Schlüsselaspekten einer qualitativ hochwertigen Gesundheitsversorgung (Institute of Medicine 2001; Institute of Medicine 2013). Der unzureichende Schutz der Patienten vor ungerechtfertigten Schäden und Belastungen durch die klinische Versorgung wurde als ein „zutiefst ernstes moralisches Problem" identifiziert (Faden et al. 2013). Teilweise als Folge dieser Situation nutzen Gesundheitssysteme auf der ganzen Welt zunehmend die große Menge routinemäßig erhobener digitaler Gesundheitsdaten, um die kontinuierliche Verbesserung der Qualität und Sicherheit der Gesundheitsversorgung zu gewährleisten und Fragen zur Wirksamkeit und Effektivität der Behandlung zu beantworten (Hemkens et al. 2016). Obwohl diese Arbeit dringend notwendig ist, gibt es Herausforderungen in Bezug auf die ethische Aufsicht. Dazu gehört die Entscheidung, welche Aktivitäten einer ethischen Überprüfung bedürfen (Morain und Kass 2016; Fiscella et al. 2015; Finkelstein et al. 2015; Kass und Pronovost 2011), und wann die Teilnehmer informiert und um ihre informierte Zustimmung gebeten werden sollten (Fiscella et al. 2015; Finkelstein et al. 2015; Andersonet al. 2015; Pletcher et al. 2014; Mostert et al. 2016). In diesem Artikel werden zuerst die Defizite

S. McLennan (✉)
Institut für Geschichte und Ethik der Medizin, Technische Universität München, München, Deutschland
E-Mail: stuart.mclennan@tum.de

© Der/die Autor(en) 2022
G. Richter et al. (Hrsg.), *Datenreiche Medizin und das Problem der Einwilligung*,
https://doi.org/10.1007/978-3-662-62987-1_4

bei der Qualität und Sicherheit der Gesundheitsfürsorge und die enormen menschlichen und finanziellen Konsequenzen untersucht, die sich daraus ergeben können. Dann wird er die Entstehung des Konzepts "Learning Health Care" als Antwort auf diese Defizite und die Rolle der Datenwissenschaft diskutieren. Als Beispiel für den Einsatz der Datenwissenschaft im Gesundheitswesen zur Verbesserung von Qualität und Sicherheit wird die Datenbank Medical Information Mart for Intensive Care (MIMIC) vorgestellt. Schließlich wird er sich mit Fragen der ethischen Aufsicht über die Datenwissenschaft in der Gesundheitsversorgung befassen, einschließlich der Unterscheidung Forschung vs. Nicht-Forschung sowie Patienteneinwilligung und Forschungsausnahmen. Insbesondere wird er die Herausforderungen im Zusammenhang mit der Datenwissenschaft im Gesundheitswesen und der Datenschutz-Grundverordnung (DSGVO) sowie die aktuelle COVID-19-Pandemie erörtern.

2   Qualität und Sicherheit der Gesundheitsversorgung

Die Frage der Patientensicherheit und der Qualitätsverbesserung in der Gesundheitsversorgung ist zu einem zentralen Anliegen der Gesundheitssysteme in aller Welt geworden, insbesondere seit das Institute of Medicine im Jahr 2000 in seinem ersten Bericht "To Err Is Human" alarmierende Statistiken über die Häufigkeit, die Schäden und die Kosten medizinischer Fehler veröffentlicht hat (Institute of Medicine 2000). Der Bericht schätzte beispielsweise, dass jedes Jahr zwischen 44.000 und 98.000 Personen an medizinischen Fehlern in Krankenhäusern der Vereinigten Staaten sterben. Damit wären medizinische Fehler mindestens die achthäufigste Todesursache in den Vereinigten Staaten. Die New York Times verglich dies mit dem Äquivalent von drei Jumbo-Jets, die alle zwei Tage abstürzen. Wie der Reporter bemerkte: „Wenn die Fluggesellschaften jährlich so viele Menschen töten würden, würde die öffentliche Empörung sie über Nacht schließen" (zitiert in Banja 2005, S. 2). Zwar gab es anfänglich Widerstand gegen die Statistiken des Berichts über die Zahl der Todesfälle im Zusammenhang mit medizinischen Fehlern, „diese Infragestellungen wurden jedoch durch das Überwiegen der Beweise dafür, dass die Rate schädlicher medizinischer Fehler – mit ihren enormen menschlichen und finanziellen Folgen in Form von Tod, Behinderung, Einkommensverlust, Produktionsausfall im Haushalt und Gesundheitskosten – inakzeptabel ist, zum Schweigen gebracht" (Sharpe 2004, S. 2; meine Übersetzung S.M.).

Tatsächlich legen neuere Untersuchungen nahe, dass der Bericht des Instituts für Medizin das Ausmaß des Problems deutlich unterschätzt hat. Im Jahr 2016 berechneten Makary und Daniel eine durchschnittliche Sterblichkeitsrate aufgrund von medizinischen Fehlern in US-Krankenhäusern von 251.454 pro Jahr, was darauf hindeuten würde, dass medizinische Fehler tatsächlich die dritthäufigste Todesursache in den USA sind (Makary und Daniel 2016). Darüber hinaus gaben die Autoren an, dass dies ihrer Meinung nach immer noch die tatsächliche Inzidenz von Todesfällen aufgrund von medizinischen Fehlern unterbewertet, „weil die zitierten Studien auf Fehlern beruhen, die aus dokumentierten Gesundheitsakten extrahiert werden konnten, und nur stationäre Todesfälle umfassen" (Makary und Daniel 2016; meine Übersetzung S.M.). Die Forschung in weiteren Ländern hat deutlich gemacht, dass dies ein weltweites Problem ist (Wilson et al. 1995; Vincent et al. 2001; Sari et al. 2007; Schiøler et al. 2001; Davis et al. 2002; Baker et al. 2004; Michel et al. 2007; Aranaz-Andrés et al. 2008; Zegers et al. 2009; Soop et al. 2009). Die verfügbaren internationalen Daten deuten darauf hin, dass medizinische Fehler bei fast jedem zehnten Patienten zu Behinderungen oder zum Tod führen. Die wirtschaftlichen Kosten dieser Fehler sind dementsprechend erheblich, wobei längere Krankenhausaufenthalte, Einkommensverluste, Behinderungen und Rechtsstreitigkeiten in einigen Ländern jährlich viele Milliarden Dollar kosten (WHO 2009). Auch wenn die Patientensicherheit und die Qualitätsverbesserung in der Gesundheitsversorgung aufgrund dieser Statistiken zunehmend in den Mittelpunkt gerückt sind, gibt es nach wie vor erhebliche unberechtigte Unterschiede zwischen den Behandlungen, die routinemäßig in der Praxis durchgeführt werden, sowie Mängel bei allen Schlüsselaspekten einer qualitativ hochwertigen Gesundheitsversorgung: Sicherheit, Wirksamkeit, Effizienz, Gerechtigkeit, Rechtzeitigkeit und Patientenzentriertheit (Institute of Medicine 2013).

3　„Learning Health Care" und Datenwissenschaft

Angetrieben von diesen Bedenken und in einer Zeit, in der es durch informationstechnische Systeme im Gesundheitswesen zunehmend möglich wurde, große Datenmengen am Ort der Patientenversorgung zu erfassen, wurde 2007 im Institute for Medicine das Konzept des „Learning Health Care System" (LHCS) vorgestellt (Institute of Medicine 2007). Der Bericht, der erste in einer Serie von mittlerweile 17 Berichten für die IOM Learning Health System Series, stellte einen neuen konzeptionellen Ansatz für die Integration von klinischer Forschung und klinischer Praxis vor, „bei dem die Wissensgenerierung so in den Kern der medizinischen Praxis eingebettet ist, dass sie ein natürlicher Auswuchs und ein Produkt des Prozesses der Gesundheitsversorgung ist und zu einer kontinuierlichen Verbesserung der Versorgung führt" (Institute of Medicine 2007).

Eine „Lernaktivität" wurde definiert als: „[…] eine, die sowohl (1) die Erbringung von Gesundheitsdienstleistungen oder die Nutzung individueller Gesundheitsinformationen beinhaltet als auch (2) als angestrebtes Ziel hat zu lernen, wie die klinische Praxis oder der Wert, die Qualität oder die Effizienz der Systeme, Institutionen und Modalitäten, durch die Gesundheitsdienstleistungen erbracht werden, verbessert werden kann…" (Faden et al. 2013, S. 19; meine Übersetzung S.M.). Dies umfasst ein breites Spektrum von Aktivitäten (einschließlich pragmatischer klinischer Studien, vergleichender Wirksamkeitsforschung, Forschung und Praxis der Qualitätsverbesserung, Forschung und Praxis der Patientensicherheit, Qualitätssicherung usw.) (Faden et al. 2013).Ein wichtiger Aspekt des Lernens im Gesundheitswesen ist dabei die zunehmende Nutzung der großen Menge routinemäßig erhobener digitaler Gesundheitsdaten, die

eine groß angelegte und mehrdimensionale Zusammenfassung und Analyse hetero-
gener Datenquellen ermöglicht (Ienca et al. 2018). Die Zunahme dieser Daten hat auch
bedeutende Möglichkeiten rund um die künstliche Intelligenz (KI) und Teilbereiche des
maschinellen Lernens, der Verarbeitung natürlicher Sprache und der Robotik geschaffen.
Es wird erwartet, dass diese Entwicklungen in der Datenwissenschaft das Gesundheitswesen verändern werden (Topol 2019). Mit der Fähigkeit, aus großen Sätzen klinischer
Daten zu lernen, hat die Datenwissenschaft im Gesundheitswesen das Potenzial, ein
breites Spektrum von Aktivitäten zu unterstützen, darunter Diagnostik (Liu et al.
2019), klinische Entscheidungsfindung (Shortliffe und Sepúlveda 2018), personalisierte
Medizin (Schork 2019), klinische Forschung (Woo 2019), Arzneimittelentwicklung
(Fleming 2018), Verwaltungsprozesse (Davenport und Kalakota 2019), und gesund-
heitliche Ungleichheiten (Chen et al. 2020). Leider ist die „unbequeme Wahrheit", dass
die Möglichkeiten in der Wissenschaft der Gesundheitsdaten oft genau das bleiben –
Möglichkeiten (Panch et al. 2019). Organisationen des Gesundheitswesens verfügen oft
nicht über die Dateninfrastruktur, die für die Erhebung der erforderlichen Daten benötigt
wird, die Daten befinden sich oft in Silos entlang organisatorischer Grenzen, was die
gemeinsame Nutzung dieser stark einschränkt, und unterschiedliche Datenschutz- und
Einwilligungsanforderungen können die nationalen und internationalen Bemühungen
um eine kooperative Gesundheitsforschung untergraben (Panch et al. 2019; McLennan
et al. 2019). Diese Bedenken werden sich wahrscheinlich noch verstärken, wenn die verfügbaren Daten immer feinkörniger und vielfältiger werden (z. B. medizinische Bilder,
physiologische Wellenformen usw.) (McLennan et al. 2019).

3.1   Beispiel: Intensivmedizin und die MIMIC-Datenbank

Intensivmedizin ist komplex, teuer und oft mit schlechten Ergebnissen verbunden
(Gayat et al. 2018). Sie ist jedoch auch ein datenreiches Umfeld und stand bei den
Bemühungen, die Datenwissenschaft zur Verbesserung der Gesundheitsversorgung
zu nutzen, an vorderster Front. Im Zuge dessen wurden in einer Reihe von Ländern,
kommerzielle und nichtkommerzielle ICU-Datenbanken entwickelt (Celi et al. 2013).
Eine der bekanntesten Intensivpflege-Datenbanken, die zu Forschungszwecken genutzt
wird, ist die Datenbank Medical Information Mart for Intensive Care (MIMIC), die
vom Laboratory for Computational Physiology (LCP) am Massachusetts Institute of
Technology gepflegt wird (Johnson et al. 2016). MIMIC-III ist die dritte Iteration der
Datenbank, die klinische Daten im Zusammenhang mit der Aufnahme von 53.423 verschiedenen erwachsenen Patienten auf Intensivstationen des Beth Israel Deaconess
Medical Center in Boston, Massachusetts, enthält. Die Daten umfassen Vitalparameter,
Medikamentengabe, Labormessungen, Beobachtungen und Notizen des Pflegepersonals,
Flüssigkeitsbilanz, Verfahrenscodes, Diagnosecodes, Bildgebungsberichte, Kranken-
hausaufenthaltsdauer, Überlebensdaten und mehr (Johnson et al. 2016). Die Daten-
bank wird Forschern weltweit für die Sekundäranalyse frei zugänglich gemacht, sobald

einer Datennutzungsvereinbarung zugestimmt worden ist. MIMIC hat sich als eine äußerst wertvolle Ressource erwiesen, die die akademische und industrielle Forschung, Initiativen zur Qualitätsverbesserung und Hochschulkurse unterstützt. Auf das Erfordernis der Zustimmung des einzelnen Patienten hat das örtliche IRB seit über 10 Jahren verzichtet, weil das Projekt keine Auswirkungen auf die klinische Versorgung hat und weil die Daten vor ihrer Aufnahme in die Datenbank durch Entfernung aller geschützten Gesundheitsinformationen gemäß dem Health Insurance Portability and Accountability Act (HIPAA) de-identifiziert werden (Johnson et al. 2016). MIMIC ist jedoch eingeschränkt durch die Tatsache, dass es sich um eine monozentrische Datenbank handelt. Aus diesem Grund gab es in den letzten Jahren Versuche, das Projekt sowohl national als auch international auszuweiten (McLennan et al. 2019). Die Verknüpfung von Datenbanken über Zentren und Länder hinweg hat eine Reihe potenzieller Vorteile, u. a. die Möglichkeit, Modelle institutionenübergreifend zu validieren. Damit ließe sich einerseits feststellen, welche Ergebnisse institutionsspezifisch und welche verallgemeinerbar sind, andererseits die Erkenntnisgewinnung allgemein beschleunigen (Celi et al. 2013). Nationale Bemühungen haben zur Entwicklung der multizentrischen MIT-Philips eICU Collaborative Research Database (http://eicu-crd.mit.edu/) geführt. Diese enthält die Daten von Patienten, die auf Intensivstationen in mehr als 400 Krankenhäusern Vereinigten Staaten aufgenommen wurden. Obwohl auch mit internationalen Kooperationspartnern einige Fortschritte bei der Realisierung einer multizentrischen internationalen Datenbank für die Intensivpflege erzielt wurden, wurden die Bemühungen oftmals von lokalen Ethikkommissionen erschwert, die darüber beraten, ob die Zustimmung der Patienten zur Verwendung der Daten erforderlich ist (McLennan et al. 2019).

4   Ethische Aufsicht über die Datenwissenschaft im Gesundheitswesen

Wenn „Lernaktivitäten" unter Nutzung der Gesundheitsdatenwissenschaft die kontinuierliche Verbesserung der Qualität der Gesundheitsversorgung verwirklichen und dadurch den Schaden für die Patienten zu verringern, die Gesundheit zu erhöhen, die Entscheidungsfindung der Patienten zu befähigen und die Gerechtigkeit zu verbessern können, würden sie die ethischen Kernprinzipien der Gesundheitsversorgung erfüllen (ABIM Foundation 2002; Beauchamp und Childress 2013). Neben der ethischen Begründung für solche Aktivitäten hat die normative und empirische Literatur jedoch auch verschiedene ethische Herausforderungen aufgezeigt. Da bei den Aktivitäten der Gesundheitsdatenwissenschaft routinemäßig erhobene Gesundheitsdaten verwendet werden, können Herausforderungen in Bezug auf die ethische Aufsicht aufgeworfen werden, darunter die Bestimmung, welche Aktivitäten einer ethischen Überprüfung durch eine Ethikkommission bedürfen (Morain und Kass 2016; Fiscella et al. 2015; Finkelstein et al. 2015; Kass und Pronovost 2011), und wann die Teilnehmer informiert und um ihre informierte Zustimmung gebeten werden sollten (Fiscella et al.

2015; Finkelstein et al. 2015; Anderson et al. 2015; Pletcher et al. 2014; Mostert et al. 2016). Diese Ungewissheit birgt das Risiko, dass das System der ethischen Aufsicht die Bemühungen zur Verbesserung der Patientenversorgung untergräbt, indem es die Durchführung dieser Projekte übermäßig aufwändig macht (Tu et al. 2004; Miller und Emanuel 2008; Kass et al. 2008; Siegel und Alfano 2009; Taylor et al. 2010; Thompson et al. 2012).

4.1   Forschung vs. Nicht-Forschung

Nach verschiedenen Skandalen im zwanzigsten Jahrhundert wurden forschungsethische Aufsichtssysteme mit dem Ziel entwickelt, Patienten und andere Beteiligte vor Ausbeutung, Missbrauch oder ungerechtfertigten Risiken zu schützen (Kass et al. 2013). Infolgedessen wird von ethischen Aufsichtssystemen auf der ganzen Welt häufig eine scharfe Unterscheidung zwischen klinischer Forschung und klinischer Praxis getroffen. Forschung am Menschen erfordert in der Regel die Einholung der Genehmigung einer unabhängigen Ethikkommission sowie die vollständige Aufklärung der Teilnehmer und die Einholung ihrer schriftlichen Einwilligung. Für forschungsfremde Aktivitäten gibt es oft kein gleichwertiges Verfahren. Folglich kann die ethische Aufsicht über Aktivitäten, die dieselben Gesundheitsdaten verwenden, sehr unterschiedlich sein, wenn sie als „Forschung" oder „Qualitätskontrolle" klassifiziert werden.

Diese Aktivitäten können jedoch oft nicht zuverlässig voneinander abgegrenzt werden (McLennan et al. 2018). Während in den Vorschriften „Forschung" häufig als „methodengesteuerte Suche nach verallgemeinerbarem Wissen" definiert wird, ist der Versuch, „Forschung" und „Qualitätsverbesserung" auf der Grundlage der methodischen Strenge (interne Validität) und der Verallgemeinerbarkeit (externe Validität) der Ergebnisse zu unterscheiden, in der Regel nicht überzeugend (Fiscella et al. 2015). Dies gilt häufig auch für die Aktivitäten „Forschung" und „Qualitätskontrolle" im Bereich der Gesundheitsdatenwissenschaft: Beide wenden rigorose wissenschaftliche Methoden an. Beide versuchen, Wissen aus der klinischen Praxis abzuleiten, um die Gesundheitsversorgung zu verbessern, und in vielen Fällen publizieren beide Aktivitäten ihre Ergebnisse öffentlich. Es ist daher schwierig, hierin eine Rechtfertigung dafür zu sehen, dass diese Aktivitäten einer sehr unterschiedlichen ethischen Aufsicht unterliegen (McLennan et al. 2018). Stattdessen sollte die ethische Aufsicht über die Aktivitäten besser von dem Risiko abhängen, das sie für die Teilnehmer darstellen, und nicht davon, ob die Aktivität als „Forschung" bezeichnet wird (McLennan et al. 2018).

Es wird zunehmend anerkannt, dass für die meisten Initiativen, die auf die Verbesserung der Qualität der Gesundheitsversorgung abzielen, eine gewisse Form der ethischen Aufsicht wünschenswert ist (Perneger 2004). Es muss weiter darüber nachgedacht werden, wie datenwissenschaftliche Aktivitäten im Bereich der Gesundheitsversorgung stattfinden können. Sie sollen weder überreguliert (was die Bemühungen um eine Verbesserung der Patientenversorgung untergraben könnte), noch völlig ohne Aufsicht sein (was die Patienten möglicherweise ungerechtfertigten Risiken oder Belastungen aussetzt). Die meisten Strategien, die in der Literatur vorgeschlagen wurden, um die ethischen Fragen anzugehen, die sich aus dem Konflikt zwischen dem „Learning Health Care" und den geltenden Vorschriften ergeben, zielen jedoch lediglich darauf ab, das derzeitige System zu verbessern.

Die wichtigsten Strategien lassen sich in drei große Gruppen einteilen: (1) *Richtlinien und Verfahren*: Klare und systematische interne Richtlinien und Verfahren, um zu bestimmen, welche Aktivitäten eine ethische Überprüfung erfordern (Morain und Kass 2016; Finkelstein et al. 2015), wie die gemeinsame Nutzung von Daten und der Datenschutz gehandhabt werden sollten (Docherty und Lone 2015), und wie Patienten routinemäßig und systematisch über durchgeführte Aktivitäten informiert werden können (Faden et al. 2013). (2) *Schulung und Anleitung*: Schulung und Anleitung für Mitglieder von Ethikkommissionen, damit sie lernen, wie ethische Prinzipien im Zusammenhang mit „Learning Health Care" anzuwenden sind (Fiscella et al. 2015; Finkelstein et al. 2015; Kass und Pronovost 2011; Anderson et al. 2015; Thompson et al. 2012; Psek et al. 2015), und für Forscher, damit sie sich mit Ethikrichtlinien vertraut machen können (Ezzat et al. 2010). (3) *Rationalisierung von Prozessen*: Vereinfachung der ethischen Prüfung und des Zustimmungsverfahrens, um die Durchführung von Aktivitäten zu erleichtern, einschließlich der Einführung eines speziellen ethischen Prüfungsverfahrens (Anderson et al. 2015), der Standardisierung und Harmonisierung des ethischen Prüfungsverfahrens über mehrere Forschungsstandorte hinweg (Fiscella et al. 2015; Kass und Pronovost 2011; Anderson et al. 2015; Thompson et al. 2012; Ezzat et al. 2010), und der Straffung des Zustimmungsverfahrens (Fiscella et al. 2015; Anderson et al. 2015; Faden et al. 2014).

Das traditionelle Modell für die ethische Aufsicht, bei dem zeitlich begrenzte „Forschungs"-Projekte vor ihrer Durchführung einer prospektiven Bewertung unterzogen werden, ist für die kontinuierliche, integrierte und dynamische Natur der Gesundheitsdatenwissenschaften wenig geeignet. Anstatt das traditionelle Regelwerk zu verfeinern, scheint ein neues Modell der ethischen Aufsicht erforderlich zu sein. Das Konzept der „systemischen Aufsicht" wurde unlängst vorgeschlagen, um den ethischen Herausforderungen in der großen Datengesundheitsforschung zu begegnen (Vayena und Blasimme 2018). Vayena und Blasimme schlagen vor, dass die Hauptmerkmale einer solchen „systemischen Aufsicht" sind: „(1) die Fähigkeit, mit der Ungewissheit, die mit der Datenerhebung und Datennutzung einhergeht, durch adaptive und flexible Mechanismen zu umgehen; (2) die Fähigkeit, der erweiterten Zeitlichkeit datenbezogener Aktivitäten (von der Speicherung bis zur Re-analyse) durch dynamische Überwachung und Reaktionsfähigkeit zu begegnen; und schließlich (3) die Fähigkeit, mit der relationalen Natur großer biomedizinischer Daten durch Reflexivität und Inklusivität umzugehen" (Vayena und Blasimme 2018, S. 8; meine Übersetzung S.M.).

4.2   Patienteneinwilligung und Forschungsausnahmen

Patienten haben ein legitimes Interesse daran, den Zugang zu ihren Gesundheitsdaten und deren Verwendung zu kontrollieren. Ihre informierte Zustimmung wird oft für die Verwendung ihrer Daten für andere Zwecke als die, für die sie erhoben wurden, erforderlich sein. Das Erfordernis der individuellen informierten Einwilligung für die Verwendung pseudonymisierter (de-identifizierter) Daten in Datenbanken und Registern des Gesundheitswesens kann jedoch zu großen Kostensteigerungen führen und erhebliche Selektionsverzerrungen hervorrufen, die die Repräsentativität der Daten untergraben (Tu et al. 2004). Nichtsdestotrotz erlauben viele Länder einer Ethikkommission, auf das Erfordernis der Einwilligung für eine solche sekundäre Verwendung von Gesundheitsdaten zu verzichten, wenn bestimmte Bedingungen erfüllt sind. Diese Entscheidungen können jedoch oft nicht nur innerhalb der Länder, sondern auch zwischen den Ländern variieren. In einer Zeit zunehmender globaler kooperativer Bemühungen in der Gesundheitsforschung sind solche Unterschiede bei den Anforderungen an die Einwilligung zur Datenverarbeitung problematisch (McLennan et al. 2019).

Das Risiko einer stark lokalisierten ethischen Überprüfung an einem einzigen Standort, die die globale biomedizinische Datenforschung untergräbt, hat einige dazu veranlasst, die Harmonisierung der ethischen Überprüfung bestimmter Arten von datengetriebener Forschung durch die Schaffung multinationaler Verwaltungsstrukturen vorzuschlagen mit der Argumentation, dass „in einer Welt der großen Forschung und der großen Daten eine große Ethik erforderlich ist" (Dove et al. 2014). Dagegen ließe sich argumentieren, dass trotz der Notwendigkeit einer stärkeren globalen Harmonisierung lokale Ethikausschüsse weiterhin am besten in der Lage sind, die Werte und Normen lokaler Gemeinschaften zu beurteilen (McLennan et al. 2019). Es scheint jedoch, dass viele Ethikkommissionen derzeit unsicher sind, wie die Datenforschung verantwortungsbewusst reguliert werden sollte. Dies führt zu wachsenden Bedenken, dass Ethikkommissionen sich in einer Art „Überkompensierung" zu sehr mit Risiken befassen und den Wert solcher Forschung für die Gesundheit der Bevölkerung nicht ausreichend berücksichtigen (Spector und Prainsack 2018). Ein Schlüsselfaktor, der solche risikoaversen Entscheidungen vorantreibt, scheint die Besorgnis hinsichtlich der Regulierung des Datenschutzes zu sein.

4.2.1 Die Datenschutz-Grundverordnung (DSGVO)

Im europäischen Kontext ist die Allgemeine Datenschutz-Grundverordnung (DSGVO) das wichtigste Rechtsinstrument und in allen EU-Mitgliedsstaaten direkt durchsetzbar. Die DSGVO gilt seit Mai 2016, trat aber erst ab dem 25. Mai 2018 in Kraft. Während frühe Entwürfe der DSGVO Bedenken auslösten, dass die Verordnung die Datenforschung stark einschränken könnte (Nyrén et al. 2014), wurde im endgültigen Text ein forschungsfreundlicherer Ansatz gewählt. Inzwischen wird davon ausgegangen, dass die DSGVO insgesamt wenig Einfluss auf die Datenforschung haben wird (Rumbold und Pierscionek 2017). Es bestehen jedoch weiterhin Bedenken, dass die DSGVO viele Organisationen in Bezug auf die gemeinsame Nutzung von Daten sehr risikoavers gemacht haben könnte, selbst wenn die Verordnung eine solche gemeinsame Nutzung erlaubt. Die DSGVO hat einige wichtige Änderungen eingeführt, die von der Gesundheitsdatenwissenschaft und den globalen Gesundheitsdatenbanken berücksichtigt werden müssen (siehe Tab. 1 für eine Zusammenfassung der wichtigsten Auswirkungen).

Tab. 1 Die wichtigsten Auswirkungen der DSGVO auf globale Gesundheitsdatenbanken

Zusammenfassung der DSGVO-Vorschrift	Auswirkungen auf die Datenwissenschaft im Gesundheitswesen
Geltungsbereich: Die DSGVO gilt für alle personenbezogenen Daten, die eine identifizierte oder identifizierbare natürliche Person betreffen, jedoch nicht für anonyme Informationen	Da die DSGVO nicht zwischen anonymisierten und anonymen Daten unterscheidet, werden Aktivitäten im Bereich der Gesundheitsversorgung, bei denen identifizierbare Daten zu Forschungszwecken gesammelt werden, vom Anwendungsbereich der DSGVO ausgeschlossen, wenn die Daten später anonymisiert werden (Shabani und Borry 2018)
Pseudonymisierung: Pseudonymisierte Daten werden jetzt als personenbezogene Daten anerkannt, wenn sie durch die Verwendung zusätzlicher Informationen einer natürlichen Person zugeordnet werden können	Da pseudonymisierte Gesundheitsdaten in wissenschaftlichen Zusammenhängen sehr häufig verwendet werden, kann die Anerkennung pseudonymisierter Daten als personenbezogene Daten zu mehr Bürokratie führen, insbesondere für jene Länder, die bisher der Ansicht waren, dass pseudonymisierte Daten nicht als personenbezogene Daten fallen (Shabani und Borry 2018)
Besondere Kategorien personenbezogener Daten: Die Verarbeitung besonderer Kategorien personenbezogener Daten ("sensible personenbezogene Daten"), einschließlich genetischer Daten, biometrischer Daten und Gesundheitsdaten, ist verboten, es sei denn unter bestimmten Bedingungen	Die Wissenschaft im Bereich der Gesundheitsdaten, die pseudonymisierte sensible personenbezogene Daten verwendet, muss entweder die ausdrückliche Zustimmung der betroffenen Person einholen, oder die Daten müssen im Rahmen der in der DSGVO festgelegten Ausnahmeregelung für wissenschaftliche Forschung verarbeitet werden. Dies könnte u.U. ohne Zustimmung geschehen, wenn entsprechende technische und organisatorische Sicherheitsvorkehrungen getroffen werden (Shabani und Borry 2018)
Räumlicher Anwendungsbereich: Die DSGVO gilt für alle für die Datenverarbeitung Verantwortlichen und Auftragsverarbeiter, die personenbezogene Daten von in der EU ansässigen betroffenen Personen verarbeiten, unabhängig davon, ob die Verarbeitung in der EU stattfindet oder nicht.	Globale Gesundheitsdatenbanken, die außerhalb der EU angesiedelt sind, müssen der DSGVO entsprechen, wenn Gesundheitsdaten von Patienten mit Wohnsitz in der EU in die Datenbank aufgenommen werden

Wichtig ist, dass Artikel 9(2)(j) der DSGVO eine Ausnahme für die wissenschaftliche Forschung für die Verarbeitung sensibler personenbezogener Daten vorsieht, die ohne Einwilligung erfolgen kann, wenn sie angemessenen Garantien unterliegt, zu denen auch die Pseudonymisierung gehören kann (siehe Artikel 89(1)). Obwohl diese Bestimmung existiert, scheinen Forscher und Forschungseinrichtungen in Europa jedoch zögerlich zu sein, sie zu nutzen. Ein möglicher Grund könnte sein, dass sie die Befürchtung haben, ihre nationalen Stellen könnten es ihnen schwer machen. In der Tat haben Konsortien, die im Rahmen des aktuellen H2020-Finanzierungsprogramms von der Europäischen Kommission finanziert werden, überwiegend andere, aufwändigere rechtliche Rechtfertigungen, wie z. B. eine informierte Zustimmung verwendet, anstelle die die Forschungsausnahme geltend zu machen (McLennan et al. 2020).

Darüber hinaus gibt es Bedenken, dass die DSGVO zu viel Spielraum für die Auslegung der Verordnung durch die Mitgliedstaaten in Bezug auf Schlüsselaspekte des Datenschutzes lässt. Das gilt auch für den Bereich der Pseudonymisierung, in dem den Mitgliedsländern die Entscheidung darüber, wann Daten als vollständig nicht identifizierbar gelten, welche weiteren Beschränkungen für die Verarbeitung sensibler Daten zu Forschungszwecken festgelegt werden sollten, welche Garantien und Bedingungen für die Verarbeitung von Daten im Rahmen der Forschungsfreistellung ausreichend sind etc. (Shabani und Borry 2018). Dies mag zwar zur Stärkung lokaler Werte und Normen beitragen, birgt jedoch die Gefahr, dass das Ziel der DSGVO, die gegenwärtige Heterogenität des Datenschutzes innerhalb der EU zu berücksichtigen, untergraben wird. Es wurde vorgeschlagen, dass die Aushandlung sektorspezifischer Verhaltenskodizes durch Berufsverbände dazu beitragen könnte, die Datenharmonisierung und -integration zu erleichtern (BBMRI-ERIC 2015). Ein solcher Verhaltenskodex könnte auch dazu beitragen, Datenbankbetreibern, Forschern und Ethikkommissionen Orientierungshilfen für notwendige organisatorische und technische Schutzvorkehrungen zum Schutz der Patientenrechte zu geben, ohne wichtige Forschung im Bereich der Gesundheitsdaten übermäßig zu behindern. Da die Gesundheitssysteme zunehmend auf klinische Routinedaten zurückgreifen, werden Fragen der ethischen Aufsicht über die Wissenschaft der Gesundheitsdaten wahrscheinlich nur noch stärker in den Vordergrund rücken und müssen proaktiv angegangen werden (McLennan et al. 2019).

4.2.2 Datenwissenschaft im Gesundheitswesen und die Herausforderung der COVID-19-Pandemie

Die COVID-19-Pandemie ist ein globales Gesundheitsproblem und erfordert eine länderübergreifende Zusammenarbeit in der Gesundheitsforschung. Eine wertvolle Informationsquelle für Forscher ist die große Menge an digitalen Gesundheitsdaten, die von den elektronischen Gesundheitsdatensystemen der Gesundheitsorganisationen kontinuierlich gesammelt werden. Solche digitalen Gesundheitsdaten liegen jedoch in der Regel in getrennten Systemen vor, weshalb u.U. die Forschung in vielen Ländern sind derzeit durch den Mangel an integrierten und umfassenden, öffentlich verfügbaren Daten auf Patientenebene zu COVID-19 stark beeinträchtigt ist. Forscher müssen

Antworten aus begrenzten Analysen kleiner Fallserien ableiten, während große Mengen relevanter digitaler Gesundheitsdaten ungeprüft auf Krankenhaus-Servern auf der ganzen Welt liegen. Diese Situation hat zu Forderungen nach der Schaffung einer gemeinsamen, multinationalen COVID-19-Datenbank geführt, wobei auf die MIMIC-Datenbank als Modell für den öffentlichen Austausch von de-identifizierten elektronischen Gesundheitsdaten verwiesen wird (Cosgriff et al. 2020).

Während die Einrichtung von COVID-19-bezogenen Datenbanken aus der Forschungsperspektive Sinn macht, ist dies auch gerechtigkeitstheoretisch und gesellschaftlich angezeigt. Viele laufende Maßnahmen zur Eindämmung der Ausbreitung stellen pro-soziale Verhaltensweisen zur Hilfe und/oder zum Schutz anderer oder kollektiver Ressourcen wie der Gesundheitssysteme dar, die auf einer bestimmten Gemeinwohlvorstellung beruhen (McLennan et al. 2020). Auch Gesundheitsdatenbanken und Biobanken wurden früher als solidarische Bemühungen bezeichnet, und es wurden solidarische Steuerungsmodelle vorgeschlagen, um die pro-soziale Motivation vieler Menschen gegenüber solchen Ressourcen einzufangen, die gleichzeitig einen Teil der Last der üblichen restriktiven, autonomiebasierten Steuerungsmodelle vermeiden (Prainsack und Buyx 2013).

Da die Gesamtzahl der Todesfälle durch COVID-19 weltweit weiter zunimmt, ist die ethische und soziale Notwendigkeit einer raschen Eindämmung der Pandemie klar. Dies steht jedoch nicht im Widerspruch zu der Erfordernis, dass bei der Verwendung digitaler Gesundheitsdaten die Datenschutzbestimmungen sowie die Privatsphäre der und Vertraulichkeit gegenüber den Patienten gewahrt bleiben müssen (Ienca und Vayena 2020). Die DSGVO ist der wichtigste Rechtsrahmen für die gemeinsame Nutzung europäischer digitaler Gesundheitsdaten zu Forschungszwecken (McLennan et al. 2019). Gesundheitsorganisationen, die sich auf die individuelle Risikominimierung konzentrieren, drohen jedoch die Forschungsanstrengungen von COVID-19 zu untergraben.

Das European Data Protection Board hat die Bedeutung des Schutzes persönlicher Daten während der COVID-19-Pandemie betont. Es hat allerdings auch festgestellt: "Datenschutzbestimmungen (wie die DSGVO) behindern nicht die Maßnahmen, die im Kampf gegen die Coronavirus-Pandemie ergriffen werden" (European Data Protection Board 2020). COVID-19 ist jedoch ein echter Test für die DSGVO. Es lässt sich argumentieren, dass es eine ethische Verpflichtung gibt, die Forschungsausnahmeklausel während der COVID-19-Pandemie zu nutzen, um globale kooperative Forschungsbemühungen zu unterstützen (McLennan et al. 2020). Dazu gehört auch, dass die Länder Gesundheitsorganisationen und Ermittler dabei unterstützen, sich im Kontext einer globalen Pandemie vertrauensvoll auf die Forschungsausnahme zu berufen. Neuere Forschungen in einigen europäischen Ländern deuten darauf hin, dass viele Menschen die sekundäre Verwendung ihrer Daten für die gesundheitsbezogene Forschung im Rahmen der Forschungsfreistellung akzeptieren würden, die auf pro-sozialen Beweggründen wie Solidarität beruht (Richter et al. 2019). Solidarität ist ein europäischer Wert, und hier bietet sich die Chance, diesen Wert zu verdeutlichen, indem der DSGVO-Rechtsrahmen so genutzt wird, dass die Solidarität während der COVID-19-Pandemie nicht behindert, sondern sogar gefördert wird (McLennan 2020).

Literatur

ABIM Foundation, American Board of Internal Medicine, ACP-ASIM Foundation, American College of Physicians-American Society of Internal Medicine & European Federation of Internal Medicine (2002) Medical professionalism in the new millennium: a physician charter. Ann Intern Med 136(3):243–246

Anderson ML, Califf RM, Sugarman J (2015) Ethical and regulatory issues of pragmatic cluster randomized trials in contemporary health systems. Clin Trials 12:276–286

Aranaz-Andrés JM, Aibar-Remón C, Vitaller-Murillo J, Ruiz-López P, Limón-Ramírez R, Terol-García E, ENEAS work group (2008) Incidence of adverse events related to health care in Spain: results of the Spanish National Study of Adverse Events. J Epidemiol Commun Health 62:1022–1029

Baker GR, Norton PG, Flintoft V, Blais R, Brown A, Cox J, Etchells E, Ghali WA, Hébert P, Majumdar SR, O'Beirne M, Palacios-Derflingher L, Reid RJ, Sheps S, Tamblyn R (2004) The Canadian Adverse Events Study: the incidence of adverse events among hospital patients in Canada. Can Med Assoc J 170:1678–1686

Banja J (2005) Medical errors and medical narcissism. Jones and Bartlett Publishers, Boston

BBMRI-ERIC (2015) Position Paper on General Data Protection Regulation 2015. http://www.bbmri-eric.eu/wpcontent/uploads/BBMRI-ERIC-Position-Paper-General-Data-Protection-Regulation-October-2015_rev1_title.pdf

Beauchamp TL, Childress JF (2013) Principles of biomedical ethics, 7. Aufl. Oxford University Press, Oxford

Chen IY, Joshi S, Ghassemi M (2020) Treating health disparities with artificial intelligence. Nat Med 26:16–17

Cosgriff CV, Ebner DK, Celi LA (2020) Data Sharing in the Era of COVID-19. Lancet Digital Health 2(5):e224

Davenport T, Kalakota R (2019) The potential for artificial intelligence in healthcare. Future Healthc J 6(2):94–98

Davis P, Lay-Yee R, Briant R, Ali W, Scott A, Schug S (2002). Adverse events in New Zealand public hospitals I: occurrence and impact. New Zealand Med J, 115(1167) http://www.nzma.org.nz/journal/115-1167/271/

Dove ES, Bartha M, Knoppers BM, Zawati MH (2014) Towards an ethics safe harbor for global biomedical research. J Law Biosci 1(1):3–51

European Data Protection Board (2020) Statement by the EDPB Chair on the processing of personal data in the context of the COVID-19 outbreak. 16 March 2020. https://edpb.europa.eu/news/news/2020/statement-edpb-chair-processing-personal-data-context-covid-19-outbreak_en

Ezzat H, Ross S, Dadelszen P, Morris T, Liston R, Magee LA, CPN Collaborative Group (2010) Ethics review as a component of institutional approval for a multicentre continuous quality improvement project: the investigator's perspective. BMC Health Serv Res 10:223

Faden RR, Beauchamp TL, Kass NE (2014) Informed consent, comparative effectiveness, and learning health care. N Engl J Med 370:766–768

Faden RR, Kass NE, Goodman SN, Pronovost P, Tunis S, Beauchamp TL (2013) An Ethics Framework for a Learning Health Care System: A Departure from Traditional Research Ethics and Clinical Ethics. Hastings Cent Rep Special Report 43:S16–S27

Finkelstein JA, Brickman AL, Capron A, Ford DE, Gombosev A, Greene SM, Iafrate RP, Kolaczkowski L, Pallin SC, Pletcher MJ, Staman KL, Vazquez MA, Sugarman J (2015) Oversight on the borderline: quality improvement and pragmatic research. Clin Trials 12:457–466

Fiscella K, Tobin JN, Carroll JK, He H, Ogedegbe G (2015) Ethical oversight in quality improvement and quality improvement research: new approaches to promote a learning health care system. BMC Med Ethics 16:63

Fleming N (2018) How artificial intelligence is changing drug discovery. Nature 557:S55–S57

Hemkens LG, Contopoulos-Ioannidis DG, Ioannidis JP (2016) Routinely collected data and comparative effectiveness evidence: promises and limitations. CMAJ 188:E158–E164

Ienca M, Vayena E (2020) On the responsible use of digital data to tackle the COVID-19 pandemic. Nat Med. https://doi.org/10.1038/s41591-020-0832-5

Ienca M, Ferretti A, Hurst S, Puhan M, Lovis C, Vayena E (2018) Considerations for ethics review of big data health research: a scoping review. PLoS ONE 13(10):e0204937

Institute of Medicine (2013) Best care at lower cost: the path to continuously learning health care in America. The National Academies Press, Washington, DC

Institute of Medicine (2007) The learning healthcare system: workshop summary. The National Academies Press, Washington, DC

Institute of Medicine (2001) Crossing the Quality Chasm. Crossing the Quality Chasm: A New Health System for the 21st Century. National Academy Press, Washington, D.C.

Institute of Medicine (2000) To Err is human: building a safer health system. National Academy Press, Washington, D.C

Kass NE, Faden RR, Goodman SN, Pronovost P, Tunis S, Beauchamp TL (2013) The research-treatment distinction: a problematic approach for determining which activities should have ethical oversight. Hastings Cent Rep, Spec No, S4−S15

Kass NE, Pronovost PJ (2011) Quality, safety, and institutional review boards: navigating ethics and oversight in applied health systems research. Am J Med Qual 26:157–159

Kass N, Pronovost PJ, Sugarman J, Goeschel CA, Lubomski LH, Faden R (2008) Controversy and quality improvement: lingering questions about ethics, oversight, and patient safety research. Jt Comm J Qual Patient Saf 34(6):349–353

Liu X, Faes L, Kale AU, Wagner SK, Fu DJ, Bruynseels A, Mahendiran T, Moraes G, Shamdas M, Kern C, Ledsam JR, Schmid MK, Balaskas K, Topol EJ, Bachmann LM, Keane PA, Denniston AK (2019) A comparison of deep learning performance against health-care professionals in detecting diseases from medical imaging: a systematic review and meta-analysis. Lancet Digital Health 1(6):e271–e297

Makary MA, Daniel M (2016) Medical error—the third leading cause of death in the US. BMJ 353:i2139

McLennan S, Celi LA Buyx A (2020) COVID-19: Putting the GDPR to the test Forthcoming

McLennan S, Shaw D, Celi LA (2019) The challenge of local consent requirements for global critical care databases. Intensive Care Med 45:246–248

McLennan S, Maritz R, Shaw D, Elger B (2018) The inconsistent ethical oversight of health care quality data in Switzerland. Swiss Med Weekly 148:w14637

Michel P, Quenon JL, Djihoud A, Tricaud-Vialle S, de Sarasqueta AM (2007) French national survey of inpatient adverse events prospectively assessed with ward staff. Qual Safety Health Care 16:369–377

Miller FG, Emanuel EJ (2008) Quality-improvement research and informed consent. N Engl J Med 358(8):765–767

Morain SR, Kass NE (2016) Ethics issues arising in the transition to learning health care systems: results from interviews with leaders from 25 health systems. EGEMS 4:11212

Mostert M, Bredenoord AL, Biesaart MC, van Delden JJ (2016) Big Data in medical research and EU data protection law: challenges to the consent or anonymise approach. Eur J Hum Genet 24:956–960

Nyrén O, Stenbeck M, Grönberg H (2014) The European Parliament proposal for the new EU General Data Protection Regulation may severely restrict European epidemiological research. Eur J Epidemiol 29:227–230

Perneger T (2004) Why we need ethical oversight of quality improvement projects. Int J Qual Health Care 16:343–344

Pletcher MJ, Lo B, Grady D (2014) Informed consent in randomized quality improvement trials critical barrier for learning health systems. JAMA Intern Med 174:668–670

Prainsack B, Buyx A (2013) A Solidarity-based approach to the governance of research biobanks. Med Law Rev 21(1):71–91

Psek WA, Stametz RA, Stametz RA, Bailey-Davis LD, Davis D, Darer J, Faucett WA, Henninger DL, Sellers DC, Gerrity G (2015) Operationalizing the learning health care system in an integrated delivery system. eGEMs (Generating Evidence & Methods to improve patient outcomes) 3(1):6

Richter G, Borzikowsky C, Lieb W, Schreiber S, Krawczak M, Buyx A (2019) Patient views on research use of clinical data without consent: Legal, but also acceptable? Eur J Hum Genet 27:841–847

Rumbold JMM, Pierscionek B (2017) The effect of the general data protection regulation on medical research. J Med Internet Res 19(2):e47

Sackett DL (1997) Evidence-based medicine. Semin Perinatol 21:3–5

Sari ABA, Sheldon TA, Cracknell A, Turnbull A, Dobson Y, Grant C, Gray W, Richardson A (2007) Extent, nature and consequences of adverse events: results of a retrospective casenote review in a large NHS hospital. Qual Safety Health Care 16(6):434–439

Shabani M, Borry P (2018) Rules for processing genetic data for research purposes in view of the new EU General Data Protection Regulation. Eur J Hum Genet 26:149–156

Sharpe VA (2004) Introduction: Accountability and Justice in Patient Safety Reform. In: Sharpe VA (Hrsg) Accountability and patient safety and policy reform. Georgetown University Press, Washington D.C., S 1–26

Schiøler T, Lipczak H, Pedersen BL, Mogensen TS, Bech KB, Stockmarr A, Svenning AR, Frølich A, Danish Adverse Event Study (2001) Incidence of adverse events in hospitals. A retrospective study of medical records. [Article in Danish] Ugeskr Laeger 163:5370–5378

Schork NJ (2019) Artificial intelligence and personalized medicine. Cancer Treat Res 178:265–283

Shortliffe EH, Sepúlveda MJ (2018) Clinical Decision Support in the Era of Artificial Intelligence. JAMA 320(21):2199–2200

Siegel MD, Alfano SL (2009) The ethics of quality improvement research. Crit Care Med 37(2):791–792

Soop M, Fryksmark U, Köster M, Haglund B (2009) The incidence of adverse events in Swedish hospitals: a retrospective medical record review study. International Journal of Quality in Health Care 21:285–291

Spector T, Prainsack B (2018) Ethics for healthcare data is obsessed with risk – not public benefits. The Conversation 2018. https://theconversation.com/ethics-for-healthcare-data-is-obsessed-with-risk-not-public-benefits-89575

Taylor HA, Pronovost PJ, Faden RR, Kass NE, Sugarman J (2010) The ethical review of health care quality improvement initiatives: findings from the field. Issue Brief (Commonw Fund) 95:1–12

Thompson DA, Kass N, Holzmueller C, Marsteller JA, Martinez EA, Gurses AP, Kanchuger M, Schwann N, Gibson CS, Bauer L, Pronovost PJ (2012) Variation in local institutional review board evaluations of a multicenter patient safety study. J Healthc Qual 34(4):33–39

Topol E (2019) Deep medicine: how artificial intelligence can make healthcare human again. Basic Books. ISBN-13: 978-15416446325

Tu JV, Willison DJ, Silver FL, Fang J, Richards JA, Laupacis A, Kapral MK, Investigators in the Registry of the Canadian Stroke Network (2004) Impracticability of informed consent in the Registry of the Canadian Stroke Network. N Engl J Med 350(14):1414–1421

Vayena E, Blasimme A (2018) Health research with big data: time for systemic oversight. J Law Med Ethics 46(1):119–129

Vincent CA, Neale G, Woloshynowych M (2001) Adverse events in British hospitals: preliminary restrospective record review. BMJ 322:517–518

Wilson RM, Runciman WB, Gibberd RW, Harrison BT, Newby L, Hamilton JD (1995) The quality in Australian Health Care Study. Med J Aust 163:458–471

Woo M (2019) An AI boost for clinical trials. Nature 573:S100–S102

World Health Organization (2009) WHO Patient Safety Research. World Health Organization

Zegers M, de Bruijne MC, Wagner C, Hoonhout LH, Waaijman R, Smits M, Hout FA, Zwaan L, Christiaans-Dingelhoff I, Timmermans DR, Groenewegen PP, Wal G (2009) Adverse events and potentially preventable deaths in Dutch hospitals: results of a retrospective patient record review study. Quality Safety Health Care 18:297–302

Docherty AB, Lone NI (2015) Exploiting big data for critical care research. Curr Opin Crit Care 21:467-72.

Panch T, Mattie H, Celi LA (2019) The "inconvenient truth" about AI in healthcare. NPJ Digit Med 2:77

Etienne Gayat, Alain Cariou, Nicolas Deye, Antoine Vieillard-Baron, Samir Jaber, Charles Damoisel, Qin Lu, Xavier Monnet, Isabelle Rennuit, Elie Azoulay, Marc Léone, Heikel Oueslati, Bertrand Guidet, Diane Friedman, Antoine Tesnière, Romain Sonneville, Philippe Montravers, Sébastien Pili-Floury, Jean-Yves Lefrant, Jacques Duranteau, Pierre-François Laterre, Nicolas Brechot, Karine Chevreul, Morgane Michel, Bernard Cholley, Matthieu Legrand, Jean-Marie Launay, Eric Vicaut, Mervyn Singer, Matthieu Resche-Rigon, Alexandre Mebazaa, (2018) Determinants of long-term outcome in ICU survivors: results from the FROG-ICU study. Critical Care 22 (1)

Celi LA, Mark RG, Stone DJ, Montgomery RA (2013) "Big data" in the intensive care unit. Closing the data loop. Am J Respir Crit Care Med 187:1157-60

Johnson AE, Pollard TJ, Shen L, Lehman LW, Feng M, Ghassemi M, Moody B, Szolovits P, Celi LA, Mark RG (2016) MIMIC-III, a freely accessible critical care database. Sci Data 3:160035

Sekundärnutzung klinischer Daten in datensammelnden, nicht-interventionellen Forschungs- oder Lernaktivitäten – Begriff, Studientypen und ethische Herausforderungen

Martin Jungkunz, Anja Köngeter, Eva C. Winkler, Katja Mehlis und Christoph Schickhardt

1 Einleitung

Jeder Besuch beim Haus- oder Facharzt und jeder Klinikaufenthalt ist mit der Erzeugung von Daten verbunden. Laborergebnisse, Medikationspläne, Diagnosen und vieles mehr werden in zunehmendem Maße digital verarbeitet und gespeichert, und dienen Dokumentations-, Behandlungs- und Abrechnungszwecken. Zudem bergen Daten aus der Krankenversorgung auch Potenziale für den wissenschaftlichen Fortschritt im biomedizinischen Bereich und

M. Jungkunz (✉)
Nationales Centrum für Tumorerkrankungen (NCT), Sektion für Translationale Medizinethik, Universitätsklinikum Heidelberg, Heidelberg, Deutschland
E-Mail: martin.jungkunz@med.uni-heidelberg.de

A. Köngeter
Nationales Centrum für Tumorerkrankungen (NCT), Sektion für Translationale Medizinethik, Universitätsklinikum Heidelberg, Heidelberg, Deutschland
E-Mail: koengeter@med.uni-heidelberg.de

E. C. Winkler
Nationales Centrum für Tumorerkrankungen (NCT), Sektion für Translationale Medizinethik, Universitätsklinikum Heidelberg, Heidelberg, Deutschland
E-Mail: eva.winkler@med.uni-heidelberg.de

K. Mehlis
Nationales Centrum für Tumorerkrankungen (NCT), Sektion für Translationale Medizinethik, Universitätsklinikum Heidelberg, Heidelberg, Deutschland
E-Mail: katja.mehlis@med.uni-heidelberg.de

C. Schickhardt
Nationales Centrum für Tumorerkrankungen (NCT), Sektion für Translationale Medizinethik, Deutsches Krebsforschungszentrum (DKFZ), Heidelberg, Deutschland
E-Mail: Christoph.Schickhardt@med.uni-heidelberg.de

© Der/die Autor(en) 2022
G. Richter et al. (Hrsg.), *Datenreiche Medizin und das Problem der Einwilligung*,
https://doi.org/10.1007/978-3-662-62987-1_5

können damit zu einer Verbesserung der Patientenversorgung beitragen. Diese Potenziale lassen Stimmen laut werden, Daten aus der klinischen Versorgung systematisch daten-sammelnden, nicht-interventionellen Forschungs- oder Lernaktivitäten für eine Sekundär-nutzung zuzuführen. In den letzten Jahren haben sich unter anderem in den USA und in Großbritannien mehrere Initiativen mit dem Ziel einer Sekundärnutzung von Daten aus der Krankenversorgung für die Forschung formiert (Warren-Gash 2017; Committee on the Learning Health Care System in America 2013; Schilsky et al. 2014). Auch in Deutschland besteht ein reges Interesse an der Sekundärnutzung von Daten aus der Krankenversorgung. Dies zeigt sich z. B. in der vom Bundesministerium für Bildung und Forschung geförderten Medizininformatikinitiative (Bundesministerium für Bildung und Forschung 2015, siehe hierzu auch den Beitrag von Wiebke Lesch in diesem Band), aber auch in Vorstößen des Bundes-ministeriums für Gesundheit, Versorgungsdaten der Krankenkassen standardmäßig für die Forschung nutzbar zu machen (Digitale-Versorgung-Gesetz – DVG (Fn.: BT-Drs. 19/13438)).

Trotz der offensichtlichen Relevanz des Themas wurden begriffliche Fragen der Sekundär-nutzung von Daten aus der Krankenversorgung – im Folgenden als „klinische Daten" bezeichnet – bisher in der Literatur wenig erörtert. Mit dem vorliegenden Artikel soll ein Beitrag zur Schließung dieser Forschungslücke geleistet werden. So besteht zum einen das Desiderat einer begrifflichen Klärung dessen, was unter Sekundärnutzung klinischer Daten in datensammelnden, nicht-interventionellen Forschungs- oder Lernaktivitäten zu verstehen ist. Dieser Aufgabe widmet sich der erste Abschnitt des vorliegenden Artikels sowohl in Bezug auf den Begriffsinhalt als auch seinen Umfang. Es werden im Anschluss drei Anwendungs-felder für die Sekundärnutzung klinischer Daten in datensammelnden, nicht-interventionellen Forschungs- oder Lernaktivitäten aufgezeigt. Im nächsten Abschnitt analysieren wir neben möglichen Nutzenpotenzialen auch die Herausforderungen für die Sekundärnutzung klinischer Daten in datensammelnden, nicht-interventionellen Forschungs- oder Lernaktivi-täten. Für eine verantwortungsvolle Sekundärnutzung klinischer Daten in datensammelnden, nicht-interventionellen Forschungs- oder Lernaktivitäten ist zudem eine Abschätzung mög-licher negativer Folgen für Patienten[1] wie auch für Ärzte, Pflegepersonal und Kliniken unabdingbar. Aus diesem Grund zeigen wir wichtige Risiken und ethische Implikationen auf. Im Anschluss geben wir einen Ausblick auf mögliche Maßnahmen der Risikoreduzierung.

2   Sekundärnutzung klinischer Daten in datensammelnden, nicht-interventionellen Forschungs- oder Lernaktivitäten[2]

Die American Medical Informatics Association (AMIA) definiert die Sekundärnutzung von klinischen Daten als "non-direct care use of [personal health information (PHI)] including but not limited to analysis, research, quality/safety measurement, public health,

---

[1] Aus Gründen der besseren Lesbarkeit verwenden wir im Folgenden ausschließlich das generische Maskulinum wobei selbstverständlich stets alle Geschlechter bezeichnet werden.

[2] Die vorliegende Analyse stellt eine Präzisierung eines Konzepts dar, welches an anderer Stelle veröffentlicht wurde (Jungkunz et al. 2021). Im vorliegenden Artikel bauen wir auf den wichtigsten Ideen dieser Publikation auf und erweitern sie um einige wichtige Aspekte.

payment, provider certification or accreditation, and marketing and other business including strictly commercial activities" (Safran et al. 2007). Ähnlich allgemein äußern sich weitere Publikationen. So identifiziert ein systematisches Literaturreview von Robertson et al. die Bereiche „Forschung", „Qualitätssicherung und Sicherheit in der Versorgung", „Finanzverwaltung" und „Bildung" als Anwendungsfelder der Sekundärnutzung klinischer Daten (Robertson et al. 2016). Andere Autoren benennen ähnliche allgemeine Kategorien (Heatherly et al. 2013; Ienca et al. 2018; American Medical Informatics Association 2007). Eine detaillierte begriffliche Definition und Beschreibung der mit Sekundärdatennutzung durchführbaren Forschungs- oder Lernaktivitäten fehlt bisher. Diese Lücke füllen wir im nächsten Abschnitt durch Beschäftigung mit dem Begriff, dem Umfang und den Anwendungsfeldern der „Sekundärnutzung klinischer Daten in datensammelnden, nicht-interventionelle Forschungs- oder Lernaktivitäten". Zuerst analysieren wir den Inhalt (Sinn) des Begriffs „Sekundärnutzung klinischer Daten in datensammelnden, nicht-interventionellen Forschungs- oder Lernaktivitäten" und zeigen im Anschluss daran auf, welche Arten von Studien unter dem Begriff subsumiert werden können (Umfang). Im weiteren Verlauf des Artikels nehmen wir auf den Begriff mit dem Akronym „SeConts" Bezug, das auf den englischen Begriff „Secondary use of clinical data in data-gathering, non-interventional research or learning activities" zurückgeht (Jungkunz et al. 2021).

2.1   Sinn des Begriffs SeConts

Wenn wir von Sekundärnutzung klinischer Daten in datensammelnden, nicht interventionellen Forschungs- oder Lernaktivitäten (SeConts) sprechen, so stellt sich zuallererst die Frage, was mit dem Begriff der **klinischen Daten** gemeint ist. Klinische Daten sind nach unserer Begriffsdeutung ausschließlich Daten, die im Kontext der Krankenversorgung in Krankenhäusern und Arztpraxen erhoben werden. Dies können zum einen Daten sein, die direkt mit der Behandlung zusammenhängen, wie z. B. Diagnosen, Befunde, Verlaufsdokumentation, Medikationspläne oder Laborwerte. Zum anderen geht es bei klinischen Daten auch um Daten aus dem Abrechnungswesen von Versorgungsleistungen, die z. B. Alter, Beschäftigungsstatus und andere soziodemographische Informationen beinhalten. Bei allen genannten Formen von Daten ist es nach unserem Verständnis des Begriffs „klinische Daten" unerheblich, ob die Daten aus der Administration der Kliniken selbst bezogen werden, zukünftig über eine selbstverwaltete elektronische Patientenakte oder von den Krankenkassen. In allen Fällen sprechen wir von klinischen Daten. Als Überkategorie zum Begriff der klinischen Daten steht derjenige der Gesundheitsdaten[3], welcher zwar auch klinische Daten beinhaltet, jedoch in seinem Umfang über

---

[3] Gesundheitsdaten sind „personenbezogene Daten, die sich auf die körperliche oder geistige Gesundheit einer natürlichen Person, einschließlich der Erbringung von Gesundheitsdienstleistungen, beziehen und aus denen Informationen über deren Gesundheitszustand hervorgehen;" (Artikel 4, Abs. 15, DSGVO).

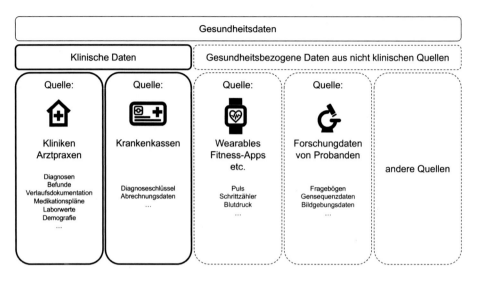

Abb. 1. Klinische Daten und andere Gesundheitsdaten

diese hinausgeht. So werden z. B. auch Daten als Gesundheitsdaten angesehen, die mit sogenannten Wearables (tragbare Geräte wie Fitness-Armbänder) und Gesundheitsapps etc. gewonnen werden und einen (expliziten) Gesundheitsbezug haben, jedoch nicht im klinischen Kontext erhoben werden. Verschiedene Arten von Gesundheitsdaten inklusive der für diesen Artikel relevanten klinischen Daten werden in Abb. 1 dargestellt.

Der Begriff der **Sekundärnutzung** klinischer Daten impliziert die Existenz einer vorhergehenden Primärnutzung[4]. Die Primärnutzung wurde bereits mit der Erläuterung der Herkunft klinischer Daten angedeutet. Klinische Daten dienen in ihrer ursprünglichen (primären) Verwendung der Patientenversorgung bzw. – im Falle von Abrechnungs- und Verwaltungsdaten – der Organisation und Durchführung jener Versorgung. Im Rahmen von SeConts werden keinerlei neue Daten erhoben. Vielmehr werden bereits aus der

---

[4] Eine derartige Unterscheidung zwischen primärer und sekundärer Nutzung ist nicht unumstritten, insofern sie eine Trennung zwischen Forschung und Versorgung impliziert. Diese Trennung wird jedoch mancherorts kritisiert (Kass et al. 2013; Faden et al. 2013). Man spricht sich vielmehr – gerade im Rahmen der Vision eines sogenannten „Lernenden Gesundheitssystems" (Learning Healthcare System (LHCS)) – dafür aus, Forschung und Versorgung näher zusammenwachsen zu lassen. Die Trennung von Primär- und Sekundärnutzung scheint im Rahmen eines LHCS auf den ersten Blick nicht mehr angemessen. Es bleibt jedoch zu bedenken, dass die Erhebung klinischer Daten auch bei einer engeren Verzahnung von Versorgung und Forschung weiterhin das primäre Ziel der Patientenversorgung im Blick hat. Darüber hinaus wird in ethischen und rechtlichen Kodizes immer noch die Unterscheidung zwischen Versorgung und Forschung beibehalten und wird in den kommenden Jahren wahrscheinlich nicht aufgegeben.

Tab. 1. Anwendungsfelder von SeConts und Studientypen

Anwendungsfelder von SeConts	Studientypen:
Mikroebene: nicht-interventionelle klinische Forschung	• Modellierung von klinischen Studien in-silico • vergleichende Wirksamkeitsstudien • Studien zur Arzneimittelsicherheit und -wirksamkeit • Studien zu Risikofaktoren verschiedener Krankheiten • …
Mesoebene: Aktivitäten zur Kontrolle und Erforschung der Versorgung (oder bestimmter Versorgungssituationen)	• Infektionskontrolle in Kliniken • Früherkennung z. B. von multiresistenten Keimen • …
Makroebene: Public Health Forschung	• Infektionskontrolle auf gesellschaftlicher Ebene • Epidemiologische Studien unterschiedlicher Art • Outcome-Forschung • Versorgungsforschung • Registerstudien • …
kommt in allen Anwendungsfeldern vor	• Explorative Datennutzung (Hypothesengenerierung, Machbarkeitsstudien, Studienrekrutierung) • Medizininformatikforschung • …

Versorgung vorhandene **Daten gesammelt** und zu einem anderen Zweck als dem der Versorgung verwendet. Dies bedeutet, dass die sekundäre Nutzung **keinerlei zusätzliche Intervention** am Patienten voraussetzt oder mit sich bringt, welche dem Zweck der Erhebung von Daten zu Forschungszwecken dienen würde. Dieses Verständnis von Sekundärnutzung schließt nicht aus, dass die zu nutzenden Daten im Zuge von Interventionen erzeugt wurden, welche zu Diagnose- oder Therapiezwecken am Patienten vorgenommen wurden.

Wenn wir von der Sekundärnutzung klinischer Daten im Rahmen von **Forschungs- oder Lernaktivitäten** sprechen, so sind die Begrifflichkeiten Forschung und Lernen – im technischen Sinne eines Erkenntnisgewinns durch die Auswertung klinischer Daten – schwer trennbar und die Grenzen zwischen ihnen fließend. In beiden Fällen geht es um die Generierung verallgemeinerbaren Wissens unter alleinigem Rückgriff auf die Sammlung und Nutzung klinischer Daten. Im Bereich der Forschung liegt der primäre Fokus zunächst auf dem Erkenntnisgewinn und eher indirekt und in der Folge der wissenschaftlichen Veröffentlichung der Ergebnisse auf der Verbesserung der medizinischen Versorgung.

Unter Lernaktivitäten verstehen wir Aktivitäten, die sich von Forschung dahingehend unterscheiden, dass das primäre Interesse in der unmittelbaren Sicherung oder Verbesserung einer konkreten Versorgungssituation besteht. Lernaktivitäten können auf eine bestimmte Klinik oder Station bezogen sein, wie z. B. bei der Infektionskontrolle einer bestimmten Abteilung. Ebenso können sich Lernaktivitäten auf ganze Gesellschaften beziehen, wie dies z. B. das Robert Koch-Institut für Deutschland in Hinblick auf die Infektionskontrolle zur Aufgabe hat. Selbstverständlich können auch Lernaktivitäten zu Erkenntnissen führen, die Gegenstand einer wissenschaftlichen Publikation werden. Ebenso ist im Falle von Erkenntnissen, welche über Lernaktivitäten einzelner Kliniken gewonnen werden, eine Weitergabe des Wissens auch in anderer als wissenschaftlicher Form möglich. Eine solche Weitergabe kann etwa in Klinikverbünden geschehen, wenn z. B. Erkenntnisse zur Verbesserung des Infektionsmanagements einer einzelnen Klinik an den restlichen Verbund weitergegeben werden. Das primäre Ziel von Lernaktivitäten bleibt jedoch die zeitnahe Kontrolle und Verbesserung einer konkreten Versorgungssituation. Dieser Fokus bedeutet nicht, dass Lerntätigkeiten direkt denjenigen Patienten zugutekommen, deren Daten verwendet werden. Ein derartiger direkter Nutzen für den Patienten ist eher unwahrscheinlich, da auch Qualitätssicherungs- und Verbesserungsprozesse innerhalb einzelner Kliniken eine gewisse Implementierungszeit beanspruchen.

Fassen wir die vorangehende begrifflichen Erläuterungen zusammen, lässt sich Sekundärnutzung klinischer Daten in datensammelnden, nicht-interventionellen Forschungs- oder Lernaktivitäten (SeConts) beschreiben als *Nutzung von Daten aus der medizinischen Versorgung für Forschungs- oder Lernaktivitäten, ohne körperliche Eingriffe oder zusätzliche Maßnahmen zur Datengenerierung, zum Zweck der Verbesserung des biomedizinischen Wissens und der medizinischen Versorgung, jedoch nicht zum Eigennutzen des Patienten.*

2.2 Umfang des Begriffs SeConts: Studientypen

Es gibt ein weites Spektrum an Forschungs- oder Lernaktivitäten, welche unter SeConts subsumiert werden können. Beispiele wären hier die Modellierung von klinischen Studien in-silico (Weiner et al. 2008), vergleichende Wirksamkeitsstudien (comparative effectiveness studies) (Bronsert et al. 2013; Institute of Medicine 2009), Studien zur Arzneimittelsicherheit und -wirksamkeit (Kuter et al. 2013) oder auch Studien zu Risikofaktoren verschiedener Krankheiten (Mathews et al. 2013; Conway et al. 2007). Ebenso ist es möglich, individuelle Heilversuche (z. B. durch einen Off-Label Use von Medikamenten) retrospektiv zu analysieren (Oshikoya et al. 2019). Weiterhin kann SeConts der Infektionskontrolle in Kliniken (Samore et al. 1997; Evans et al. 1992) oder der Früherkennung z. B. von multiresistenten Keimen (Pittet et al. 1996) dienen. Auf gesamtgesellschaftlicher Ebene sind gesellschaftliche Infektionskontrolle (Smith et al. 2007) und epidemiologische Studien unterschiedlicher Art (Robinson et al. 2001; Mitchell et al. 2014) sowie Outcome-Forschung (Been et al. 2015) oder Versorgungsforschung (Hay und Hay 1992) mit klinischen Daten durchführbar. Ebenso können hier die bereits gut etablierten sogenannten Registerstudien (Stattin et al. 2010), die eher eine Methode als einen Studientyp beschreiben, genannt werden.

Betrachtet man den jeweiligen Forschungsgegenstand der unterschiedlichen genannten Arten von SeConts, so ist eine Kategorisierung in drei übergeordnete Bereiche möglich.

Der Forschungsgegenstand kann entweder der individuelle Patient (Mikroebene), die klinische Versorgungseinheit (Mesoebene) oder die Gesellschaft (Makroebene) sein. Entsprechend dieser Ebenen ergibt sich eine Einteilung von SeConts in nicht-interventionelle klinische Forschung (Mikroebene), Aktivitäten zur Kontrolle, Verbesserung und Erforschung der Versorgung (oder bestimmter Versorgungssituationen) (Mesoebene) und Public Health Forschung (Makroebene). Darüber hinaus ist in allen drei Bereichen eine explorative Verwendung der Daten möglich. Hierunter fällt insbesondere die Hypothesengenerierung – für welche manche Autoren (Braun und Dabrock 2016; Lee et al. 2015) ein großes Potenzial in der Datenanalyse durch Künstliche Intelligenz (KI) bzw. Maschinellem Lernen (ML) sehen. Über die hypothesengenerierende Verwendung (ob mit oder ohne KI bzw. ML) hinaus ermöglicht die Sekundärnutzung klinischer Daten die Durchführung von Machbarkeitsstudien[5] im Vorfeld geplanter Studien und ggf. sogar der Identifizierung möglicher Teilnehmer für geplante bzw. laufende klinische Studien[6] (Kopcke et al. 2013). Neben den genannten Beispielen gibt es weitere Studientypen, welche mehreren Anwendungsfeldern zugeordnet werden können, wie z. B. Forschung in der Medizininformatik, welche u. a. an Diagnostiksoftware zur Unterstützung von Ärzten oder an einer Verbesserung der Datensicherheit in Kliniken arbeitet und somit in die Anwendungsfelder „nicht-interventionelle klinische Forschung" und „Aktivitäten zur Kontrolle, Verbesserung und Erforschung der Versorgung (oder bestimmter Versorgungssituationen)" fallen kann (Xu et al. 2010; Yeniterzi et al. 2010). Die genannten Anwendungsfelder von SeConts inklusive möglicher Studientypen sind in Tab. 1 zusammengefasst.

Was hingegen nicht zum Umfang unseres Begriffs von SeConts gezählt werden kann, ist Forschung, welche klinische Daten mit Forschungsdaten kombiniert oder Daten aus anderen Quellen (z. B. von Wearables oder Fitness Apps) auswertet. Ein Beispiel hierfür wären Genomweite Assoziationsstudien (GWAS), welche aktuell häufig eine Kombination aus klinischen Daten (Phänotypen) und Forschungsdaten (Genotypen) darstellen[7]. Ebenso kann Biobankforschung nicht unter SeConts gefasst werden. Zwar ist es möglich, dass Biomaterial im Zuge der Behandlung und somit ohne zusätzliche Eingriffe entnommen werden kann (Kaye et al. 2012). Jedoch sind Entnahme und Sammlung des

---

[5] Machbarkeitsstudien dienen dazu, sich einen ersten Überblick über die Datenlage bzw. über die klinische Population zu verschaffen, welche es zu erforschen gilt. So können klinische Daten z. B. dahingehend untersucht werden herauszufinden, ob die in der Studie zu untersuchende Patientenpopulation am Standort realistischerweise rekrutierbar ist oder ob eine Fragestellung überhaupt untersuchbar wäre.

[6] Klinische Daten können anhand bestimmter, für eine geplante Studie relevanter, Ein- und Ausschlusskriterien durchsucht werden um geeignete, potenzielle Studienteilnehmer zu identifizieren die im nächsten Schritt, sollte ein Re-Kontakt rechtlich erlaubt sein, für eine mögliche Studienteilnahme kontaktiert werden können.

[7] Aktuell sind Ganzgenomsequenzierungsdaten kein Teil der Standardbehandlung und werden vorwiegend in Forschungsstudien erhoben. Dies könnte sich möglicherweise in Zukunft ändern, was Ganzgenomsequenzierungsdaten zu klinischen Daten machen würde.

Materials ein ethisch und rechtlich relevanter Extraschritt, der nicht zu Behandlungs-, sondern zu Forschungszwecken unternommen wird. Dies gilt besonders auch für die eventuell aus dem Biomaterial zu erzeugenden Daten, mit denen später Forschung betrieben wird, da diese Daten eben nicht bereits aus dem Versorgungskontext vorliegen, sondern aus dem Biomaterial nur zu Forschungszwecken gewonnen werden.[8]

3 Nutzenpotenziale der Sekundärnutzung klinischer Daten in datensammelnden, nicht-interventionellen Forschungs- oder Lernaktivitäten

Darüber, dass SeConts große Nutzenpotenziale beinhaltet, sind sich zahlreiche Autoren einig. Diese Nutzenpotenziale liegen in sehr unterschiedlichen Aspekten begründet (siehe hierzu auch den Beitrag von Anja Köngeter in diesem Band). Aus **forschungsökonomischer Sicht** ist die Sekundärnutzung klinischer Daten insofern äußerst interessant, als sie Studien ermöglicht, welche ohne bzw. mit nur minimalem Erhebungsaufwand durchführbar sind (Meystre et al. 2017). Im Rahmen dieser Studien können – durch eine mögliche Aggregation von Daten aus unterschiedlichen Kliniken – große Stichproben untersucht werden. Ebenso ist es möglich, Patienten, z. B. bei chronischen Erkrankungen, über einen langen Zeitraum hinweg anhand ihrer in der Versorgung erzeugten Daten zu betrachten und somit große Langzeitstudien (z. B. die Erforschung von Langzeiteffekten bestimmter Interventionen) durchzuführen (Martin-Sanchez et al. 2017).

Aus **forschungsmethodischer Sicht** zeichnet sich SeConts durch ein hohes Maß an externer Validität aus. Daten aus traditionellen Studiendesigns werden häufig in einer mehr oder weniger artifiziellen Umgebung erzeugt, was sinnvoll ist, um äußere Störfaktoren zu kontrollieren, jedoch auch gewisse Probleme mit sich bringen kann. So spricht man in diesem Zusammenhang vom sogenannten Hawthorne Effekt. Dieser beschreibt das Phänomen, dass Probanden sich aufgrund des Wissens, dass sie sich in einer Studie befinden, anders verhalten, als sie dies normalerweise tun würden (Adair 1984; Benedetti et al. 2016). Ein derartiger Effekt ist bei SeConts nicht zu erwarten, da die (retrospektiv genutzten) Daten einer „natürlichen" Umgebung entspringen und

---

[8] Uns ist bewusst, dass der Ausschluss von Biobanken aus unserem Begriff von SeConts auch anders gesehen werden kann. Allerdings wird nach aktuellem Stand in Deutschland Biomaterial im Rahmen der Versorgung höchstens zum Zwecke der weiteren Befunderhebung für wenige Tage aufbewahrt. Die langfristige Aufbewahrung in Biobanken dient der Forschung, nicht der Versorgung . Zudem liegen im Falle von Biomaterial keine Daten vor, sondern diese müssen erst (im Rahmen der Forschungsnutzung) erzeugt werden. Sowohl die Tatsache der Aufbewahrung, die nur zu Forschungszwecken geschieht, als auch der Extraschritt der Datenerzeugung, welcher ebenfalls zu Forschungszwecken geschieht, sind Aspekte, die von unserem Begriff von SeConts explizit ausgeschlossen werden.

somit die Patienten zwar eventuell unvollständig (hierzu mehr im nächsten Abschnitt), aber dennoch in einer alltäglichen (Klinik-)Wirklichkeit abbilden (Martin-Sanchez et al. 2017). Ebenso unterliegt SeConts dadurch, dass die Daten direkt aus der Versorgung stammen, einer geringeren Wahrscheinlichkeit, bestimmten Formen von Verzerrungen (Bias) zu unterliegen (Lucero et al. 2015; Brakewood und Poldrack 2013), z. B. derart, dass im Fall von klinischen Studien bestimmte Gruppen über- bzw. unterrepräsentiert sind. So sind z. B. Frauen in Studien zu nicht-geschlechtsspezifischen Krebsformen häufig unterrepräsentiert (Jagsi et al. 2009). Ähnliches gilt für Ältere und ethnische Minderheiten in anderen Bereichen der klinischen Forschung (Sardar et al. 2014; Vitale et al. 2017). Eine Über- oder Unterrepräsentation kann sehr unterschiedliche Gründe haben, wie z. B. eine unterschiedliche Bereitschaft zur Studienteilnahme in bestimmten Gruppen von Patienten, aber auch die Verwendung von Ein- und Ausschlusskriterien, welche bestimmte Patientengruppen aus methodischen Gründen ausschließt. Dass SeConts allerdings nicht nur derartige Verzerrungen vermeidet, sondern andererseits auch anfällig für andere Arten von Verzerrungen sein kann, werden wir im nächsten Abschnitt zeigen.

Aus **forschungsethischer Sicht** besteht ein grundsätzlicher Vorteil, wie bereits angedeutet, darin, dass SeConts aufgrund ihrer Nicht-Interventionalität keinerlei direkte physische Risiken für Probanden mit sich bringt. Dies ist auch deshalb relevant, da die Nicht-Interventionalität die Möglichkeit eröffnet, Fragestellungen nachzugehen, deren Erforschung durch gezielte Interventionen in interventionellen Studien ethisch problematisch wäre (Lee 2017). Ein Beispiel hierfür ist die Erforschung bestimmter medizinischer Interventionen bei vulnerablen Gruppen wie z. B. Kindern oder Schwangeren. Eine Forschungslücke und damit ein Wissensdefizit in Bezug auf vulnerable Gruppen äußert sich in einem Fehlen von Behandlungsmethoden und Medikamenten, die speziell für diese Gruppen entwickelt und getestet wurden. Wissen aus bereits erfolgter Behandlung, vermittelt über die SeConts, könnte hier helfen, die Evidenzlage und somit auch die zukünftige Behandlung dieser Gruppen zu verbessern.

Auf die gleiche Weise können systematische Analysen von Heilversuchen ermöglicht werden. Bei Heilversuchen handelt es sich um ärztliche Heilbehandlungen, die vom medizinischen Standard abweichen, etwa mit einem noch nicht etablierten Medikament oder einer noch nicht etablierten Methode, z. B. bei Off-Label-Use von Medikamenten. Im Rahmen eines individuellen Heilversuchs bei Patienten, für die bereits alle therapeutischen Möglichkeiten ausgeschöpft sind, kann die Durchführung bestimmter Interventionen als „letzte Möglichkeit" gerechtfertigt sein. Eine kumulierte retrospektive Analyse derartiger Heilversuche anhand der erzeugten klinischen Daten hat das Potenzial, Hypothesen zu generieren, welche die Entwicklung einer zukünftigen Therapie anstoßen.

Ein weiterer Bereich, in dem SeConts neue Möglichkeiten für die biomedizinische Forschung eröffnet, ist derjenige der **seltenen Erkrankungen**. Die Erforschung seltener Erkrankungen ist aufgrund der per Definition geringen Fallzahlen zum einen nur sehr schwierig durchführbar, zum anderen für nicht universitäre Forschungseinrichtungen

Tab. 2. Nutzenpotenziale von SeConts

Art des Nutzenpotenzials	Quelle des Nutzenpotenzials
forschungsökonomisch	große Stichproben, hohe zeitliche Abdeckung bei geringem Ressourceneinsatz
forschungsmethodisch	hohes Maß an externer Validität/ Repräsentativität
forschungsethisch	Möglichkeit der Erforschung von Fragen, die aus ethischen Gründen mit interventionellen Studien nicht erforscht werden dürfen (Beforschung vulnerabler Gruppen, Auswertung experimenteller Therapien)
auf einzelne Erkrankungen bezogen	Ermöglichung von Studien an seltenen Erkrankungen

aus dem Bereich der Industrie aufgrund der zu erwartenden geringen Absätze äußerst unattraktiv. Dies kann zu einer – im Verhältnis zu anderen Erkrankungen – schlechteren Versorgung der Betroffenen führen. Die Möglichkeit der Kumulation der Behandlungsdaten von Patienten aus unterschiedlichen Krankenhäusern bringt die Hoffnung mit sich, diese Forschungslücken schneller zu schließen und die Entwicklung von Behandlungsmethoden voranzutreiben, da hier schneller hohe Fallzahlen mit relativ geringem organisatorischen und finanziellen Aufwand erreicht werden können (Elger et al. 2010). Tab. 2 fasst die genannten Nutzenpotenziale von SeConts zusammen.

4 Herausforderungen für die Sekundärnutzung klinischer Daten in datensammelnden, nicht-interventionellen Forschungs- oder Lernaktivitäten

Neben den genannten Nutzenpotenzialen sind Herausforderungen von bzw. für SeConts zu nennen (siehe hierzu auch den Beitrag von Anja Köngeter in diesem Band). Diese teilen wir in Probleme mit Datenqualität und -vollständigkeit, Interoperationalisierbarkeit und Verzerrung (Bias) ein.

Datenqualität und Vollständigkeit: Im Gegensatz zu Forschungsdaten werden klinische Daten per Definition mit dem primären Zweck der Patientenversorgung erhoben. Die Tatsache, dass Daten einen primären Zweck erfüllen, führt dazu, dass sie nicht optimal auf den sekundären Nutzen angepasst sind. So sind gewisse Informationen, welche im Forschungskontext wichtig sind, für den eigentlichen Erhebungszweck – den klinischen Alltag – mitunter weniger relevant und werden deshalb nur lückenhaft erhoben (Sturmer et al. 2011; Hersh et al. 2013). Derartige Lücken bestehen mitunter auch in Bezug auf Informationen zu etwaigen konfundierenden Faktoren, Outcome Werte o.ä., welche im klinischen Alltag oft nicht in der gleichen Ausführlichkeit kontrolliert und somit dokumentiert werden können wie es für die Forschung notwendig wäre (Meystre et al. 2017). Doch auch wenn ein Datensatz alle (für Forschung wesentlichen) Daten beinhaltet, birgt sein Ursprung im klinischen Alltag gewisse Schwierigkeiten hinsichtlich seiner Verwendung für die Forschung. So liegen klinische Daten aktuell noch immer häufig in unstrukturierter Weise vor, d. h. in natürlicher Sprache ohne eine systematische Codierung (z. B. Arztbriefe). Dieser Umstand bewirkt, dass eine effiziente Auswertung nur über den Umweg des sogenannten Natural Language Processing möglich ist (Murff et al. 2011; Xu et al. 2010). Wenngleich diese Technologie in den letzten Jahren große Fortschritte gemacht hat, so ist sie immer noch in der Entwicklung und potenziell fehleranfällig (Sheikhalishahi et al. 2019).

Eine weitere große Herausforderung für SeConts sind unterschiedliche Standards der Dateneingabe und -codierung oder gar unterschiedliche Erhebungsinstrumente in unterschiedlichen Kliniken und Arztpraxen (Meystre et al. 2017), welche die **Interoperationalisierbarkeit** von Daten aus mehreren Ursprungsorten erschwert (Geissbuhler et al. 2013; Ancker et al. 2011).[9] So existieren zahlreiche unterschiedliche klinische Informationssysteme (KIS) und klinische Routinen der Dokumentation, deren Daten vereinheitlicht werden müssen, sollen sie in einer Studie zusammengeführt werden. Die ex post Herstellung der Interoperationalisierbarkeit von Daten aus unterschiedlichen Quellen führt notwendigerweise zu gewissen Aufbereitungskosten und kann ihrerseits wiederum Fehler produzieren (Lee 2017). Zusätzlich zu den technischen Faktoren der Interoperationalisierbarkeit der Daten ist anzunehmen, dass ein potenzieller Unterschied in der Erfahrung der Diagnostiker und Behandler bei der Diagnosestellung und Dokumentation (Hersh et al. 2013) sich in geringer und vor allem nicht kontrollierbarer Inter-Rater-Reliabilität (d. h. der Zuverlässigkeit der Vergleichbarkeit von Informationen die von unterschiedlichen Personen dokumentiert werden) und somit in Schwierigkeiten der Vergleichbarkeit der aus der Diagnostik gewonnenen Daten niederschlägt.

Die bisher genannten Schwierigkeiten bei SeConts bzgl. Datenqualität, -vollständigkeit und Interoperationalisierbarkeit zeigen sich exemplarisch in einer Studie von Botsis et al. (Botsis et al. 2010). Hier wurde mit Hilfe elektronischer Krankenakten die Überlebenszeit von Patienten mit einem Pankreaskarzinom ausgewertet. Es zeigte sich, dass nur 33 % der vorhandenen Datensätze für die finale Analyse verwendet werden konnten, da in 67 % der Datensätze an relevanten Stellen Informationen fehlten. Vorhandene Informationen wurden zudem oft als ungenau eingestuft und mussten aufwändig aus unterschiedlichen Quellen zusammengestellt werden. Dies führte mitunter zu Inkonsistenzen in den Daten, die z. B. daraus resultierten, dass Patienten in unterschiedlichen Datenquellen unterschiedliche Diagnosen zugewiesen wurden.

Mit der Gefahr von **Verzerrungen (Bias)** hängt eine weitere Schwierigkeit der Sekundärnutzung ebenfalls mit der unsystematischen bzw. nicht an einer bestimmten Forschungslogik orientierten Art der Erhebung zusammen (Terris et al. 2007; Rusanov

---

[9] Im Rahmen der Medizininformatikinitiative wird aktuell an der Erstellung von Standards gearbeitet, welche eine Interoperationalisierbarkeit ermöglichen soll (vgl. hierzu auch den Beitrag von Wiebke Lesch in diesem Band).

et al. 2014; Prada-Ramallal et al. 2019; Jones et al. 2017; Lee 2017). Mögliche Verzerrungen können verschiedene Ursachen haben. Es zeigt sich z. B., dass die klinische Dokumentation von Patienten mit schwerem Krankheitsverlauf potenziell ausführlicher vorliegt als diejenige von Patienten mit milden Verläufen. Dies führt bei einer Sekundärnutzung in der Forschung zu einer Verzerrung, die sich dahingehend äußert, dass – um die Vollständigkeit der verwendeten Datensätze zu gewährleisten – Patienten mit schwereren Verläufen überproportional häufig in entsprechenden Studien vertreten sind (Rusanov et al. 2014).

Außerdem können nicht erhobene konfundierende Faktoren Verzerrungen erzeugen. Zu konfundierenden Faktoren können z. B. spezielle Rahmenbedingungen in einer bestimmten Klinik gehören, welche zu einer Überrepräsentation bestimmter Patienten führen können. So kann eine bestimmte Station z. B. einen besonders guten Ruf haben, was dazu führen kann, dass sich dort besonders viele Patienten mit schweren Verläufen vorstellen, in der Hoffnung, ihnen würde dort besonders gut geholfen. Diese Information ist nicht notwendigerweise in den klinischen Daten sichtbar, kann aber eine Verzerrung in den Daten mit sich bringen.

Zusätzlich besteht die Gefahr des sogenannten „Upcodens" (Meystre et al. 2017), d. h. der ungerechtfertigten oder zumindest „großzügigen" Diagnosestellung. Im Rahmen eines in vielen Ländern gängigen Abrechnungssystems für Behandlungsleistungen werden diagnosebezogene Fallgruppen (diagnosis related groups (DRG)) als Grundlage für die Berechnung der von den Krankenkassen erstatteten Mittel verwendet. Jeder Behandlungsfall wird entsprechend einer Pauschale vergütet, die anhand der Diagnose definiert ist. „Upcoden" wird in einem DRG Abrechnungssystem potenziell[10] aus ökonomischer Motivation durchgeführt um eigentlich nicht indizierte, aber profitablere Behandlungen durchführen und abrechnen können (Steinbusch et al. 2007). Derartiges „Upcoden" kann die Validität der Daten mitunter stark verzerren.

Ein Teil der genannten Einschränkungen und Herausforderungen für die Sekundärnutzung klinischer Daten für SeConts sind technischer und organisatorischer Natur und werden aller Voraussicht nach in den nächsten Jahren bzw. Jahrzehnten gelöst werden. Mit Investitionen in die digitale medizinische Infrastruktur und nationalen wie internationalen Harmonisierungsanstrengungen können Probleme der Interoperationalisierbarkeit der Daten, der Unstrukturiertheit bzw. der Umgang mit derselben und der Unvollständigkeit der Datensätze zumindest prinzipiell gelöst werden. Andere Einschränkungen hingegen, wie z. B. die Frage der Inter-Rater-Reliabilität oder auch verschiedene Formen einer möglichen Verzerrung der Daten sind Probleme, die bei der Bewertung und Durchführung stets beachtet werden müssen, um das Potenzial

---

[10] Upcoding muss nicht notwendigerweise aus Gründen der persönlichen Bereicherung oder zum finanziellen Vorteil der Klinik geschehen. Es ist auch denkbar, dass Behandler ihren Patienten eine Therapie ermöglichen wollen, die sie für sinnvoll erachten, obwohl die dafür abrechnungsrechtlich notwendigen Voraussetzungen nicht vollständig erfüllt sind.

Tab. 3. Herausforderungen für SeConts

Art der Herausforderungen	Ursache
Datenqualität und Vollständigkeit	• unvollständige Datensätze • Unstrukturiertheit der Daten
Interoperationalisierbarkeit	• unterschiedliche Standards der Dateneingabe und -codierung • nicht kontrollierbare Inter-Rater-Reliabilität
Verzerrung (Bias)	• unterschiedliche Dokumentations- und Erhebungsstandards • unbekannte konfundierende Faktoren • „Upcoding" • …

von SeConts bestmöglich ausschöpfen zu können. Tab. 3 fasst die genannten Herausforderungen zusammen.

5 Mögliche Risiken der Sekundärnutzung klinischer Daten in datensammelnden, nicht-interventionellen Forschungs- oder Lernaktivitäten für Patienten und weitere Stakeholder

5.1 Die Gefahr von Datenpannen

Nachdem im vergangenen Abschnitt verschiedene technische, organisatorische und datenimmanente Herausforderungen von SeConts benannt wurden, sollen im Folgenden mögliche Risiken analysiert werden, welche SeConts für die beteiligten Stakeholder, insbesondere die Patienten, mit sich bringen kann. Die Durchführung von SeConts ist in verschiedenen Dimensionen auf einer breiten Skala vorstellbar: (1) punktuell mit (spezifischer) informierter Einwilligung, d. h. im Rahmen einzelner Studien, welche Patienten um die Einwilligung zur Datennutzung bitten; (2) semi-systematisch mit breiter Einwilligung, d. h. Patienten willigen in zukünftige SeConts ein, die zum Zeitpunkt der Einwilligung noch nicht feststeht; (3) systematisch ohne Einwilligung, d. h. Daten werden standardmäßig und ohne vorige Einwilligung der Forschungsnutzung (SeConts) zugeführt, so lange Patienten nicht widersprechen (Opt-Out). Zusätzlich sind weitere Einwilligungsmodelle denkbar. Während unser Text sich auf Nutzenpotenziale, Herausforderungen und Risiken für verschiedene Stakeholder bezieht, die grundsätzlich für alle Dimensionen der möglichen Durchführung von SeConts relevant sind, geht es nicht um die verschiedenen denkbaren Einwilligungsmodelle, sodass wir auch keine ethische Bewertung derselben durchführen.

Bei SeConts handelt es sich um einen Vorgang, bei dem besonders sensible Daten betroffen sind. Zwar sind personenbezogene Daten stets als schützenswert einzustufen.

Nicht umsonst betont das Bundesverfassungsgericht, dass im Kontext der elektronischen Datenverarbeitung kein Datum belanglos ist (BVerfG, Urt. v. 15.12.1983 – 1 BvR 209 u.a./83, BVerGE 65, 1). Jedoch zeichnen sich klinische Daten durch ein besonders hohes Maß an Sensibilität aus (Rumbold und Pierscionek 2018), handelt es sich doch um Informationen über Patienten, welche besonders persönlicher Natur sind und potenziell Rückschlüsse auf viele Bereiche des Lebens (z. B. Lebensstil, Sexualverhalten, erwarteter zukünftiger Gesundheitsstatus etc.) des Einzelnen zulassen. Nicht zuletzt zählen Informationen dieser Art zu den „besonderen Kategorien von personenbezogenen Daten" gemäß Art. 9 Abs. 1 DSGVO und werden zusätzlich von der ärztlichen Schweigepflicht geschützt.

Speicherung, Transfer und Verarbeitung von Daten birgt stets die Gefahr von Datenpannen. Mit dem Begriff der Datenpanne sind hier alle Arten von Ereignissen gemeint, bei denen die Vertraulichkeit und der geplante Schutz der Daten verletzt werden, sei es durch technisches Versagen, menschliche Unachtsamkeit oder durch vorsätzliche unethische oder kriminelle Handlungen. Das Spektrum möglicher Folgen derartiger Datenpannen mit klinischen Daten, z. B. nach einem Datendiebstahl, ist weit und könnte von Belästigung durch personalisierte Werbung bis hin zu Identitätsdiebstahl, Diskriminierung, Stigmatisierung oder Erpressung reichen (Benitez und Malin 2010; Kaplan 2016; Parker und Aggleton 2003; Laurie et al. 2014; Weichert 2018; Bundesamt für Gesundheit 2017).

Auch wenn uns im deutschsprachigen Raum keine systematischen Untersuchungen zu Datenpannen in Form konkreter Datendiebstähle in Krankenhäusern bekannt sind[11], so zeigen Untersuchungen z. B. aus den USA, dass dort bereits Daten aus elektronischen Patientenakten entwendet wurden. Liu und Kollegen geben an, dass zwischen 2010 und 2013 in amerikanischen Krankenhäusern insgesamt 949 unbefugte Zugriffe auf Informationen aus insgesamt fast 30 Mio. Patientenakten dokumentiert wurden. 552 der Datenpannen wurden explizit als Diebstahl klassifiziert (Liu et al. 2015). Eine Studie von Floyd et al. zeigt anhand von belegten Datenpannen (inklusive Datendiebstählen) in US-Krankenhäusern zwischen 2012 und 2015, dass die Mehrheit der betreffenden Daten aus Namen, Geburtsdatum, Sozialversicherungsnummer und ähnlichem besteht. Es wurden jedoch auch Daten wie Diagnosen und Behandlungsinformationen entwendet (Floyd et al. 2016). Die jeweilige Art des Missbrauchs der betroffenen Daten in Folge eines Datendiebstahls ist schwer zu erforschen. Eine genaue Nachverfolgung der missbräuchlichen Verwendungen und damit verbundener Folgen für die Betroffenen ist grundsätzlich schwierig. Mit Blick auf die Existenz zahlreicher (illegaler) Portale im sogenannten Darkweb, auf denen mit persönlichen Daten gehandelt wird, liegt die Vermutung nahe, dass auch gestohlene klinische Daten dort angeboten werden (Floyd et al. 2016).

---

[11] In den letzten Jahren wurden allerdings auch im deutschsprachigen Raum Fälle von Datenpannen inklusive Datendiebstahl bekannt (Bahners 2018; Ärzteblatt 2020; Deutschlandfunk 2018).

5.2   Risiken für Patienten

Im Folgenden widmen wir uns zunächst den möglichen **Risiken**, die in erster Linie die **Patienten** selbst betreffen aber potenziell auch Auswirkungen für andere Stakeholder haben (zum Thema „Risiken", siehe auch den Beitrag von Anja Köngeter in diesem Band). Hierbei legen wir den Schwerpunkt auf diejenigen Risiken, die direkt oder indirekt mit der Sicherheit der Daten in Verbindung stehen, zeigen aber auch Risiken auf, die im Rahmen von SeConts sogar ohne Datenpannen entstehen können. Dabei ist zu bedenken, dass es, wie es auf dem Gebiet der Beschäftigung mit neuartigen Entwicklungen oft vorkommt, keine einschlägigen empirisch gesicherten Kenntnisse gibt. Für eine bessere Einschätzung möglicher Risiken in Bezug auf den Missbrauch gestohlener Daten ist eine Verbesserung der Forschungslage erforderlich. Eine Pflicht für öffentliche Einrichtungen wie Krankenhäuser, Datenschutzpannen zu melden (vgl. Art. 33 DSGVO) stellt hierfür eine geeignete Grundlage dar. Die wissenschaftliche Aufbereitung derartiger Informationen ist im deutschen Kontext derzeit noch äußerst begrenzt. Die Wahrscheinlichkeit einer Datenpanne oder gar eines Datendiebstahls im Kontext von SeConts ist zudem äußerst schwierig abzuschätzen, da empirische Daten aktuell wenn, dann lediglich für die Krankenversorgung, nicht aber für SeConts vorliegen (siehe Abschn. 5.1). Gleiches gilt in verstärktem Maße für mögliche Arten des Missbrauchs, welche aus einer Datenpanne folgen können. Aus diesem Grund untersuchen wir mögliche Risiken aus Sicht eines „Negativszenarios", dessen Eintrittswahrscheinlichkeit im Moment nur schwer einzuschätzen ist. Voraussetzung dafür, dass Daten missbraucht werden und dem Einzelnen schaden können, ist die Möglichkeit, Personen mit den, in den Daten enthaltenen, persönlichen Informationen zu verknüpfen (Re-Identifikation). Zwar ist es in der biomedizinischen Forschung üblich, mit pseudonymisierten (d. h. de-identifizierten) Daten zu arbeiten,[12] doch macht dies eine Re-Identifikation nicht unmöglich (zur datenschutzrechtlichen Relevanz pseudonymisierter Daten, vgl. den Beitrag von Markus Spitz in diesem Band). Möglichkeit und Aufwand einer solchen Re-Identifikation schwankt je nach Inhalt, Struktur sowie dem jeweiligem Verwendungskontext des Datensatzes (Jungkunz et al. 2021). Doch drohen mögliche Risiken für Patienten im Zuge von Datenpannen nicht allein im konkreten Fall einer Datenpanne mit gezieltem Datenmissbrauch, welcher faktisch spürbare negative Auswirkungen auf die betroffenen Personen hat. Bereits die Kenntnis einer Datenpanne kann für die einzelne betroffene Person aufgrund der Ungewissheit über das Schicksal ihrer persönlichen Daten und darüber, ob diese irgendwo und irgendwann

---

[12] In nur sehr wenigen Fällen ist eine direkte Identifikation einzelner Patienten notwendig (z. B. in Longitudinalstudien oder aber beim Zusammenführen verschiedener Datensätze von verschiedenen Standorten. Selbst in diesen Fällen ist es jedoch in der Regel möglich, mit pseudonymisierten Daten zu arbeiten, z. B. mit der Hilfe von Datentreuhändern o. ä.).

gegen sie verwendet werden, potenziell erheblich belastend sein (de Bruin 2010; Laurie et al. 2014).

Ausgehend von den genannten möglichen Risiken (Identitätsdiebstahl, Diskriminierung, Stigmatisierung oder Erpressung), welche für Patienten von einer möglichen Datenpanne ausgehen, lassen sich im Rahmen eines „Negativszenarios" weitere mögliche unerwünschte Folgen vorstellen. Im Falle einer systematischen Durchführung von SeConts ohne Einwilligung (siehe Abschn. 5.1) könnte z. B. die Gefahr bestehen, dass Patienten, die sich Gedanken über mögliche Datenschutzrisiken machen, Vertrauen in das Gesundheitssystem verlieren (Platt und Kardia 2015), was ein Risiko darstellt, welches nicht allein auf Patienten beschränkt ist. Der Vertrauensverlust in das Gesundheitssystem könnte sich in einem Vertrauensverlust gegenüber dem Arzt niederschlagen und somit das Arzt-Patienten-Verhältnis negativ beeinflussen (Kelley et al. 2015). Ein Vertrauensverlust könnte auf der Sorge vor Einbußen der Vertraulichkeit der Daten beruhen (zum Thema Angst um die Vertraulichkeit, vgl. (King et al. 2012)). Studien zeigen, dass Patienten aufgrund mangelnden Vertrauens in die Sicherheit bei der Speicherung und Weitergabe ihrer Behandlungsdaten Informationen vorenthalten haben (Agaku et al. 2014; Campos-Castillo und Anthony 2015). Eine systematische Durchführung von SeConts ohne Einwilligung könnte diesen Effekt verstärken, so dass Patienten aus Angst um die Vertraulichkeit ihrer Daten im schlimmsten Fall behandlungsrelevante Informationen für sich behalten könnten (Kaplan 2016). Auch ist denkbar, dass Patienten aus Angst um die Vertraulichkeit ihrer Daten notwendige Arztbesuche nicht wahrnehmen.

Doch auch eine Durchführung von SeConts mit vorheriger Einwilligung könnte bei Patienten die Sorge um die Sicherheit der Daten und somit Belastungen für Patienten mit sich bringen, so wie es in jeder anderen Form der Datenverarbeitung der Fall sein kann. Im Falle von SeConts ist es zudem möglich, dass die Einwilligung des Patienten die Befürchtungen um die Sicherheit der Daten nicht adäquat abbildet, wenn eben jene Einwilligung durch soziale Erwünschtheit oder auch falsche Hoffnungen in Bezug auf den eigenen Nutzen von SeConts motiviert ist (Aitken et al. 2016) und deshalb eigene Befürchtungen hinten angestellt werden (vgl. hierzu die Debatte zum Begriff „therapeutic misconception").

So ist es vorstellbar, dass Patienten hoffen, durch ihre Einwilligung in SeConts das Wohlwollen ihres Arztes und somit einen Vorteil für ihre Behandlung zu erlangen. Ebenso ist es möglich, dass Patienten sich von SeConts (bzw. deren Ergebnissen) einen persönlichen Vorteil erhoffen (Richter et al. 2018), der sie motiviert, der Nutzung zuzustimmen und dabei andere (entgegenstehende) persönliche Interessen und Werte nachzuordnen. SeConts ist dem Verständnis im vorliegenden Artikel zufolge nicht darauf ausgelegt, dem Patienten, der seine Daten bereitstellt, selbst zu nutzen. Es ist zwar nicht gänzlich auszuschließen, dass SeConts einen individuellen Nutzen für einzelne Patienten mit sich bringt, jedoch ist dies aufgrund der notwendigen Zeit, welche selbst die Umsetzung oder Implementierung von Kenntnissen aus *Aktivitäten zur Kontrolle und Erforschung der Versorgung (oder bestimmter Versorgungssituationen)* benötigt (von der Translation von Forschungskenntnisse in die Behandlung ganz zu schweigen), sehr unwahrscheinlich. So könnte SeConts bei (jungen) Patienten mit chronischen Erkrankungen mittelfristig eine Verbesserung der Behandlung hervorbringen, von denen sie auch selbst in Zukunft profitieren könnten. Aus unserer jetzigen Perspektive gehen wir jedoch davon aus, dass bei SeConts in aller Regel kein individueller Eigennutzen erwartet werden kann.

Es ist theoretisch möglich, dass Patienten durch die Rückmeldung sogenannter Zufalls- oder Zusatzbefunde von SeConts profitieren. Hierbei muss aber unterstrichen werden, dass es zu möglichen Zufallsbefunden bei SeConts, nach unserem Kenntnisstand, keine Erfahrungen und Berichte gibt. Es herrscht in der Bioethik eine lebhafte Diskussion um Zufallsbefunde aus der Forschung, d. h. aus der Analyse von Forschungsdaten, insbesondere bei Bildgebung (Erdmann 2015) und Genomik (Gitter 2019). Selbst bei genomischer Forschung ist jedoch unklar, ob Zufallsbefunde in relevanter Häufigkeit auftreten (Schuol et al. 2015). Im Gegensatz zum reinen Forschungskontext, in welchem Daten zu Forschungszwecken analysiert werden und nicht schon von einem (behandelnden) Arzt in Augenschein genommen wurden, stammen klinische Daten per Definition bereits aus klinischen Diagnosen und Therapien, für die sie erhoben wurden. Sie wurden also bereits von einem Behandler oder Diagnostiker zum Zwecke der Behandlung untersucht. Ein Zufallsbefund im Rahmen von SeConts durch Forscher ist aus unserer Sicht daher relativ unwahrscheinlich, so dass, zusammen mit dem völligen Mangel an Erfahrung, zum jetzigen Zeitpunkt wenig dafür spricht, in möglichen Zufallsbefunden einen ernstzunehmenden Grund für potenziellen persönlichen Nutzen für den Patienten zu sehen.

Etwaige Hoffnungen von Patienten, sie würden von der Zustimmung zu SeConts selbst profitieren, sind in der Regel unbegründet. Der Gefahr der falschen Hoffnungen auf einen persönlichen Nutzen ist also entgegenzuwirken, z. B. durch eine ausführliche Aufklärung von Patienten über Zweck, Möglichkeiten und Konsequenzen von SeConts.

5.3 Risiken für weitere Stakeholder

Neben den Risiken, die mehr oder weniger ausschließlich die Patienten betreffen, kann SeConts auch **Risiken** und Herausforderungen für Patienten und **weitere Stakeholder** mit sich bringen. Zwei derartige mögliche Risiken sollen im Folgenden angeführt werden: erstens die mögliche Belastung durch erhöhten Dokumentationsaufwand für Ärzte und Pflegepersonal und zweitens der Vergleich (von Qualität und Wirtschaftlichkeit) medizinischer Maßnahmen zwischen verschiedenen Behandlern oder Kliniken.

Werden Daten aus der Versorgung standardmäßig und systematisch der Forschung zugeführt, so verändert dies mit hoher Wahrscheinlichkeit die Dokumentationsroutinen der Versorgung selbst. Daten müssen in einer Form dokumentiert werden, welche eine spätere sekundäre Verarbeitung im Rahmen von SeConts ermöglicht. Ebenso könnte es zu der Entwicklung kommen, dass, vor dem Hintergrund der späteren Forschungsnutzung, eine größere Menge an Daten erhoben wird, als dies für die reine Versorgung notwendig wäre. Eine derartige Erhöhung der dokumentierten Datenmenge kann sowohl für das Personal selbst eine Belastung darstellen, als auch negative Auswirkungen auf die Patientenversorgung mit sich bringen. Zum einen träfe ein derartiger Mehraufwand bei der Datenerhebung auf ohnehin bereits knappe zeitliche Ressourcen des klinischen Personals, was für das Personal selbst eine physische und psychische Belastung wäre. Zudem würde das für die Dokumentation aufgewendete Mehr an Zeit an anderer Stelle in der Versorgung fehlen und somit negative Folgen für Patienten mit sich bringen. Gegen die Entwicklung in Richtung dieses negativen Szenarios spricht die Möglichkeit eines anderen, positiveren Szenarios. So kann eine standardisierte Dokumentation mit standardisierten digitalen Formularen – z. B. durch die Nutzung von festen Textbausteinen, welche für die Erstellung von Arztbriefen ausgewählt werden können – auch eine Zeitersparnis mit sich bringen. Voraussetzung hierfür ist jedoch die Implementierung eines ausgereiften, komplexen und möglichst bundesweit kompatiblen digitalen klinischen Informationssystems (KIS) mitsamt der entsprechenden IT-Infrastruktur und gut geschultem Personal.

Das zweite zu schildernde konkrete Risiko von SeConts besteht in der Möglichkeit eines Vergleichs von Qualität und anderen Parametern (z. B. Kosten) medizinischer Maßnahmen einzelner Ärzte, Abteilungen oder ganzer Kliniken. Zwar ist der Vergleich von Qualität etc. eine durchaus wichtige Maßnahme zur Qualitätskontrolle und -verbesserung sowie der Patientensicherheit. Jedoch erzeugen mögliche Vergleiche zwischen Behandlern oder zwischen Kliniken mitunter auch Ängste, (ungerechtfertigt) in ein schlechtes Licht gerückt zu werden (z. B. bei Kollegen; Vorgesetzten; den Forschern, die die Daten analysieren). Eine derartige Befürchtung kann sich z. B. für ein onkologisches Spitzenzentrum ergeben, an das sich überproportional viele Patienten mit negativen Prognosen wenden, wenn dieser spezielle Umstand in einem Vergleich der Leistungen, z. B. der Outcomes, mit anderen onkologischen Kliniken nicht angemessen berücksichtigt wird.

Auch ist zu befürchten, dass sich ein Vergleich von Stationen oder Kliniken nicht nur auf die Qualität der Versorgung, sondern auch und primär auf Wirtschaftlichkeit (Profitabilität und Kosten) fokussieren und in dieser Sphäre einen Konkurrenzdruck um die „günstigste oder profitabelste Behandlung" weiter befeuern könnte. In einem Gesundheitssystem, welches ohnehin bereits unter hohem Kosten- und Ökonomisierungsdruck leidet (Strech et al. 2008; Fernau et al. 2017; Krause et al. 2013), könnte dies einen weiteren Faktor zur Zuspitzung der Lage darstellen und durchaus negative Auswirkungen auf die Versorgungssituation selbst haben. Allerdings ist auch zu bemerken, dass ein Blick auf die Kosten von Behandlung im Rahmen eines eingepflegten Wirtschaftlichkeitsgebots stets erforderlich ist und z. B. ganz besonders an den Stellen ethisch geboten ist, an denen die Gefahr einer Überversorgung aufgrund finanzieller Interessen der Kliniken droht. Vergleiche zwischen Ärzten oder Abteilungen/Kliniken im Rahmen von SeConts haben also auch das Potenzial, zur Aufdeckung derartiger problematischer Missstände beizutragen, etwa im Falle eines Übermaßes an Operationen mit fragwürdiger Wirksamkeit aber finanziellen Vorteilen für die jeweilige Klinik (Quintel et al. 2016).

6 Ausblick auf mögliche Maßnahmen zur Reduzierung der Risiken der Sekundärnutzung klinischer Daten in datensammelnden, nicht-interventionellen Forschungs- oder Lernaktivitäten

6.1 Einschätzung der Höhe des Risikos für Patienten

Ein wichtiger erster Schritt, um Risiken zu reduzieren, ist die Identifikation derselben und eine Einschätzung ihrer Höhe. Das Gesamtrisiko für den einzelnen Patienten im Rahmen einer konkreten Form von SeConts lässt sich zwar nicht in absoluten Zahlen darstellen. Jedoch lassen sich Aspekte von Daten und deren Nutzung identifizieren, die für eine **Einschätzung der Höhe des Risikos für Patienten** aufschlussreich sind (Jungkunz et al. 2021). Die Identifikation und Einschätzung der Höhe eines Risikos für Patienten ermöglicht im nächsten Schritt die Ergreifung von (technisch-organisatorischen) Gegenmaßnahmen. Datensätze, die aufgrund ihrer hohen Variablen- und geringen Fallzahl die Re-Identifikation von Individuen verhältnismäßig „leicht" machen (Bender et al. 2001; Mokken et al. 1992; Dankar et al. 2012; El Emam et al. 2009), können z. B., soweit es die Forschungsfrage zulässt, anders strukturiert werden um das Re-Identifikationsrisiko zu senken.[13] Ebenso ließen sich – unter Vorbehalt der Kompatibilität mit der Forschungsfrage sowie der technischen Machbarkeit – die Analysen u. U. vor Ort durchführen (dezentrale Analysen), so dass nur die kumulierten Ergebnisse herausgegeben würden, die auf der Basis der Vorgaben der Forscher erstellt wurden. Die klinischen Daten selbst würden somit die datenhaltende Stelle nicht verlassen.

6.2 Use and Access Committees

Zusätzlich zur Überprüfung durch eine Ethikkommission – wie bei Studien mit klinischen (personenbezogenen) Daten üblich – sollten mögliche Risiken und Implikationen für Betroffene auch von einem „**Use and Access Committees (UAC)**" bewertet werden. UACs stellen ein wichtiges Element einer angemessenen Governance Struktur für SeConts dar. Ihre Aufgabe ist es, den Zugriff auf klinische Daten für SeConts strukturiert und transparent zu regeln. Dabei haben sie sowohl die Datenschutzinteressen der Patienten als auch die legitimen Interessen und Befürchtungen anderer

---

[13] Eine mögliche Modifikation des Datensatzes kann z. B. in der Form geschehen, dass – gerade bei geringen Fallzahlen – die Anzahl der Variablen reduziert werden muss. Die Kombination vieler Variablen ermöglicht es potenziell, eine Re-Identifikation mit statistischen Mitteln vorzunehmen, da eben jene Kombination mit einer höheren Wahrscheinlichkeit einzigartig und somit potenziell einer konkreten Person zuzuordnen ist, je größer die Anzahl der Variablen (vgl. hierzu (Sweeney 2000, 2002)).

Stakeholder im Blick (Shabani und Borry 2016). UACs können z. B. eventuell auf die Konditionen des Data Transfer Agreements bzw. der Datennutzungsbestimmungen einwirken, die mit dem anfragenden Forscher abgeschlossen werden (zum Thema der vertraglichen Regelungen zwischen Datensender und Datenempfänger, siehe den Beitrag von Markus Spitz in diesem Band). Mögliche Risiken wie z. B. das oben angesprochene Risiko eines unsachgemäßen und damit potenziell „ungerechten" Vergleichs verschiedener Kliniken oder Abteilungen könnte durch gezielte Bestimmungen, welche entsprechende Aktivitäten der datenanfragenden Forscher unterbinden, reduziert werden. Ebenso kann ein UAC prüfen, ob der jeweilige datenanfragende Forscher bzw. die in Frage kommende Studie vorab definierte Kriterien erfüllt und diese ggf. einfordern bzw. die Datenherausgabe im Zweifel untersagen. Zu diesen Kriterien gehören beispielsweise Vorgaben in Bezug auf wissenschaftliche Transparenz und Gemeinwohlorientierung (Cheah und Piasecki 2020). Wie die Anforderungen an Studien in Bezug auf Transparenz und Gemeinwohlorientierung konkret aussehen, ist eine Frage, die noch geklärt werden muss (vgl. hierzu den Beitrag von Anja Köngeter in diesem Band).

6.3   Aufklärung und Widerspruchsmöglichkeit

Weitere Elemente für eine ethisch vertretbare Durchführung von SeConts finden sich auf der Ebene der Aufklärung, Einwilligung und der Gewährleistung einiger konkreter informationeller Selbstbestimmungsrechte wie insbesondere dem Recht auf Widerspruch (Opt-Out). Die Notwendigkeit der Widerspruchsmöglichkeit (Opt-Out) ergibt sich aus der Tatsache, dass eine Risikoabschätzung, wie wir sie oben (Abschn. 6.1) vorschlagen, stets nur eine ungefähre Abschätzung für einen Großteil der möglichen Patienten erfassen kann, nicht aber individuelle Variationen des Risikos. So erscheinen z. B. bestimmte Datentypen für viele Personen als relativ unbedenklich in Bezug auf ihre Sensibilität. Für einzelne Personen kann diese Einschätzung aber durchaus falsch sein. Ein Profi-Fußballspieler sieht sich bei der Weitergabe der Röntgenaufnahme einer Meniskusluxation im Kniegelenk mit Blick auf den Abschluss möglicher neuer lukrativer Arbeitsverträge anderen Risiken gegenüber als dies für die meisten anderen Personen (bei gleicher Wahrscheinlichkeit einer Re-Identifikation) der Fall ist.

Derartig spezielle Einzelfälle, welche in einer allgemeinen Risikoabschätzung nicht berücksichtigt werden (können), dürfen keinem individuell nicht tragbaren Risiko ausgesetzt werden. Eine Voraussetzung, um diesem individuellen Risiko für einzelne Patienten im Rahmen einer Widerspruchsmöglichkeit Rechnung zu tragen, ist eine verständliche Patientenaufklärung. Eine adäquate Aufklärung darüber, was mit seinen klinischen Daten geschehen soll, ermöglicht jedem Patienten, eine individuelle Risikoeinschätzung vorzunehmen und eine Entscheidung darüber zu treffen, ob er dieses Risiko tragen will oder nicht. Gleichzeitig dient die Aufklärung der Schaffung von Transparenz in Bezug auf SeConts und wirkt so falschen Hoffnungen bzgl. des Nutzens entgegen. Die Achtung der Patientenautonomie durch die Widerspruchsmöglichkeit kann in Ver-

Tab. 4. Mögliche Risiken von SeConts für Patienten und weitere Stakeholder

Risiko betrifft	Art des Risikos	Mögliche Gegenmaßnahme
Patient	Re-identifizierung (Verlust der informationellen Selbstbestimmung)	• Einschätzung der Höhe des Risikos für Patienten gefolgt von Risikominimierungsstrategien (technisch-organisatorische Maßnahmen) • Aufklärung und Widerspruchs-möglichkeit • Use and Access Committees • Data Transfer Agreements/ Datennutzungsbestimmungen
	Datenmissbrauch: Identitätsdiebstahl, Diskriminierung, Stigmatisierung oder Erpressung	
	Vertrauensverlust im Arzt-Patienten-verhältnis: Unterlassung not-wendiger Arztbesuche, Zurückhalten Behandlungsrelevanter Informationen	• Aufklärung und Widerspruchs-möglichkeit
	falsche Hoffnungen auf persön-lichen Nutzen: Erwartung von den Ergebnissen der Forschung selbst zu profitieren, Hoffnung auf behandlungs-relevante Zufallsbefunde	
Ärzte/Institutionen (und indirekt Patienten)	erhöhter Dokumentationsaufwand	• „arbeitssparende" IT-Infra-struktur
	Leistungsvergleich/ Ökonomisierung	• Data Transfer Agree-ments/ Datennutzungs-bestimmungen

bindung mit der genannten Transparenz in Aufklärung und Kommunikation einem mög-lichen Vertrauensverlust von Patienten in ihre Ärzte, Gesundheitsinstitutionen oder in das Gesundheitssystem entgegenwirken. Die Auseinandersetzung mit der Frage ob die Widerspruchsmöglichkeit (im Sinne einer Minimalanforderung) oder aber vielmehr eine der verschiedenen Formen einer aktiven Einwilligung (z. B. Broad Consent, Tiered Consent, Meta-Consent, Dynamic Consent) als angemessen für SeConts angesehen werden kann, ist nach wie vor eine viel diskutierte Frage, der wir hier, wie bereits erwähnt, nicht nachgehen können. Tab. 4 fasst die erwähnten Risiken für Patienten und andere Stakeholder und die vorgeschlagenen Gegenmaßnahmen zusammen.

7 Resümee

Wir haben im vorliegenden Aufsatz einen Vorschlag gemacht, die Sekundärnutzung klinischer Daten in datensammelnden, nicht-interventionellen Forschungs- oder Lern-aktivitäten (SeConts) begrifflich zu fassen als: *Nutzung von Daten aus der medizinischen Versorgung für Forschungs- oder Lernaktivitäten, ohne körperliche Eingriffe oder zusätzliche Maßnahmen zur Datengenerierung, zum Zweck der Verbesserung des bio-medizinischen Wissens und der medizinischen Versorgung, jedoch nicht zum Eigennutzen des Patienten.*

Im nächsten Schritt haben die wir die Vielzahl möglicher Arten von SeConts anhand konkreter Beispiele dargestellt und in Anwendungsfelder unterteilt. Als Anwendungs-felder von SeConts können *nicht-interventionelle klinische Forschung, Aktivitäten zur Kontrolle und Erforschung der Versorgung (oder bestimmter Versorgungssituationen) und Public Health Forschung* sowie in allen drei Bereichen die *explorative Verwendung klinischer Daten* gelten (vgl. Tab. 1).

Im Anschluss an die begriffliche Analyse von SeConts haben wir deren mög-liche Nutzenpotenziale dargestellt, die wir in forschungsökonomischen, forschungs-methodischen und forschungsethischen Nutzen sowie im Nutzen für einzelne Patientengruppen sehen (vgl. Tab. 2). Gleichzeitig haben wir Herausforderungen für SeConts aufgezeigt, welche wir in der Datenqualität- und Vollständigkeit, der Interoperationalisierbarkeit und in möglichen Verzerrungen (Bias) identifizieren (vgl. Tab. 3). SeConts bringt, wenngleich auch keine physischen Risiken für Patienten, Risiken unterschiedlicher Art sowohl für Patienten als auch für andere Stakeholder mit sich. Zu diesen Risiken gehört für Patienten das Risiko der Re-Identifikation und des Datenmissbrauchs, Gefahren für das Vertrauen in der Arzt-Patientenbeziehung und das Wecken falscher Hoffnungen. Auf Seiten von Ärzten und Institutionen ist ein erhöhter Dokumentationsaufwand denkbar sowie ein erhöhter Leistungsdruck für Klinikmit-arbeiter (und Kliniken) aufgrund der Möglichkeit eines Vergleiches der Daten unter-schiedlicher Behandler oder Institutionen.

Mögliche Gegenmaßnahmen zu den genannten Risiken bestehen (neben der Schaffung einer „arbeitssparenden" IT-Infrastruktur) unter anderem in einer SeConts vorgelagerten Identifikation und Einschätzung der Höhe des Risikos für Patienten. In der Folge können technisch-organisatorische Maßnahmen ergriffen werden, um das Risiko für Patienten zu verringern. Ebenso ist die Verwaltung der Daten durch ein Data Access Committee notwendig, welches sowohl die Datenschutzinteressen der Patienten als auch die legitimen Interessen und Befürchtungen anderer Stakeholder im Blick hat und den Datenzugriff regelt. Zusätzlich bleibt die Patientenaufklärung und Widerspruchsmöglich-keit ein wichtiges Element einer ethisch vertretbaren Durchführung von SeConts (vgl. Tab. 4).

Im Zuge des zunehmenden Interesses an SeConts ist zu erwarten, dass verschiedene Personen oder Einrichtungen (Wissenschaftler, Bioethiker, Forschungsförderer, Ethik-kommissionen und Use and Access Committees) die wissenschaftliche und ethische Qualität und Legitimität bestimmter SeConts Vorhaben begutachten. Wir sind der Überzeugung dass bei einer derartigen Begutachtung all die Aspekte, die wir im vorliegenden Text ansprechen, von Relevanz sind, angefangen von den Herausforderungen über die Nutzenpotenziale bis hin zu den Risiken für verschiedene Stakeholder und den möglichen Maßnahmen der Governance und Risikoreduzierung.

Danksagung Dieses Manuskript wurde im Rahmen des von der Deutschen Forschungsgemeinschaft (DFG) geförderten Projekts „Learning from Clinical Data (LinCDat)" erstellt. Wir möchten uns bei unseren Projektpartnern Kai Cornelius und Markus Spitz (Universität Heidelberg) bedanken. Für wertvolle Hinweise möchten wir uns zudem bei Roland Jahns (Universität Würzburg) und Nikolaus Kleindienst (Zentralinstitut für Seelische Gesundheit, Mannheim) bedanken. Ebenso danken wir Vincent Lotz (Nationales Centrum für Tumorerkrankungen, Heidelberg) für Unterstützung bei der Recherche zu diesem Manuskript.

Gefördert durch die Deutsche Forschungsgemeinschaft (DFG) – 406103282

Literatur

Adair JG (1984) The Hawthorne effect: a reconsideration of the methodological artifact. J Appl Psychol 69(2):334

Agaku IT, Adisa AO, Ayo-Yusuf OA, Connolly GN (2014) Concern about security and privacy, and perceived control over collection and use of health information are related to withholding of health information from healthcare providers. J Am Med Inform Assoc 21(2):374–378. https://doi.org/10.1136/amiajnl-2013-002079

Aitken M, de St Jorre J, Pagliari C, Jepson R, Cunningham-Burley S (2016) Public responses to the sharing and linkage of health data for research purposes: a systematic review and thematic synthesis of qualitative studies. BMC Med Ethics 17(1):73. https://doi.org/10.1186/s12910-016-0153-x

American Medical Informatics Association (2007) Secondary uses and re-uses of healthcare data: taxonomy for policy formulation and planning

Ancker JS, Shih S, Singh MP, Snyder A, Edwards A, Kaushal R, Investigators H (2011) Root Causes Underlying Challenges to Secondary Use of Data. In: AMIA Annual Symposium, S 57–62

Ärzteblatt (2020) Tausende Datensätze von Patienten in Berliner Krankenhaus gestohlen. https://www.aerzteblatt.de/nachrichten/108969/Tausende-Datensaetze-von-Patienten-in-Berliner-Krankenhaus-gestohlen. Zugegriffen: 15. Mai 2020

Bahners R (2018) „medileaks.cc": Der größte bisher bekannte Datenklau im Gesundheitswesen. https://www.medical-tribune.de/praxis-und-wirtschaft/ehealth/artikel/medileaks-cc-der-groesste-bisher-bekannte-datenklau-im-gesundheitswesen/. Zugegriffen: 15. Mai 2020

Been JV, Mackay DF, Millett C, Pell JP, van Schayck OC, Sheikh A (2015) Impact of smoke-free legislation on perinatal and infant mortality: a national quasi-experimental study. Sci Rep 5:13020. https://doi.org/10.1038/srep13020

Bender S, Brand R, Bacher J (2001) Re-identifying register data by survey data: an empirical study. Stat J United Nations ECE 18(4):373–381

Benedetti F, Carlino E, Piedimonte A (2016) Increasing uncertainty in CNS clinical trials: the role of placebo, nocebo, and Hawthorne effects. Lancet Neurol 15(7):736–747

Benitez K, Malin B (2010) Evaluating re-identification risks with respect to the HIPAA privacy rule. J Am Med Inform Assoc 17(2):169–177. https://doi.org/10.1136/jamia.2009.000026

Botsis T, Hartvigsen G, Chen F, Weng C (2010) Secondary use of EHR: data quality issues and informatics opportunities. In: Summit on Translational Bioinformatics, S 1

Brakewood B, Poldrack RA (2013) The ethics of secondary data analysis: considering the application of Belmont principles to the sharing of neuroimaging data. Neuroimage 82:671–676. https://doi.org/10.1016/j.neuroimage.2013.02.040

Braun M, Dabrock P (2016) Ethische Herausforderungen einer sogenannten Big-Data basierten Medizin. Z Med Eth 62:313–329. https://doi.org/10.14623/zfme.2016.4.313-329

Bronsert MR, Henderson WG, Valuck R, Hosokawa P, Hammermeister K (2013) Comparative effectiveness of antihypertensive therapeutic classes and treatment strategies in the initiation of therapy in primary care patients: a Distributed Ambulatory Research in Therapeutics Network (DARTNet) study. JABFM 26(5):529–538

Bundesamt für Gesundheit (2017) Aktuelle Entwicklungen in der datengetriebenen Medizin und die damit verbundenen Herausforderungen und Aufgaben für das BAG. Bundesamt für Gesundheit, Bern

Bundesministerium für Bildung und Forschung (2015) Förderkonzept Medizininformatik. Daten vernetzen – Gesundheitsversorgung verbessern. Bundesministerium für Bildung und Forschung (BMBF), Berlin

Campos-Castillo C, Anthony DL (2015) The double-edged sword of electronic health records: implications for patient disclosure. J Am Med Inform Assoc 22(e1):e130–140. https://doi.org/10.1136/amiajnl-2014-002804

Cheah PY, Piasecki J (2020) Data access committees. BMC Med Ethics 21(1):12. https://doi.org/10.1186/s12910-020-0453-z

Committee on the Learning Health Care System in America IoM (2013) Best care at lower cost: the path to continuously learning health care in America. National Academies Press, Washington, D.C.

Conway PH, Cnaan A, Zaoutis T, Henry BV, Grundmeier RW, Keren R (2007) Recurrent urinary tract infections in children. Risk factors and association with Prophylactic Antimicrobials. JAMA 298(2):179–186

Dankar FK, Emam KE, Neisa A, Roffey T (2012) Estimating the re-identification risk of clinical data sets. BMC Med Inform Decis Mak 12(1):66

de Bruin B (2010) The liberal value of privacy. Law Philos 29(5):505–534. https://doi.org/10.1007/s10982-010-9067-9

Deutschlandfunk (2018) Cyberkriminalität im Gesundheitswesen. Manipulation, Erpressung, Datenklau. https://www.deutschlandfunk.de/cyberkriminalitaet-im-gesundheitswesen-manipulation.684.de.html?dram:article_id=408220. Zugegriffen: 15. Mai 2020

El Emam K, Dankar FK, Vaillancourt R, Roffey T, Lysyk M (2009) Evaluating the risk of re-identification of patients from hospital prescription records. CJHP 62(4):307

Elger BS, Iavindrasana J, Lo Iacono L, Muller H, Roduit N, Summers P, Wright J (2010) Strategies for health data exchange for secondary, cross-institutional clinical research. Comput Methods Programs Biomed 99(3):230–251. https://doi.org/10.1016/j.cmpb.2009.12.001

Erdmann P (2015) Zufallsbefunde aus bildgebenden Verfahren in populationsbasierter Forschung. mentis, Münster

Evans RS, Burke JP, Classen DC, Gardner RM, Menlove RL, Goodrich KM, Stevens LE, Pestotnik SL (1992) Computerized identification of patients at high risk for hospital-acquired infection. Am J Infect Control 20(1):4–10

Faden RR, Kass NE, Goodman SN, Pronovost P, Tunis S, Beauchamp TL (2013) An ethics framework for a learning health care system: a departure from traditional research ethics and clinical ethics. Hastings Cent Rep 43(1):S16–S27. https://doi.org/10.1002/hast.134

Fernau S, Mehlis K, Schildmann J, Krause S, Winkler EC (2017) The role of physicians in rationing Cancer care Attitudes of German oncologists. Oncol Research Treat 40(9):490–494

Floyd T, Grieco M, Reid EF (2016) Mining Hospital Data Breach Records: Cyber Threats to U.S. Hospitals. Vortrag. In: 2016 IEEE Conference on Intelligence and Security Informatics (ISI), Tucson, AZ, USA

Geissbuhler A, Safran C, Buchan I, Bellazzi R, Labkoff S, Eilenberg K, Leese A, Richardson C, Mantas J, Murray P, De Moor G (2013) Trustworthy reuse of health data: a transnational perspective. Int J Med Inform 82(1):1–9. https://doi.org/10.1016/j.ijmedinf.2012.11.003

Gitter DM (2019) The ethics of big data in genomics: the instructive icelandic Saga of the incidentalome. Wash U Global Stud L Rev 18(2):351–390

Hay JW, Hay AR (1992) Inflammatory bowel disease: costs-of-illness. J Clin Gastroenterol 14(4):309–317

Heatherly RD, Loukides G, Denny JC, Haines JL, Roden DM, Malin BA (2013) Enabling genomic-phenomic association discovery without sacrificing anonymity. PLoS One 8(2):e53875. https://doi.org/10.1371/journal.pone.0053875

Hersh WR, Weiner MG, Embi PJ, Logan JR, Payne PR, Bernstam EV, Lehmann HP, Hripcsak G, Hartzog TH, Cimino JJ, Saltz JH (2013) Caveats for the use of operational electronic health record data in comparative effectiveness research. Med Care 51(8 Suppl 3):S30–S37. https://doi.org/10.1097/MLR.0b013e31829b1dbd

Ienca M, Ferretti A, Hurst S, Puhan M, Lovis C, Vayena E (2018) Considerations for ethics review of big data health research: a scoping review. PLoS One 13(10):e0204937. https://doi.org/10.1371/journal.pone.0204937

Institute of Medicine (2009) Initial national priorities for comparative effectiveness research. The National Academies Press, Washington, DC

Jagsi R, Motomura AR, Amarnath S, Jankovic A, Sheets N, Ubel PA (2009) Under-representation of women in high-impact published clinical cancer research. Cancer 115(14):3293–3301

Jones KH, Laurie G, Stevens L, Dobbs C, Ford DV, Lea N (2017) The other side of the coin: Harm due to the non-use of health-related data. Int J Med Inform 97:43–51. https://doi.org/10.1016/j.ijmedinf.2016.09.010

Jungkunz M, Köngeter A, Mehlis K, Winkler EC, Schickhardt C (2021) Secondary use of clinical data in data-gathering, non-interventional research or learning activities: Definition, types, and a framework for risk assessment. J Med Internet Res 23(6):e26631. https://doi.org/10.2196/26631

Kaplan B (2016) How should health data be used? Camb Q Healthc Ethics 25(2):312–329. https://doi.org/10.1017/S0963180115000614

Kass NE, Faden RR, Goodman SN, Pronovost P, Tunis S, Beauchamp TL (2013) The research-treatment distinction: a problematic approach for determining which activities should have ethical oversight. Hastings Cent Rep 43(1):S4–S15. https://doi.org/10.1002/hast.133

Kaye J, Gibbons S, Heeney C, Smart A (2012) Governing biobanks: understanding the interplay between law and practice. Bloomsbury Publishing, London

Kelley M, James C, Alessi Kraft S, Korngiebel D, Wijangco I, Rosenthal E, Joffe S, Cho MK, Wilfond B, Lee SS (2015) Patient perspectives on the learning health system: the importance of trust and shared decision making. Am J Bioeth 15(9):4–17. https://doi.org/10.1080/15265161.2015.1062163

King T, Brankovic L, Gillard P (2012) Perspectives of Australian adults about protecting the privacy of their health information in statistical databases. Int J Med Inform 81(4):279–289

Kopcke F, Kraus S, Scholler A, Nau C, Schuttler J, Prokosch HU, Ganslandt T (2013) Secondary use of routinely collected patient data in a clinical trial: an evaluation of the effects on patient recruitment and data acquisition. Int J Med Inform 82(3):185–192. https://doi.org/10.1016/j.ijmedinf.2012.11.008

Krause SW, Schildmann J, Lotze C, Winkler EC (2013) Rationing cancer care: a survey among the members of the german society of hematology and oncology. J Natl Compr Canc Ne 11(6):658–665

Kuter DJ, Mehta A, Hollak CE, Giraldo P, Hughes D, Belmatoug N, Brand M, Muller A, Schaaf B, Giorgino R, Zimran A (2013) Miglustat therapy in type 1 Gaucher disease: clinical and safety outcomes in a multicenter retrospective cohort study. Blood Cells Mol Dis 51(2):116–124. https://doi.org/10.1016/j.bcmd.2013.04.005

Laurie G, Jones KH, Stevens L, Dobbs C (2014) A review of evidence relating to harm resulting from uses of health and biomedical data. Nuffield Council on Bioethics

Lee ES, Black A, Harrington RD, Tarczy-Hornoch P (2015) Characterizing secondary use of clinical Data. Vortrag, AMIA Summits on Translational Science Proceedings

Lee LM (2017) Ethics and subsequent use of electronic health record data. J Biomed Inform 71:143–146. https://doi.org/10.1016/j.jbi.2017.05.022

Liu V, Musen MA, Chou T (2015) Data breaches of protected health information in the United States. JAMA 313(14):1471–1473

Lucero RJ, Kearney J, Cortes Y, Arcia A, Appelbaum P, Fernandez RL, Luchsinger J (2015) Benefits and risks in secondary use of digitized clinical data: views of community members living in a predominantly ethnic minority urban neighborhood. AJOB Empir Bioeth 6(2):12–22. https://doi.org/10.1080/23294515.2014.949906

Martin-Sanchez FJ, Aguiar-Pulido V, Lopez-Campos GH, Peek N, Sacchi L (2017) Secondary use and analysis of big data collected for patient care. Yearb Med Inform 26(1):28–37. https://doi.org/10.15265/IY-2017-008

Mathews JD, Forsythe AV, Brady Z, Butler MW, Goergen SK, Byrnes GB, Giles GG, Wallace AB, Anderson PR, Guiver TA, McGale P, Cain TM, Dowty JG, Bickerstaffe AC, Darby SC (2013) Cancer risk in 680,000 people exposed to computed tomography scans in childhood or adolescence: data linkage study of 11 million Australians. BMJ 346:f2360. https://doi.org/10.1136/bmj.f2360

Meystre SM, Lovis C, Burkle T, Tognola G, Budrionis A, Lehmann CU (2017) Clinical data reuse or secondary use: current status and potential future progress. Yearb Med Inform 26(1):38–52. https://doi.org/10.15265/IY-2017-007

Mitchell H, Lewis D, Marsh K, Hughes G (2014) Distribution and risk factors of Trichomonas vaginalis infection in England: an epidemiological study using electronic health records from sexually transmitted infection clinics, 2009–2011. Epidemiol Infect 142(8):1678–1687

Mokken R, Kooiman P, Pannekoek J, Willenborg L (1992) Disclosure risks for microdata. Stat Neerl 46(1):49–67

Murff HJ, FitzHenry F, Matheny ME, Gentry N, Kotter KL, Crimin K, Dittus RS, Rosen AK, Elkin PL, Brown SH (2011) Automated identification of postoperative complications within an electronic medical record using natural language processing. Jama 306(8):848–855

Oshikoya KA, Wharton GT, Avant D, Van Driest SL, Fenn NE, Lardieri A, Doe E, Sood BG, Taketomo C, Lieu P (2019) Serious adverse events associated with off-label use of azithromycin or fentanyl in children in intensive care units: a retrospective chart review. Pediatr Drugs 21(1):47–58

Parker R, Aggleton P (2003) HIV and AIDS-related stigma and discrimination: a conceptual framework and implications for action. Soc Sci Med 57(1):13–24. https://doi.org/10.1016/s0277-9536(02)00304-0

Pittet D, Safran E, Harbarth S, Borst F, Copin P, Rohner P, Scherrer J-R, Auckenthaler R (1996) Automatic alerts for methicillin-resistant Staphylococcus aureus surveillance and control: role of a hospital information system. Infect Cont Hosp Ep 17(8):496–502

Platt J, Kardia S (2015) Public trust in health information sharing: implications for biobanking and electronic health record systems. J Pers Med 5(1):3–21. https://doi.org/10.3390/jpm5010003

Prada-Ramallal G, Takkouche B, Figueiras A (2019) Bias in pharmacoepidemiologic studies using secondary health care databases: a scoping review. BMC Med Res Methodol 19(1):53. https://doi.org/10.1186/s12874-019-0695-y

Quintel M, Gattinoni L, Weber-Carstens S (2016) The German ECMO inflation: when things other than health and care begin to rule medicine. Intens Care Med 42:1264–1266

Richter G, Krawczak M, Lieb W, Wolff L, Schreiber S, Buyx A (2018) Broad consent for health care–embedded biobanking: understanding and reasons to donate in a large patient sample. Genet Med 20(1):76–82

Robertson AR, Nurmatov U, Sood HS, Cresswell K, Smith P, Sheikh A (2016) A systematic scoping review of the domains and innovations in secondary uses of digitised health-related data. J Innov Health Inform 23(3):611–619. https://doi.org/10.14236/jhi.v23i3.841

Robinson KA, Baughman W, Rothrock G, Barrett NL, Pass M, Lexau C, Damaske B, Stefonek K, Barnes B, Patterson J, Zell ER, Schuchat A, Whitney CG (2001) Epidemiology of Invasive Streptococcus pneumoniae Infections in the United States, 1995–1998, Opportunities for prevention in the Conjugate Vaccine Era. JAMA 285(13):1729–1735

Rumbold JMM, Pierscionek BK (2018) What are data? A categorization of the data sensitivity spectrum. Big Data Res 12:49–59. https://doi.org/10.1016/j.bdr.2017.11.001

Rusanov A, Weiskopf NG, Wang S, Weng C (2014) Hidden in plain sight: bias towards sick patients when sampling patients with sufficient electronic health record data for research. BMC Med Inform Decis Mak 14(1):51–59

Safran C, Bloomrosen M, Hammond WE, Labkoff S, Markel-Fox S, Tang PC, Detmer DE, Expert P (2007) Toward a national framework for the secondary use of health data: an American Medical Informatics Association White Paper. J Am Med Inform Assoc 14(1):1–9. https://doi.org/10.1197/jamia.M2273

Samore M, Lichtenberg D, Saubermann L, Kawachi C, Carmeli Y (1997) A clinical data repository enhances hospital infection control. Proc AMIA Annu Fall Symp, S 56–60

Sardar MR, Badri M, Prince CT, Seltzer J, Kowey PR (2014) Underrepresentation of women, elderly patients, and racial minorities in the randomized trials used for cardiovascular guidelines. JAMA Intern Med 174(11):1868–1870

Schilsky RL, Michels DL, Kearbey AH, Yu PP, Hudis CA (2014) Building a rapid learning health care system for oncology: the regulatory framework of CancerLinQ. J Clin Oncol 32(22):2373–2379. https://doi.org/10.1200/JCO.2014.56.2124

Schuol S, Schickhardt C, Wiemann S, Bartram CR, Tanner K, Eils R, Meder B, Richter D, Glimm H, von Kalle C (2015) So rare we need to hunt for them: reframing the ethical debate on incidental findings. Genome Med 7(1):1–7

Shabani M, Borry P (2016) "You want the right amount of oversight": interviews with data access committee members and experts on genomic data access. Genet Med 18(9):892–897. https://doi.org/10.1038/gim.2015.189

Sheikhalishahi S, Miotto R, Dudley JT, Lavelli A, Rinaldi F, Osmani V (2019) Natural language processing of clinical notes on chronic diseases: systematic review. JMIR Med Inform 7(2):e12239

Smith G, Hippisley-Cox J, Harcourt S, Heaps M, Painter M, Porter A, Pringle M (2007) Developing a national primary care-based early warning system for health protection–a surveillance tool for the future? Analysis of routinely collected data. J Public Health (Oxf) 29(1):75–82. https://doi.org/10.1093/pubmed/fdl078

Stattin P, Holmberg E, Johansson JE, Holmberg L, Adolfsson J, Hugosson J, National Prostate Cancer Register of S (2010) Outcomes in localized prostate cancer: National Prostate Cancer Register of Sweden follow-up study. J Natl Cancer Inst 102(13):950–958. https://doi.org/10.1093/jnci/djq154

Steinbusch PJ, Oostenbrink JB, Zuurbier JJ, Schaepkens FJ (2007) The risk of upcoding in casemix systems: a comparative study. Health policy 81(2–3):289–299

Strech D, Börchers K, Freyer D, Neumann A, Wasem J, Marckmann G (2008) Ärztliches Handeln bei Mittelknappheit. Ethik Med 20(2):94–109

Sturmer T, Jonsson Funk M, Poole C, Brookhart MA (2011) Nonexperimental comparative effectiveness research using linked healthcare databases. Epidemiology 22(3):298–301. https://doi.org/10.1097/EDE.0b013e318212640c

Sweeney L (2000) Uniqueness of simple demographics in the US population. LIDAP-WP 4:2000

Sweeney L (2002) k-anonymity: a model for protecting privacy. Int J Uncertain Fuzziness Knowl-Based Syst 10(05):557–570

Terris DD, Litaker DG, Koroukian SM (2007) Health state information derived from secondary databases is affected by multiple sources of bias. J Clin Epidemiol 60(7):734–741. https://doi.org/10.1016/j.jclinepi.2006.08.012

Vitale C, Fini M, Spoletini I, Lainscak M, Seferovic P, Rosano GM (2017) Under-representation of elderly and women in clinical trials. Int J Cardiol 232:216–221

Warren-Gash C (2017) Linking and sharing routine health data for research in England. PHG Foundation, Cambridge

Weichert T (2018) Big Data im Gesundheitsbereich. http://www.abida.de/sites/default/files/ABIDA%20Gutachten-Gesundheitsbereich.pdf. Zugegriffen: 15. Mai 2020

Weiner M, Xie D, Tannen R (2008) Clinical trials in silico: rigorous assessment of treatment effect using electronic health records. AMIA Annu Symp Proc, S 1172

Xu H, Doan S, Birdwell KA, Cowan JD, Vincz AJ, Haas DW, Basford MA, Denny JC (2010) An Automated Approach to Calculating the Daily Dose of Tacrolimus in Electronic Health Records. Summit Transl Bioinform 71–75

Yeniterzi R, Aberdeen J, Bayer S, Wellner B, Hirschman L, Malin B (2010) Effects of personal identifier resynthesis on clinical text de-identification. J Am Med Inform Assoc 17(2):159–168

Rechtliche Aspekte

Personenbezogene Daten im Kontext biomedizinischer Sekundärforschungsnutzung

Markus Spitz und Kai Cornelius

1 Praktische und rechtliche Ausgangslage

Die aus dem Arzt-Patienten-Kontext stammenden klinischen Daten sind für die biomedizinische Forschung von entscheidender Bedeutung.[1] Wegen des sensiblen Kontextes birgt die sekundäre Nutzung dieser Daten indes informationelle Risiken für den Betroffenen. Die Verarbeitung klinischer Daten zu Forschungszwecken unterliegt daher einem umfangreichen rechtlichen Schutzregime. Die Grundlagen dieses Schutzes ergeben sich primär aus dem allgemeinen und bereichsspezifischen Datenschutzrecht.[2] Das allgemeine Datenschutzrecht stellt die klinischen Daten (als Teil von Gesundheitsdaten nach Art. 4 Nr. 15 DSGVO[3] sowie genetischen Daten nach Art. 4 Nr. 13 DSGVO) unter den besonderen Schutz des Art. 9 Abs. 1 DSGVO.

---

[1] Zur Definition klinischer Daten, die für Forschungs- und Lernaktivitäten sekundär genutzt werden, vgl. in diesem Band *Jungkunz et al.*

[2] *Weichert*, ABIDA Gutachten Big Data im Gesundheitsbereich, 2018, S. 109 f.

[3] Verordnung (EU) 2016/679 des Europäischen Parlaments und des Rates vom 27. April 2016 zum Schutz natürlicher Personen bei der Verarbeitung personenbezogener Daten, zum freien Datenverkehr und zur Aufhebung der Richtlinie 95/46/EG (Datenschutz-Grundverordnung), ABl. L 119 S. 1.

M. Spitz (✉)
Juristische Fakultät, Universität Heidelberg, Heidelberg, Deutschland
E-Mail: markus.spitz@jurs.uni-heidelberg.de

K. Cornelius
Heidelberg, Deutschland
E-Mail: kai.cornelius@jurs.uni-heidelberg.de

© Der/die Autor(en) 2022
G. Richter et al. (Hrsg.), *Datenreiche Medizin und das Problem der Einwilligung*,
https://doi.org/10.1007/978-3-662-62987-1_6

Voraussetzung für diesen Schutz ist stets, dass *personenbezogene Daten* gem. Art. 2 Abs. 1 DSGVO verarbeitet werden. Handelt es sich bei den verarbeiteten Daten dagegen nicht um personenbezogene oder anonyme Daten, entfällt der datenschutzrechtliche Schutz.[4] Das personenbezogene Datum hat folglich Scharnierfunktion. Es wird als der wichtigste Begriff des Datenschutzrechts bezeichnet, da es darüber entscheidet, ob das Datenschutzrecht in seiner Gesamtheit anwendbar ist oder nicht.[5]

Vergleichbares gilt für die zahlreichen bereichsspezifischen Vorschriften. Auch hier ist das personenbezogene Datum maßgeblicher Anknüpfungspunkt, etwa im Bereich der landesrechtlichen Krankenhausgesetze (beispielsweise nach § 43 Abs. 4 LKHG BW[6]) oder im Sozialdatenschutz nach § 67 Abs. 2 S. 1 SGB X[7]. Für den Verantwortlichen, der klinische Daten sekundär zu Forschungszwecken verarbeitet, ist die Frage des Personenbezugs somit entscheidend. Sind die von ihm verarbeiteten Daten nicht personenbezogen, unterfällt er nicht den rechtlichen Pflichten des Datenschutzrechts. Er muss in diesem Fall keine Einwilligung für die Verarbeitung der nicht personenbezogenen Daten einholen oder sonstige datenschutzrechtliche Pflichten (etwa Informationspflichten oder Pflichten zur Datenschutzfolgenabschätzung) erfüllen. Bevor eine Untersuchung von datenschutzrechtlichen Pflichten erfolgt ist daher zu klären, was überhaupt als personenbezogenes Datum einzuordnen ist.[8]

2   Die Reichweite des Personenbezugs bei Daten

Nach Art. 4 Nr. 1 DSGVO sind personenbezogene Daten alle Informationen, die sich auf eine identifizierte oder identifizierbare natürliche Person beziehen.[9] Das ist bei Informationen der Fall, durch die natürliche Personen direkt oder indirekt, insbesondere mittels Zuordnung zu weiteren Identifikationsmerkmalen (Kennnummern, Standortdaten etc.) identifiziert werden können. Diese grundlegende Anforderung gilt auch im Fall der Verarbeitung von Gesundheitsdaten gem. Art. 4 Nr. 15 DSGVO oder genetischen Daten gem. Art. 4 Nr. 13 DSGVO. Direkt oder indirekt, insbesondere mittels Zuordnung bedeutet, dass eine für sich genommen nicht identifizierende Information durch die Verknüpfung

---

[4] *Weichert*, ABIDA Gutachten Big Data im Gesundheitsbereich, 2018, S. 140

[5] *Dammann*, in: Simitis (Hrsg.), BDSG a.F., 8. Aufl. 2014, § 3 Rn. 3.

[6] Landeskrankenhausgesetz Baden-Württemberg (LKHG BW) vom 15. Dezember 1986 in der Fassung vom 29. November 2007, GBl. 2008 S. 13.

[7] Zehntes Buch Sozialgesetzbuch – Sozialverwaltungsverfahren und Sozialdatenschutz – (SGB X) in der Fassung vom 18. Januar 2001, BGBl. I S. 130.

[8] *Schneider*, Sekundärnutzung klinischer Daten, 2015, S. 11.

[9] Zur Auslegung der einzelnen Merkmale unter der Datenschutzrichtlinie *Art.-29-Datenschutzgruppe*, WP 136, 4/2007, S. 6 ff.

mit zusätzlichem Wissen zu einem personenbezogenen Datum werden kann (Identifizierbarkeit). Umstritten ist dabei, ob diese Verknüpfungsmöglichkeit mit Zusatzwissen nur dann beachtlich ist, wenn solches Zusatzwissen beim Verantwortlichen (Forscher) selbst vorliegt oder auch, wenn dieses Wissen ausschließlich bei Dritten, etwa der behandelnden Stelle oder einer Datentreuhandstelle, verfügbar ist. Die Frage der Zurechnung von solchem Drittwissen stellt sich gerade in der biomedizinischen Forschung aufgrund der häufigen Nutzung von Pseudonymisierungsmethoden, bei denen Zusatzwissen (wie der Pseudonymisierungsschlüssel) von den zu beforschenden Daten getrennt und bei unterschiedlichen Stellen aufbewahrt werden.[10] Der Streit um die Zurechenbarkeit von Zusatzwissen soll im Folgenden vor dem Hintergrund des datenschutzrechtlichen Vorfeldschutzes näher untersucht werden.

2.1 Das Merkmal der Identifizierbarkeit

Einer tatsächlichen Identifikation oder auch nur einer Identifikationsabsicht bedarf es für die Identifizierbarkeit nicht.[11] Das Tatbestandsmerkmal der Identifizierbarkeit stellt eine Vorverlagerung des datenschutzrechtlichen Schutzes für eine Situation dar, in der die natürliche Person noch nicht identifiziert ist (datenschutzrechtlicher Vorfeldschutz).[12] Zweck des Datenschutzrechts ist der Schutz des Einzelnen vor den Gefahren, die aus dem Wissen Dritter über seine Person folgen.[13] Gerade Gesundheitsdaten, insbesondere auch in Form genetischer Daten, können in den falschen Händen Gefahren für Betroffene materieller und immaterieller Art begründen.[14] Dabei kennt der Betroffene oft gar nicht im Detail das Wissen Dritter über seine Person. Bei der Verarbeitung von Gesundheitsdaten und speziell genetischer Daten ist das Wissen Dritter das Resultat von für den Betroffenen häufig im Verborgenen ablaufenden Interpretations- und Bewertungsprozessen.[15] Aufgrund der damit einhergehenden Gefahren schützt das Datenschutzrecht die betroffene Person schon vor dem Moment der eigentlichen Identifikation vor einer möglichen Persönlichkeitsgefährdung durch Zugriff oder Beeinträchtigung seiner Person.[16]

---

[10] *Arning/Forgó/Krügel*, DuD 2006, 700 (701).

[11] *Dammann*, in: Simitis (Hrsg.), BDSG a.F., 8. Aufl. 2014, § 3 Rn. 31.

[12] *Haase*, Datenschutzrechtliche Fragen des Personenbezugs, 2015, S. 273; zum Vorfeldschutz allgemein BVerfGE 118, 168 (184); *Grimm*, JZ 2013, 585 (586); *v. Lewinski*, Die Matrix des Datenschutzes, 2014, S. 78 ff.

[13] BVerfGE 65, 1 (43); *Grimm*, JZ 2013, 585 (586).

[14] Siehe auch den Beitrag von *Jungkunz et al.* in diesem Band.

[15] Vgl. BVerfGE 118, 168 (184); *Grimm*, JZ 2013, 585 (586).

[16] *Arning/Forgó/Krügel*, DuD 2006, 700 (701); *Haase*, Datenschutzrechtliche Fragen des Personenbezugs, 2015, S. 268, 285 f.

2.2 Identifizierbarkeit im Kontext anonymer und pseudonymer Datennutzung

2.2.1 (Faktisch) anonyme Nutzung klinischer Daten zu Forschungszwecken

Erwägungsgrund (EG) 26 DSGVO enthält für Art. 4 Nr. 1 DSGVO weitere konkretisierende Vorgaben für die Identifizierbarkeit. Nach EG 26 S. 5 DSGVO wird dem personenbezogenen Datum das anonyme Datum gegenübergestellt. EG 26 S. 5 DSGVO führt aus, „die Grundsätze des Datenschutzes sollten […] nicht für anonyme Informationen gelten […], die sich nicht auf eine identifizierte oder identifizierbare […] Person beziehen […]". Systematisch knüpft das Begriffspaar „identifiziert" oder „identifizierbar" in EG 26 S. 5 an EG 26 S. 3 und 4 DSGVO an. Hiernach sind zur Feststellung der Identifizierbarkeit alle Mittel zu berücksichtigen, die von dem Verantwortlichen oder einer anderen Person nach allgemeinem Ermessen wahrscheinlich zur Identifizierung der natürlichen Person genutzt werden. Dabei sind objektive Faktoren wie die Kosten der Re-Identifizierung und der erforderliche Zeitaufwand einzubeziehen. Der Verordnungsgeber verdeutlicht in EG 26 DSGVO, dass für die Anonymität eines Datums nicht zwingend die Identifizierungsmöglichkeit unumkehrbar aufgehoben werden muss. Vielmehr genügt es, wenn nach allgemeinem Ermessen wahrscheinlich, also nach der allgemeinen Lebenserfahrung im konkreten Einzelfall, kein Mittel zur Re-Identifizierung zur Verfügung steht.[17] Insoweit ist die Rede von „faktischer" Anonymität in Abgrenzung zur „absoluten" Anonymität.[18] Auch der nationale Gesetzgeber geht in § 27 Abs. 3 S. 1 BDSG von der Möglichkeit der Anonymisierung auch bei besonderen Kategorien von Daten (z. B. Gesundheitsdaten oder genetischen Daten) aus.[19]

Dass die DSGVO faktische Anonymität ausreichen lässt, wirkt sich besonders bei genetischen Daten aus, denen regelmäßig der unverwechselbare Personenbezug immanent ist – man denke etwa an Gensequenzen in ausreichend großer Zahl.[20] Auch bei genetischen Daten nach Art. 4 Nr. 13 DSGVO muss (aus der Perspektive des Verantwortlichen) für die Anwendbarkeit der DSGVO zunächst ein personenbezogenes Datum vorliegen.[21] Der Ausschluss des personenbezogenen Datums kommt bei genetischen Daten regelmäßig nur in

---

[17] Statt vieler *BfDI*, Positionspapier zur Anonymisierung unter der DSGVO, 2020, S. 4; *Wellbrock*, MedR 2003, 77 (78).

[18] *Haase*, Datenschutzrechtliche Fragen des Personenbezugs, 2015, S. 307.

[19] Hierauf hinweisend *BfDI*, Positionspapier zur Anonymisierung unter der DSGVO, 2020, S. 3.

[20] Untersuchungen zeigen, dass für die Gewährleistung der Einzigartigkeit der Gensequenz eines Individuums bereits etwa acht *Short Tandem Repeats* oder etwa 70 SNP (*Single Nucleotide Polymorphismen*) genügen, vgl. *Fleischer*, Rechtliche Aspekte der Systemmedizin, 2018, S. 272 f.; *v. Kalle/Ücker/et al.*, in: Stiftung Datenschutz (Hrsg.), Big Data und E-Health, 2017, S. 92.

[21] *Schwartmann/Mühlenbeck*, in: Schwartmann et al. (Hrsg.), DSGVO/BDSG, 2. Aufl. 2020, Art. 4 Rn. 239.

Form faktischer Anonymität in Betracht.[22] Zwar weisen Daten, die sich unverwechselbar auf eine natürliche Person beziehen (wie bei genetischen Daten oder auch den Minutien des Fingerabdrucks), stets einen (eindeutigen) Bezug zu einer natürlichen Person auf. Sie versetzen jedoch die datenverarbeitende Stelle nicht zu jeder Zeit in die Lage, die hinter dem Datum stehende natürliche Person eindeutig zu identifizieren oder ausreichend einzugrenzen, ohne hierfür auf weiteres Referenzwissen angewiesen zu sein.[23] Das Vorliegen von solchem Referenzwissen, über das mittels eines Matching-Verfahrens die genetischen Daten einer bestimmten Person oder überschaubaren Personengruppe zugeordnet werden können, ist auch bei unverwechselbaren Daten zur Bejahung des personenbezogenen Datums erforderlich.[24] Freilich kann mit der Zunahme frei zugänglichen Referenzwissens, etwa in Form genealogischer Datenbanken, der Anwendungsbereich faktisch anonymer genetischer Daten künftig abnehmen.[25]

2.2.2 Pseudonyme Nutzung klinischer Daten zu Forschungszwecken

Von der Sekundärnutzung klinischer Daten profitiert die Forschung in unterschiedlichen Kontexten. Zu nennen sind die nicht-interventionelle klinische Forschung, Forschung zur Qualitätsverbesserung, Public Health Forschung und hier insbesondere epidemiologische Forschung sowie explorative Datennutzung zum Generieren von Hypothesen oder zur Überprüfung der Machbarkeit geplanter Studien.[26] Die verschiedenen Forschungskontexte eint, dass sie in Abgrenzung zur individuellen Behandlung auf einen überindividuellen Erkenntnisgewinn ausgerichtet und in der Regel nicht auf die Kenntnis des hinter dem Datum stehenden individuellen Patienten angewiesen sind.[27] Gleichzeitig kann die Re-Identifizierungsmöglichkeit des konkreten Patienten aus den klinischen Daten nicht schlichtweg unwiederbringlich für die Forschungsnutzung entfernt werden. Im Behandlungskontext folgt der Erhalt der Identifizierungsmöglichkeit bereits aus der Dokumentationspflicht des § 630f BGB. Deren Sinn und Zweck macht die fortwährende Identifizierbarkeit des Patienten zumindest bei der behandelnden Stelle erforderlich.[28] Auch für die (zumindest theoretisch denkbare) Rückmeldung von Zufalls- oder Zusatzbefunden aus der Forschung an den Patienten ist eine fortwährende Identifizierbarkeit

---

[22] Vgl. *Shabani/Marelli*, EMBO Rep 20 (2019), 1 (4).

[23] *Arning/Forgó/Krügel*, DuD 2006, 700 (701); *Deutscher Ethikrat*, Humanbiobanken für die Forschung, Stellungnahme, 2011, S. 11 f.; *Haase*, Datenschutzrechtliche Fragen des Personenbezugs, 2015, S. 281; *Malin/Loukides/Benitez et al.*, Hum Genet 130 (2011), 383 (385); *Molnár-Gábor*, in: Taeger (Hrsg.), Recht 4.0 – Innovationen aus den rechtswissenschaftlichen Laboren, 2017, S. 348.

[24] *Arning/Forgó/Krügel*, DuD 2006, 700 (701); *Shabani/Marelli*, EMBO Rep 20 (2019), 1 (3).

[25] *Fleischer*, Rechtliche Aspekte der Systemmedizin, 2018, S. 269 f.; *Wellbrock*, MedR 2003, 77 (79).

[26] Vgl. den Beitrag von *Jungkunz et al.* in diesem Band.

[27] *Ringwald*, NJW 1982, 2593 (2594) am Beispiel epidemiologischer Forschung; *Pommerening et al.*, Das TMF-Datenschutzkonzept für medizinische Datensammlungen und Biobanken, 2009, S. 4.

[28] BT-Drs. 17/10488, S. 25 f.

erforderlich.[29] Schließlich kann für die Forschungsnutzung selbst die fortbestehende Zuordnungsmöglichkeit der Daten zu einem Individuum notwendig sein, etwa um Redundanzen innerhalb verschiedener Datensätze aus unterschiedlichen Quellen und unterschiedlichen Zeiträumen durch korrekte Zuordnung vorzubeugen, im Falle von Langzeitstudien eine fortlaufende Zuordnung neuer Daten zu bereits vorhandenen Daten zu ermöglichen oder im Rahmen sog. „Follow-up-Untersuchungen" weitere Studien mit den Daten bestimmter Patienten, von denen in der Vergangenheit bereits Daten verwendet wurden, durchzuführen.[30]

Diese Aspekte machen in der Praxis biomedizinischer Sekundärnutzung den Einsatz informationeller Gewaltenteilung sowie ausreichender, oft mehraktiger Pseudonymisierungsverfahren erforderlich.[31] Nach Art. 4 Nr. 5 DSGVO ist Pseudonymisierung das Ersetzen von Identifikationsmerkmalen durch ein Kennzeichen und die getrennte Aufbewahrung dieser zusätzlichen Informationen, um die Identifizierung des Betroffenen auszuschließen.[32] Die identifizierenden Elemente des Datums, wie der Name, die Adresse oder andere Identifikatoren, werden nicht gelöscht, sondern durch einen Zuordnungsschlüssel ersetzt, der die Wiederherstellung des Personenbezugs ermöglicht.[33] Hierdurch entstehen getrennte Datensätze.[34] Die Erstellung und Verwahrung der getrennten Datensätze kann einer Datentreuhandstelle übertragen werden, die das Pseudonym verwaltet und organisatorisch zwischen die

---

[29]Vgl. *Nationaler Ethikrat,* Biobanken für die Forschung, 2004, S. 68 f.; *Pommerening et al.,* Das TMF-Datenschutzkonzept für medizinische Datensammlungen und Biobanken, 2009, S. 5.

[30]*Albrecht,* CR 1986, 92 (100); *Karaalp,* Der Schutz von Patientendaten für die medizinische Forschung in Krankenhäusern, 2016, S. 211; *Krupp/Preissl,* CR 1989, 121 (126); *Mand,* MedR 2005, 565 (568); *Meier,* Der rechtliche Schutz patientenbezogener Gesundheitsdaten, 2003, S. 265; *Schepers/Semler,* in: Müller-Mielitz/Lux (Hrsg.), E-Health-Ökonomie, 2017, S. 230; *Pöttgen,* Medizinische Forschung und Datenschutz, 2009, S. 84; *Pommerening et al.,* Das TMF-Datenschutzkonzept für medizinische Datensammlungen und Biobanken, 2009, S. 5; *Weichert,* ABIDA Gutachten Big Data im Gesundheitsbereich, 2018, S. 192; *Weichert/Krawczak,* GMS Medizinische Informatik, Biometrie und Epidemiologie Vol. 15 (1) 2019, S. 4.

[31]*Fleischer,* Rechtliche Aspekte der Systemmedizin, 2018, S. 275 f.; *Pommerening et al.,* Das TMF-Datenschutzkonzept für medizinische Datensammlungen und Biobanken, 2009, S. 5; *Weichert,* in: Kühling/Buchner (Hrsg.), DS-GVO/BDSG, 3. Aufl. 2020, Art. 4 Nr. 15 Rn. 3.

[32]*Art.-29-Datenschutzgruppe,* WP 136, 4/2007, S. 21; *Kingreen/Seidel,* in: Kingreen/Kühling (Hrsg.), Gesundheitsdatenschutzrecht, 2015, S. 65.

[33]*Gola,* in: Gola (Hrsg.), DS-GVO, 2. Aufl. 2018, Art. 4 Rn. 37; *Klar/Kühling,* in: Kühling/Buchner (Hrsg.), DS-GVO/BDSG, 3. Aufl. 2020, Art. 4 Nr. 5 Rn. 6 f.

[34]*Meier,* Der rechtliche Schutz patientenbezogener Gesundheitsdaten, 2003, S. 265 f.

datenhaltende und die forschende Stelle geschaltet ist.[35] Sofern für die Forscher der Rückgriff auf die konkreten Patienten nötig ist, kann der individuelle Kontakt über die datenhaltende Stelle, vermittelt durch die Datentreuhandstelle, erfolgen.[36]

EG 26 S. 2 DSGVO stellt klar, dass pseudonymisierte Daten, die durch Heranziehen zusätzlicher Informationen (insbesondere eines Zuordnungsschlüssels) einer natürlichen Person zugeordnet werden können, als personenbezogene Daten anzusehen sind. Art. 25 Abs. 1 DSGVO spricht von der Pseudonymisierung als Beispiel datenschutzfreundlicher Voreinstellung und nach Art. 32 Abs. 1 lit. a DSGVO ist die Pseudonymisierung ein Element technischer und organisatorischer Maßnahmen.[37] Hieraus folgt, dass das Datum auch nach der Pseudonymisierung ein personenbezogenes Datum zumindest für die Stelle bleibt, die sowohl über die Identifikationsmerkmale als auch den Zuordnungsschlüssel verfügt.[38]

Weniger eindeutig ist dieser Befund aus Sicht der Stelle (etwa der Forscher), die ausschließlich pseudonymisierte Daten ohne Zuordnungsschlüssel erhält und nicht über eigene Identifizierungsmittel verfügt.[39] Sofern die Forscher ohne den Zuordnungsschlüssel die hinter den klinischen Daten stehende Person nicht mit eigenen Mitteln identifizieren können, ist zu fragen, ob die Pseudonymisierung für die Forscher faktisch anonymisierend wirkt. Andererseits könnte zum umfassenden Schutz der Daten den Forschern das bei der dritten Stelle vorhandene Zusatzwissen (in Form des Zuordnungsschlüssels) wie eigenes Wissen zuzurechnen sein. Diese Zurechnungsfrage hängt davon ab, wie mit dem Zusatzwissen Dritter im Bereich nicht identifizierter, aber identifizierbarer Daten umzugehen ist. Insbesondere im Bereich der Fremdforschung, in der die datenhaltende, die behandelnde und die forschende Stelle keinerlei wechselseitigen organisatorischen Bezug haben, wird diese Zurechnungsfrage relevant.[40] Wenn dagegen – wie bei der Eigenforschung – die datenerhebende und die forschende Stelle identisch sind, stellt sich die Zurechnungsfrage solange nicht, wie eben diese Stelle auf identifizierendes Zusatzwissen selbst jederzeit zugreifen kann.

---

[35] *Pöttgen*, Medizinische Forschung und Datenschutz, 2009, S. 89 ff.

[36] Vgl. *Rüpke/Lewinski/Eckhardt*, Datenschutzrecht, 2018, S. 145.

[37] *Rüpke/Lewinski/Eckhardt*, Datenschutzrecht, 2018, S. 145.

[38] *Gola*, in: Gola (Hrsg.), DS-GVO, 2. Aufl. 2018, Art. 4 Rn. 37; *Schneider*, Sekundärnutzung klinischer Daten, 2015, S. 12.

[39] Zum Streit *Fleischer*, Rechtliche Aspekte der Systemmedizin, 2018, S. 276 ff.

[40] Vgl. *Fleischer*, Rechtliche Aspekte der Systemmedizin, 2018, S. 277 f.

2.3 Die Diskussion um die Reichweite des zurechenbaren Zusatzwissens

2.3.1 Objektiver Ansatz

Teile der Literatur[41] und vereinzelte Gerichte[42] sowie tendenziell die Datenschutzaufsichtsbehörden[43] vertreten eine objektive (absolute) Sichtweise. Hiernach genüge für eine ausreichende Anonymisierung und das Entfallen des Personenbezugs nicht allein das Nichtvorhandensein von identifizierendem Zusatzwissen bei der verantwortlichen (forschenden) Stelle. Vielmehr bedürfe es der Beseitigung der Identifikatoren auch bei sonstigen Dritten, bei denen Zusatzwissen vorhanden ist, beispielsweise bei der datenerhebenden, behandelnden Stelle, die diese Identifikatoren zu Dokumentationszwecken speichert.[44] Demnach wäre es zur Bejahung des personenbezogenen Datums ausreichend, wenn die nach EG 26 S. 3 DSGVO maßgeblichen Mittel für die Identifizierbarkeit bei irgendeiner beliebigen Stelle vorliegen. Irrelevant sei, ob es sich hierbei um die forschende Stelle selbst, eine Datentreuhandstelle oder den behandelnden Arzt handele. Unerheblich sei auch, ob das Zusatzwissen einer privaten Stelle oder einer Behörde zur Verfügung stehe oder ob auf dieses Wissen nur mittels hoheitlicher Maßnahmen oder unter Zuhilfenahme illegaler Mittel zugegriffen werden könne.[45] Ebenfalls unerheblich sei, ob die betrachtete Stelle – etwa der Forscher, dem pseudonymisierte Daten übermittelt wurden – tatsächlich auf dieses Zusatzwissen (etwa den Zuordnungsschlüssel) zugreifen könne oder nicht.[46] Ein personenbezogenes Datum liege hiernach absolut und für jedermann vor, wenn eine Identifizierung oder Identifizierbarkeit auch nur für irgendjemanden möglich sei.[47] Pseudonymisierte Daten wären hiernach bereits deshalb stets und für jedermann personenbezogen, da die Identifizierungsmöglichkeit erhalten bleibt.

---

[41] *Behm*, RDV 2010, 61 (63 f.); *Dochow*, MedR 2019, 279 (284); *Härting*, ITRB 2016, 36 ff.; *Pahlen-Brandt*, DuD 2008, 34 ff.; *dies.*, K & R 2008, 286 ff.; in diese Richtung *Weichert*, ABIDA Gutachten Big Data im Gesundheitsbereich, 2018, S. 141; *ders.*, in: D/W/W/S, EU-DSGVO, 2. Aufl. 2020, Art. 4 Rn. 19.

[42] Bei dynamischen IP-Adressen AG Berlin-Mitte, K & R 2007, 600 (601); VG Wiesbaden, MMR 2009, 428 (432).

[43] *AK Medien, Orientierungshilfe zum Umgang mit personenbezogenen Daten bei Internetdiensten*, abgedr. im 31. TB des Hessischen DSB, Kap. 2.5.3, dort Kap. 3.1, Abs. 4; *Düsseldorfer Kreis*, Beschl. der obersten Aufsichtsbehörden für den Datenschutz im nicht-öffentlichen Bereich am 26./27.11.2009 in Stralsund, S. 1; *ULD Schleswig-Holstein*, IP-Adressen und andere Nutzungsdaten – Häufig gestellte Fragen, Ziff. I 1; in diese Richtung wohl auch *BfDI*, Positionspapier zur Anonymisierung unter der DSGVO, 2020, S. 4.

[44] *Weichert*, ABIDA Gutachten Big Data im Gesundheitsbereich, 2018, S. 141.

[45] *Pahlen-Brandt*, K & R 2008, 286 (289).

[46] *Pahlen-Brandt*, DuD 2008, 34 (38); *Weichert*, DuD 2007, 113 (115).

[47] So etwa *Pahlen-Brandt*, DuD 2008, 34 ff.; *dies.*, K & R 2008, 286 (289).

Für eine objektive Sichtweise soll der hierdurch gewährleistete umfassende Schutz der informationellen Selbstbestimmung sprechen.[48] Dies entspreche zumindest national auch den Vorgaben des BVerfG im Volkszählungsurteil, wonach es kein belangloses Datum mehr gebe und personenbezogene Daten somit umfassend zu schützen seien.[49] Zudem könne eine objektive Sichtweise die für das Datenschutzrecht so wichtige Frage nach dem Anwendungsbereich einheitlich beantworten, wodurch Rechtsunsicherheiten ausgeschlossen würden.[50] Nur eine solche Sichtweise, so die Befürworter, ermögliche eine trennscharfe Abgrenzung zwischen personenbezogenen und anonymen Daten und vermeide unpraktikable und unsichere Einzelfallentscheidungen, die letztlich sowohl zu Lasten der informationellen Selbstbestimmung als auch des kalkulierbaren Risikos gingen.[51]

Gegen den objektiven Ansatz wird eingewandt, dass hierdurch der vermeintlich Betroffene schon bei einem nur theoretischen Re-Identifizierungsrisiko unter den weitreichenden Schutz des Datenschutzrechts gestellt werde, was zu einer uferlosen und kaum praktikablen Ausdehnung des Datenschutzrechts führe.[52] Hierdurch werde das Datenschutzrecht auf einen Zeitpunkt nur theoretischer Identifizierbarkeit des Betroffenen erstreckt, in dem schutzwürdige Belange des Betroffenen noch gar nicht berührt seien.[53] Der objektive Ansatz verlagere die datenschutzrechtliche Intention des beschriebenen Vorfeldschutzes zu weit nach vorne, da er Sachverhalte mit umfasse, in denen keinerlei Gefahr einer Identifizierung bestünde.[54]

Zudem führe der objektive Ansatz ebenfalls zu Unbestimmtheit und Rechtsunsicherheit. Nach objektivem Maßstab müsste die verarbeitende Stelle den Standpunkt des Meistwissenden antizipieren und letztlich das gesamte „Weltwissen" für die Frage nach der Identifizierbarkeit zu Grunde legen.[55] Da die einzelne Stelle regelmäßig gar nicht wissen könne, ob Zusatzwissen bei Dritten tatsächlich (nach wie vor) existiere, müsse sie aus Sicherheitserwägungen bei vielen Datensätzen schlicht unterstellen, dass es sich um personenbezogene Daten handele.[56] Der objektive Ansatz stelle sich hierdurch nicht nur als tendenziell wirtschafts-, wissenschafts- und innovationsfeindlich dar.[57] Er widerspreche auch dem Bestimmtheitsgrundsatz, wonach für den Einzelnen erkennbar sein

---

[48] *Pahlen-Brandt*, K & R 2008, 286 (289); *dies.*, DuD 2008, 34 (38).

[49] *Pahlen-Brandt*, DuD 2008, 34 (39).

[50] Referierend *Brink/Eckhardt*, ZD 2015, 205 (210).

[51] *Forgó/Krügel*, MMR 2010, 17 (18); *Pahlen-Brandt*, DuD 2008, 34 (38).

[52] LG Berlin, ZD 2013, 618 (619); *Brink/Eckhardt*, ZD 2015, 205 (207).

[53] LG Berlin, ZD 2013, 618 (619).

[54] *Schefzig*, K & R 2014, 772 (773).

[55] *Kühling/Klar*, NJW 2013, 3611 (3616).

[56] *Meyerdiercks*, MMR 2009, 8 (10).

[57] *Brink/Eckhardt*, ZD 2015, 205 (206).

müsse, welche rechtlichen Pflichten ihn treffen.[58] Die betrachtete Stelle müsse selbst ihre datenschutzrechtliche Verantwortlichkeit aufgrund eigener Mittel erkennen können.[59]

2.3.2 Subjektiver Ansatz

Dem objektiven Ansatz steht eine subjektive (relative) Sichtweise gegenüber.[60] Diese stellt für die Frage nach der Identifizierbarkeit auf die konkret betrachtete Stelle und das ihr zur Verfügung stehende Wissen ab.[61] Man müsse aus der Perspektive der verarbeitenden Stelle fragen, welche Mittel und welches Zusatzwissen ihr konkret zur Verfügung stünden.[62] Das datenschutzrechtliche Pflichtenprogramm solle erst greifen, wenn die jeweils verantwortliche Stelle faktisch die Möglichkeit zur Herstellung eines Personenbezugs habe.[63] Eine rein theoretische Identifizierbarkeit des Betroffenen löse noch nicht das Schutzbedürfnis der informationellen Selbstbestimmung aus.[64] Die Herstellung des Personenbezugs müsse für die verarbeitende Stelle praktisch möglich sein. Zudem ermögliche eine relative Sichtweise der betrachteten Stelle die eindeutige Bestimmung, ob aus ihrer Sicht ein Personenbezug vorliege oder nicht.[65]

2.3.3 Vermittelnder Ansatz

In der Literatur finden sich vermittelnde Auffassungen und Modifikationen von objektivem und subjektivem Ansatz.[66] Teils wird argumentiert, die Identifizierung des Betroffenen müsse der verarbeitenden Stelle – hier den Forschern – objektiv möglich und subjektiv von ihnen beabsichtigt sein, damit von einer Identifizierbarkeit aus Sicht

---

[58] *Meyerdiercks*, MMR 2009, 8 (11).

[59] *Haase*, Datenschutzrechtliche Fragen des Personenbezugs, 2015, S. 294.

[60] Zu beachten ist, dass ein streng subjektiver Ansatz, der auch dann ausschließlich auf die verarbeitende Stelle abstellt, wenn sie auf Zusatzwissen Dritter zugreifen kann, nur noch selten vertreten wird, etwa bei *Meyerdiercks*, MMR 2009, 8 (9 ff.).

[61] *Arning/Forgó/Krügel*, DuD 2006, 700 (701 ff.); *Brink/Eckhardt*, ZD 2015, 205 f.; *Eckhardt*, K & R 2007, 602 ff.; *ders.*, K & R 2008, 768 f.; *Gola/Schomerus*, in: Gola et al. (Hrsg.), BDSG a.F., 11. Aufl. 2012, § 3 Rn. 10 f.; *Kroschwald*, ZD 2014, 75 (76); *Kühling/Klar*, NJW 2013, 3611 (3615); *Mand*, MedR 2005, 565 (568); *Meyerdiercks*, MMR 2009, 8 ff.; *Nink/Pohle*, MMR 2015, 563 ff.; *Roßnagel/Scholz*, MMR 2000, 721 (722 f.); *Schefzig*, K & R 2014, 772 (773); *Specht/ Müller-Riemenschneider*, ZD 2014, 71 ff.; *AG München*, ZUM-RD 2009, 413 (414); *LG Berlin*, MMR 2007, 799 (801); in diese Richtung tendiert auch die *Art.-29-Datenschutzgruppe*, WP 136, 4/2007, S. 17 f., wonach für Pharmaunternehmen Gesundheitsdaten, die ihnen verschlüsselt übermittelt wurden, mangels Identifizierbarkeit keine personenbezogenen Daten seien.

[62] *Schantz/Wolff*, Das neue Datenschutzrecht, 2017, Teil C Rn. 278.

[63] *Karg*, Datenschutzrechtliche Rahmenbedingungen für die Bereitstellung von Geodaten, Gutachten im Auftrag der GIW-Kommission, 2008, S. 16.

[64] LG Berlin, ZD 2013, 618 (619).

[65] *Nink/Pohle*, MMR 2015, 563 (566).

[66] Vgl. *Haase*, Datenschutzrechtliche Fragen des Personenbezugs, 2015, S. 298 m. w. N.

der Forscher gesprochen werden könne.[67] Dies würde bereits ausscheiden, wenn die Forscher den Betroffenen nicht selbst für ihre Forschung identifizieren müssten, sondern dies der datenerhebenden Stelle oder zwischengeschalteten Datentreuhandstelle überlassen würden. Das Zusatzwissen Dritter sei zudem dann nicht den Forschern zuzurechnen, wenn ein Zugriff hierauf rechtswidrig sei.[68]

Mit der Frage der Zurechenbarkeit von Zusatzwissen wurde auch der EuGH in Sachen *Breyer* befasst.[69] Der EuGH stellte in seinem Urteil darauf ab, ob der Zugriff auf Zusatzwissen für die datenverarbeitende Stelle ein Mittel darstelle, dessen Einsatz vernünftigerweise zu erwarten sei.[70] Dies sei dann nicht der Fall, wenn die Verknüpfung gesetzlich verboten oder praktisch undurchführbar und das Risiko einer Identifizierung daher faktisch vernachlässigbar sei.[71] Für die Zurechnung von Zusatzwissen Dritter sei daher entscheidend, ob die datenverarbeitende Stelle über rechtliche Mittel verfüge, um auf das Zusatzwissen zuzugreifen.[72]

Der EuGH folgte in seinem Urteil in weiten Teilen den Schlussanträgen des Generalanwalts *Sánchez-Bordona*, der sich ebenfalls deutlich gegen eine pauschale Einbeziehung des Zusatzwissens Dritter aussprach.[73] Aus Sicht des Generalanwalts begründe eine solche objektive Zurechnung die Gefahr, dass faktisch jede Art von Information als personenbezogenes Datum einzuordnen wäre, da die Existenz von Zusatzwissen bei Dritten niemals mit Sicherheit ausgeschlossen werden könne.[74] Auch seien nur rechtmäßige Mittel in die Beurteilung einzubeziehen, da illegale Mittel nicht mehr als vernünftigerweise erwartbar anzusehen seien.[75] Der Ansicht des EuGH schloss sich nachfolgend auch der 6. Zivilsenat des BGH an, der dem EuGH die Frage vorgelegt hatte.[76]

2.3.4 Stellungnahme

Das Abstellen des EuGH auf rechtliche Mittel für die Frage nach der Zurechenbarkeit von Zusatzwissen stellt nach hier vertretener Auffassung einen rechtssicheren

---

[67] *Buchholtz/Stentzel*, in: Gierschmann et al. (Hrsg.), DS-GVO, 1. Aufl. 2018, Art. 4 Nr. 1 Rn. 12.

[68] *Buchholtz/Stentzel*, in: Gierschmann et al. (Hrsg.), DS-GVO, 1. Aufl. 2018, Art. 4 Nr. 1 Rn. 12.

[69] EuGH, ECLI:EU:C:2016:779 – *Breyer.*

[70] EuGH, ECLI:EU:C:2016:779, Rn. 45 – *Breyer.*

[71] EuGH, ECLI:EU:C:2016:779, Rn. 46 – *Breyer.*

[72] EuGH, ECLI:EU:C:2016:779, Rn. 49 – *Breyer; Bierekhoven*, NJW 2017, 2416 (2420).

[73] GA EuGH, ECLI:EU:C:2016:339, Rn. 65 – *Breyer.*

[74] GA EuGH, ECLI:EU:C:2016:339, Rn. 65 – *Breyer; Kühling/Klar*, ZD 2017, 24 (28).

[75] GA EuGH, ECLI:EU:C:2016:339, Rn. 73 – *Breyer; Nink/Pohle*, MMR 2015, 563 (565).

[76] BGH, NJW 2017, 2416 (2417 f.).

Kompromiss dar.[77] Der objektive Ansatz ist schon deshalb abzulehnen, weil er in unverhältnismäßiger und damit grundrechtswidriger Weise in Freiheitsgrundrechte eingreift.[78] Auch die freie Datenverarbeitung ist grundrechtlich geschützt und darf nur mit verhältnismäßigen, also geeigneten, erforderlichen und angemessenen Mitteln beschränkt werden. Zu diesen Freiheitsgrundrechten zählt auch die vorliegend in Rede stehende Wissenschafts- und Forschungsfreiheit (Art. 5 Abs. 3 GG und Art. 13 GRCh).[79] Die Bejahung des Anwendungsbereichs des Datenschutzrechts zum Schutz personenbezogener Daten greift in rechtfertigungsbedürftiger Weise in die Forschungsfreiheit ein, da hierdurch die Datenverarbeitung als Grundrechtsbetätigung eingeschränkt wird.[80] Ein verhältnismäßiger Ausgleich zwischen der informationellen Selbstbestimmung der Betroffenen und der Forschungsfreiheit der Forscher, wie ihn das Datenschutzrecht anstrebt, ist bei einem objektiven Ansatz gerade nicht möglich.[81] Faktisch fordert der objektive Ansatz von einer datenverarbeitenden Stelle, vorsorglich alle Informationen als personenbezogene Daten zu behandeln, da irgendeine Stelle auf der Welt über Zusatzwissen verfügen könnte.[82] Eine solch weitgehende Auslegung der Identifizierbarkeit ist zwar geeignet, einen umfassenden Schutz personenbezogener Daten herzustellen, stellt jedoch nicht das mildeste Mittel für diesen Schutz dar und greift aufgrund seiner Weite unangemessen in entgegenstehende Freiheitsrechte ein. Der datenschutzrechtliche Schutzzweck rechtfertigt zwar ein frühzeitiges Eingreifen des Datenschutzes, fordert aber aus Gründen der Verhältnismäßigkeit ein echtes Gefahrenpotenzial für die Betroffenen.[83]

Andererseits widerspricht auch ein streng subjektiver Ansatz, der ausschließlich auf den Verantwortlichen abstellt, einem verhältnismäßigen Schutz personenbezogener

---

[77] *Kühling/Klar*, ZD 2017, 24 (28), die jedoch das Erfordernis rechtlicher Mittel relativieren, wenn die faktische Nähe zu den sich bei Dritten befindlichen Daten oder die Sensibilität der Daten, wie z.B. bei klinischen Studien, groß ist und jedenfalls hinreichend konkrete Anhaltspunkte für die Gefahr eines nicht rechtskonformen Zugriffs auf die Daten besteht.

[78] *Brink/Eckhardt*, ZD 2015, 205 (210); *Schneider*, Sekundärnutzung klinischer Daten, 2015, S. 14.

[79] EU Kommission, Vorschlag für eine Verordnung des europäischen Parlaments und des Rates zum Schutz natürlicher Personen bei der Verarbeitung personenbezogener Daten und zum freien Datenverkehr (DS-GVO), KOM (2012) 11 endg., S. 7; so auch *Buchner*, in: Kühling/Buchner (Hrsg.), DS-GVO/BDSG, 3. Aufl. 2020, Art. 1 Rn. 15; *Roßnagel*, ZD 2019, 157 ff.

[80] *Brink/Eckhardt*, ZD 2015, 205 (210); *Masing*, NJW 2012, 2305 (2307).

[81] So auch *Brink/Eckhardt*, ZD 2015, 205 (210); *Buchholtz/Stentzel*, in: Gierschmann et al. (Hrsg.), DS-GVO, 1. Aufl. 2018, Art. 4 Rn. 11; *Meyerdiercks*, MMR 2009, 8 (10).

[82] Pointiert *Buchholtz/Stentzel*, in: Gierschmann et al. (Hrsg.), DS-GVO, 1. Aufl. 2018, Art. 4 Nr. 1 Rn. 11.

[83] *Arning/Rothkegel*, in: Taeger/Gabel (Hrsg.), DSGVO-BDSG, Art. 4 Nr. 1 Rn. 36 f.; *Buchholtz/ Stenzel*, in: Gierschmann et al. (Hrsg.), DS-GVO, 1. Aufl. 2018, Art. 4 Nr. 1 Rn. 11; anders wohl VGH Baden-Württemberg, BeckRS 2020, 18980: „das Datenschutzrecht [kennt] kein ´erlaubtes Risiko´".

Daten. Eine solche Sichtweise ist auch kaum mit der DSGVO vereinbar, die wenigstens in EG 26 S. 3 DSGVO auch die Mittel Dritter unter gewissen Umständen einbezieht.[84]

Den Ausgleich widerstreitender Interessen und zugleich ein rechtssicheres und praxisgeeignetes Zurechnungskriterium bietet dagegen der Ansatz des EuGH. Die Betonung des rechtlichen Mittels ermöglicht ein taugliches Kriterium für die Zurechnung von Zusatzwissen. Die Forscher müssen für die Frage der Zurechnung prüfen, ob sie einen rechtlichen Anspruch auf das bei Dritten vorhandene Zusatzwissen haben oder ob ihnen ein möglicher faktischer Zugriff rechtlich untersagt ist. Eine rechtssichere Lösung bei dieser Prüfung kann ein vorbeugender vertraglicher Ausschluss möglicher Zugriffsansprüche bieten (dazu sogleich). Das Wahrscheinlichkeitsurteil, zu dem Art. 4 Nr. 1 DSGVO und EG 26 im Rahmen der Identifizierbarkeit anhalten, darf nicht in unverhältnismäßiger Weise zu einer pauschal zu frühen oder zu späten Datenschutzbejahung führen. Dem entspricht es, wenn das Zusatzwissen Dritter der datenverarbeitenden Stelle nur dann zugerechnet wird, wenn ein Zugriff im Bereich des nach allgemeinem Ermessen Wahrscheinlichen liegt. Dies wiederum ist anzunehmen, wenn rechtliche Zugriffsmittel auf das Zusatzwissen existieren. Andererseits ist das Risiko einer Identifizierung faktisch vernachlässigbar, wenn die Verknüpfung mit Zusatzwissen gesetzlich verboten oder praktisch undurchführbar ist.[85] Der Ansatz ermöglicht einen ausgewogenen und verhältnismäßigen Ausgleich zwischen dem kollidierenden Schutz potenzieller Betroffener einerseits und freiem Informationsumgang andererseits.[86] Diesem Ausgleich dient auch das Ausklammern illegaler Mittel im Rahmen der Identifizierbarkeit. Der verarbeitenden Stelle kann nicht pauschal rechtswidriges Handeln bei der Beurteilung der Identifizierbarkeit unterstellt werden, zumal die Rechtsordnung bereits ausreichende Schutzmechanismen zur Abwehr rechtswidrigen Verhaltens implementiert hat, ohne dass ein solches Verhalten fiktiv unterstellt werden müsste.[87]

2.4 Empfang faktisch anonymer Daten bei den Forschern

2.4.1 Konsequenz des vermittelnden Ansatzes

Für die Nutzung pseudonymisierter klinischer Daten in der biomedizinischen Forschung hat der vermittelnde Ansatz zur Folge: Empfangen die Forscher ausschließlich den nicht identifizierenden Teil eines pseudonymisierten Datums ohne Zuordnungsschlüssel und verfügen sie weder über eigenes Zusatzwissen noch über einen rechtlichen Anspruch auf den Schlüssel oder sonstige legale Zugriffsmöglichkeiten, handelt es sich für sie um ein

---

[84] *Brink/Eckhardt*, ZD 2015, 205 (209); *Dregelies*, VuR 2017, 256 (257).

[85] EuGH, ECLI:EU:C:2016:779, Rn. 45 – *Breyer*.

[86] I. Erg. auch *Kühling/Klar*, ZD 2017, 24 (28).

[87] Vgl. EuGH, ECLI:EU:C:2016:779, Rn. 45 – *Breyer*; GA EuGH, ECLI:EU:C:2016:339, Rn. 73; a. A. *Weichert*, ABIDA Gutachten Big Data im Gesundheitsbereich, 2018, S. 141.

faktisch anonymes Datum. Die Verarbeitung dieses Datums fällt für die Forscher nicht unter das Datenschutzrecht.[88] Die Pseudonymisierung hat für die Forscher eine subjektiv anonymisierende Wirkung.[89]

Für die übermittelnde Stelle, die über den Zuordnungsschlüssel verfügt, bleibt das Datum auch nach der Pseudonymisierung ein personenbezogenes Datum. Die Übertragung des pseudonymen Datums von dieser Stelle an die Forscher – obgleich beschränkt auf den subjektiv anonymen Anteil – stellt für die übermittelnden Personen einen rechtfertigungsbedürftigen Datenverarbeitungsvorgang dar.[90]

2.4.2 Kautelarjuristische Handlungsempfehlung

Da der EuGH das Vorhandensein rechtlicher Mittel betont, sollten die Forscher umfassend vertraglich auf die Kenntnisnahme von Zusatzwissen verzichten und sich zudem einem Verbot der Re-Identifizierung unterwerfen.[91] So könnte im Fall der Übermittlung pseudonymisierter Daten von einem behandelnden Arzt an einen Forscher vertraglich geregelt werden, dass der Forscher keinerlei Ansprüche auf den Zuordnungsschlüssel oder sonstiges beim Behandelnden vorhandenes Zusatzwissen über den Betroffenen geltend machen wird, keinerlei Versuch unternimmt, auf das Zusatzwissen zuzugreifen und auch sonst die Daten nicht in einer Weise nutzt, die zur Re-Identifizierung des Betroffenen führen kann.[92]

Ein solcher vorbeugender vertraglicher Verzicht sollte mit Kontrollen und Sanktionen verbunden werden, die ein vertragswidriges Verhalten unwahrscheinlich machen.[93] Die Vereinbarung kann etwa mit einem außerordentlichen Kündigungsrecht und einer angemessen hohen Vertragsstrafe kombiniert werden. Diese vertraglichen Hürden können zu einer nach allgemeinem Ermessen fehlenden Identifizierungswahrscheinlichkeit i. S. d. EG 26 führen.[94] Hierdurch kann in der Praxis verhindert werden, dass das bei

---

[88] So auch *Art.-29-Datenschutzgruppe*, WP 136, 4/2007, S. 17 f.

[89] *Ziebarth*, in: Sydow (Hrsg.), DSGVO, 2. Aufl. 2018, Art. 4 Rn. 98; in diese Richtung *Schefzig*, K & R 2014, 772 (776 f.).

[90] Vgl. *Roßnagel/Scholz*, MMR 2000, 721 (730); anders *Schneider*, Sekundärnutzung klinischer Daten, 2015, S. 24.

[91] Vgl. *Arning/Rothkegel*, in: Taeger/Gabel (Hrsg.), DSGVO-BDSG, 3. Aufl. 2019, Art. 4 Rn. 54; *Dammann*, in: Simitis (Hrsg.), BDSG a.F., 8. Aufl. 2014, § 3 Rn. 31; in diese Richtung auch *Brink/Eckhardt*, ZD 2015, 205 (211); *Forgó/Krügel*, MMR 2010, 17 (18); anders *Haase*, Datenschutzrechtliche Fragen des Personenbezugs, 2015, S. 303, 305; *Fleischer*, Rechtliche Aspekte der Systemmedizin, 2018, S. 260.

[92] Vgl. zu letzterem Punkt *DKFZ*, Data Transfer Agreement of Human Data for Research Purposes, Klausel 5, www.dkfz.de/en/CanEpi/EGA/Data-Transfer-Agreement-of-Human-Data-for-Research-Purposes-Jan.-2020.pdf (Zugriff: 29.7.2021).

[93] *Dammann*, in: Simitis (Hrsg.), BDSG a.F., 8. Aufl. 2014, § 3 Rn. 31.

[94] Vgl. *Arning/Rothkegel*, in: Taeger/Gabel (Hrsg.), DSGVO-BDSG, 3. Aufl. 2019, Art. 4 Rn. 54; *Kroschwald*, ZD 2014, 75 (76).

der behandelnden, datenerhebenden Stelle vorhandene Zusatzwissen dem Forscher als eigenes Wissen über den Betroffenen zugerechnet wird.

Ein weiterer vertraglicher Aspekt in der Kautelarlösung sollte für den zusätzlichen Schutz der von Forschern empfangenen klinischen Daten beachtet werden: Auch wenn die Daten für die Forscher faktisch anonym sind, behalten sie doch ihren sensiblen Charakter und sind anfällig für Hacker oder Cyber-Attacken durch Außenstehende.[95] Da jedoch die Forscher aufgrund der für sie anonymen Daten nicht unter das Datenschutzrecht fallen, entfällt für sie zugleich die Pflicht zum Vorhalten technischer und organisatorischer Maßnahmen zum Schutz der Daten nach Art. 24, 32 DSGVO. Daher sollten die datenempfangenden Forscher vertraglich zu einem dem Stand der Technik entsprechenden Schutz der Daten vor unberechtigtem Zugriff und Datenmissbrauch verpflichtet werden.[96] Ein solcher verlängerter Schutz der Daten bei den Forschern kann wiederum Beachtung im Rahmen des datenschutzrechtlich relevanten Übermittlungsvorgangs vom Behandelnden an die Forscher finden, etwa im Rahmen einer Risikoabwägung gem. Art. 35 (Abs. 3 lit. b) DSGVO. Hierin ist auch kein (unzulässiges) vertragliches Abbedingen der DSGVO zu sehen. Aus der Nichtanwendbarkeit der DSGVO kann nicht geschlossen werden, dass die Daten technisch nicht geschützt werden müssen. Die vertragliche Vereinbarung technischen Schutzes ist zulässiger Ausdruck von Vertragsfreiheit, zumal der technische Schutz von Daten auch außerhalb personenbezogener Daten üblich ist.

2.5 Übertragung faktisch anonymer Daten durch die Forscher

2.5.1 Konsequenz des vermittelnden Ansatzes

Nach Empfang der Daten durch die Forscher stellt sich weiter die Frage, ob die für sie faktisch anonymen Daten an Dritte übertragen oder sogar zur freien Verfügung ins Internet gestellt werden dürfen. Praktisch relevant ist dies, wenn die Forscher Ergebnisse ihrer Forschung und damit zusammenhängend die Datengrundlage mit der Scientific Community teilen möchten.[97] Da die Daten unter den beschriebenen Voraussetzungen für die Forscher datenschutzrechtlich frei nutzbar sind, können sie diese Daten grundsätzlich auch frei von datenschutzrechtlicher Restriktion an Dritte weitergeben. Denkbar ist beispielsweise, dass eine Forschergruppe die aus ihrer Sicht faktisch anonymen

---

[95] Hierzu *Jäschke/Lingen*, in: Jäschke (Hrsg.), Datenschutz im Gesundheitswesen, 2. Aufl. 2018, S. 146.

[96] Zur vertraglichen Verpflichtung zu technischen Schutzvorkehrungen: *DKFZ*, Data Transfer Agreement of Human Data for Research Purposes, Klausel 5, www.dkfz.de/en/CanEpi/EGA/Data-Transfer-Agreement-of-Human-Data-for-Research-Purposes-Jan.-2020.pdf (Zugriff: 29.7.2021).

[97] *Schaar*, ZD 2016, 224 (226); *Weichert*, ZD 2020, 18 (20).

Daten einem Pharmaunternehmen zur weitergehenden Nutzung zur Verfügung stellen möchte.[98]

Auf den ersten Blick ist die datenschutzrechtlich unbeschränkte Möglichkeit der Übertragung von der forschenden Stelle an das Pharmaunternehmen konsequente Folge des vermittelnden Ansatzes. Ein etwaiges Korrekturbedürfnis dieser Situation könnte mit dem Argument abgelehnt werden, dass zumindest das Pharmaunternehmen, das die Daten empfängt und über Zusatzwissen oder Zusatzmittel für eine mögliche Re-Identifizierung (etwa aufgrund der eigenen Zugriffsmöglichkeit auf einen Referenzdatenbestand oder der Nutzungsmöglichkeit leistungsstarker Rechenzentren) verfügt, datenschutzrechtlich verantwortlich ist und einer Rechtsgrundlage zum Erheben und Speichern der Daten bedarf.[99] Diese Annahme würde jedoch dem Gedanken des datenschutzrechtlichen Vorfeldschutzes bei der Identifizierbarkeit (s.o.) und der allgemeinen Risikoverantwortung der übertragenden Stelle widersprechen. Die übertragende Forschergruppe setzt mit der Übertragung der Daten an das Pharmaunternehmen eine Ursache für eine erhöhte Gefährdung durch Re-Identifizierung des Betroffenen. Zudem weist die Annahme Lücken bei der Drittlandübertragung auf, wenn der Empfänger nach Art. 3 DSGVO nicht unter die DSGVO fällt.[100] Deshalb ist die Situation der freien Übertragbarkeit der Daten durch die Forschergruppe korrekturbedürftig.

Von der Literatur wird teilweise eine Korrektur in Form der Zurechnung von Zusatzwissen bejaht, wenn eine Stelle die für sie faktisch anonymen Daten an eine andere Stelle überträgt, die über Zusatzwissen oder Zusatzmittel verfügt.[101] Hiernach bräuchte die Forschergruppe für die Übertragung von für sie faktisch anonymen Daten an das Pharmaunternehmen aufgrund des dort vorhandenen Referenzdatenbestands oder des Zugriffs auf leistungsstarke Rechenzentren und der damit einhergehenden Re-Identifizierungsmöglichkeit eine datenschutzrechtliche Rechtsgrundlage. Gleiches würde gelten, wenn die Forschergruppe die für sie faktisch anonymen Daten zur freien Verfügung ins Internet hochladen würde, da hierdurch die Wahrscheinlichkeit, dass irgendeine zugriffnehmende Stelle über Zusatzwissen für eine mögliche Re-Identifizierung verfügt, erheblich gesteigert würde. Obwohl das Datum für die übertragende Forschergruppe zunächst faktisch anonym ist, handelt es sich nun aufgrund des Wissens oder der Mittel der empfangenden Stelle rückwirkend um eine datenschutzrechtlich relevante Übermittlung.[102] Gestützt wird diese Fiktion auf EG 26 S. 3 DSGVO, der die

---

[98] Zu einem ähnlichen Beispiel vgl. *Art.-29-Datenschutzgruppe*, WP 136, 4/2007, S. 18.

[99] Eine Schutzlücke deshalb bezweifelnd *Eckhardt*, K & R 2007, 602 (603).

[100] Vgl. den Beitrag von *Schrader* in diesem Band.

[101] *Brink/Eckhardt*, ZD 2015, 205 (211); *Dammann*, in: Simitis (Hrsg.), BDSG a.F., 8. Aufl. 2014, § 3 Rn. 26; *Gola/Schomerus*, in: Gola et al. (Hrsg.), BDSG a.F., 11. Aufl. 2012, § 3 Rn. 10, 44a; *Klar/Kühling*, in: Kühling/Buchner (Hrsg.), DS-GVO/BDSG, 3. Aufl. 2020, Art. 4 Nr. 1 Rn. 27; *Kühling/Klar*, NJW 2013, 3611 (3615).

[102] Von „rückwirkend" spricht etwa der GA EuGH, ECLI:EU:C:2016:339, Rn. 77 – *Breyer*.

Mittel anderer Personen mit einbezieht. Das Wissen Dritter müsse zumindest dann in die Bewertung des Personenbezugs eingestellt werden, wenn der Dritte mit den fraglichen Daten in Berührung komme, etwa indem sie ihm übermittelt oder sonst zur eigenen Verfügung gestellt würden.[103] Auch wenn der Zurechnung von Zusatzwissen in solchen Übertragungssituationen zuzustimmen ist, sind weitere Ergänzungen nötig:

Zunächst erscheint es unstimmig, von einer Rückwirkung des Personenbezugs ab dem Zeitpunkt des Datenempfangs zu sprechen. Eine Fiktion mit ex tunc-Wirkung ist zwar rechtlich denkbar, jedoch weder gesetzlich angedeutet noch zielführend für die nähere Bestimmung der Reichweite der Zurechnungswirkung. Stattdessen sollte von einer „Vorwirkung" des Zusatzwissens des Dritten im Moment der Datenübermittlung gesprochen werden. Diese Vorwirkung bewirkt eine veränderte Sichtweise, die nicht den Empfang als auf die Übermittlung rückwirkendes Ereignis, sondern den Übermittlungszeitpunkt betont.[104] Im Zeitpunkt der Übertragung der für die Forschergruppe faktisch anonymen Daten muss sie sich daher die Frage stellen, ob das empfangende Pharmaunternehmen über etwaiges Zusatzwissen zur Re-Identifizierung des Betroffenen verfügt. Sofern sie diese Frage nach allgemeinem Ermessen wahrscheinlich bejahen muss, benötigt die Forschergruppe für die Übertragung eine datenschutzrechtlichen Rechtsgrundlage, obwohl die Daten für sie grundsätzlich faktisch anonym und daher datenschutzrechtlich frei verfügbar sind.

Diese Ergänzung beschränkt auch die oben beschriebene Zurechnungswirkung. Zunächst wird deutlich, dass es für die Beurteilung des beim Empfänger vorhandenen Zusatzwissens entscheidend auf den Übertragungszeitpunkt ankommt. Zusatzwissen oder Zusatzmittel, die der Empfänger erst nach der Übertragung des Datums erwirbt oder gar Folgeübermittlungen des Dritten an Vierte, sind nicht mehr von der Zurechnung umfasst.[105] Die Vorwirkung im Zeitpunkt der Übertragung verdeutlicht, dass die Zurechnung des Zusatzwissens auf den konkreten Übertragungsvorgang beschränkt bleibt. Sofern sich nichts an der faktischen Anonymität der Daten bei der Forschergruppe ändert, ist sie somit außerhalb der Übertragung an das besagte Pharmaunternehmen frei von datenschutzrechtlicher Bindung.

Schließlich konkretisiert der Gedanke der Vorwirkung den bei der Forschergruppe zu fordernden Grad der Kenntnis bezüglich des beim Pharmaunternehmen vorhandenen Zusatzwissens. Teilweise wurde hier vertreten, dass die übertragende Stelle stets und

---

[103] *Dammann*, in: Simitis (Hrsg.), BDSG a.F., 8. Aufl. 2014, § 3 Rn. 19; *Gola/Schomerus*, in: Gola et al. (Hrsg.), BDSG a.F., 11. Aufl. 2012, § 3 Rn. 10, 44a; *Kühling/Klar*, in: Kühling/Buchner (Hrsg.), DS-GVO/BDSG, 3. Aufl. 2020, Art. 4 Nr. 1 Rn. 26.

[104] *Klar/Kühling*, in: Kühling/Buchner (Hrsg.), DS-GVO/BDSG, 3. Aufl. 2020, Art. 4 Nr. 1 Rn. 24.

[105] Anders dagegen *Dammann*, in: Simitis (Hrsg.), BDSG a.F., 8. Aufl. 2014, Art. 4 Nr. 1 Rn. 38, der auch später hinzutretendes Zusatzwissen und Folgeübermittlungen in die Zurechnung einbeziehen will und damit das datenschutzrechtliche Haftungsrisiko für die übermittelnde Stelle unkontrollierbar ausdehnt; krit. hierzu *Bergt*, ZD 2015, 365 (369).

verdachtsunabhängig die gegenwärtigen und künftigen Re-Identifizierungsmöglichkeiten der empfangenden Stelle zu evaluieren habe.[106] Eine solche pauschale Prüfungspflicht stünde jedoch in der Nähe des für unverhältnismäßig erachteten objektiven Ansatzes in der Übertragungssituation.[107] Der Übertragende weiß in der Regel nicht, über welches Wissen der Datenempfänger verfügt oder künftig verfügen wird. Er müsste daher sicherheitshalber vom Vorhandensein von Zusatzwissen ausgehen.

Überzeugender ist daher, auf positive Kenntnis des Übertragenden oder zumindest die Erkennbarkeit des nach allgemeinem Ermessen wahrscheinlichen Zusatzwissens bei der empfangenden Stelle abzustellen.[108] Nur wenn die übertragende Forschergruppe im Übertragungszeitpunkt damit rechnen muss, dass dem Pharmaunternehmen nach allgemeinem Ermessen wahrscheinlich (EG 26 S. 3 DSGVO) Zusatzwissen für eine mögliche Re-Identifizierung zur Verfügung steht, ist der Forschergruppe dieses Wissen zuzurechnen. Mit solchem vorhandenen Zusatzwissen muss die Forschergruppe insbesondere dann rechnen, wenn sie die Daten frei zugänglich ins Internet stellt, da hier das Vorhandensein von Zusatzwissen bei irgendeiner zugreifenden Stelle nach allgemeinem Ermessen zu erwarten ist.[109]

2.5.2 Kautelarjuristische Handlungsempfehlung

In der Praxis kann es sich aus Gründen der Rechtssicherheit auch in der Übertragungssituation für die verantwortliche Forschungseinrichtung anbieten, mit dem Dritten, dem sie Daten übertragen möchte, eine vertragliche Vereinbarung zu treffen. In einer solchen Vereinbarung sollte die empfangende Stelle der übertragenden Einrichtung zusichern, dass sie über keinerlei Zusatzwissen oder Zusatzmittel zur Identifikation verfügt und auch künftig nicht erwerben oder nutzen wird, um den Betroffenen zu re-identifizieren.[110] Auch diese Kautelarpraxis sollte mit einer Vertragsstrafe und einem außerordentlichen Kündigungsrecht für den Fall der Vertragsverletzung abgesichert werden.[111]

---

[106] *Dammann*, in: Simitis, BDSG a.F., 8. Aufl. 2014, § 3 Rn. 32; *Gola/Schomerus*, in: Gola et al. (Hrsg.), BDSG a.F., 11. Aufl. 2012, § 3 Rn. 44a; *Kühling/Klar*, NJW 2013, 3611 (3615).

[107] Hierauf hinweisend *Bergt*, ZD 2015, 365 (369); dies ebenfalls konzedierend *Dammann*, in: Simitis (Hrsg.), BDSG a.F., 8. Aufl. 2014, § 3 Rn. 32.

[108] *Gola*, in: Gola (Hrsg.), DS-GVO, 2. Aufl. 2018, Art. 4 Rn. 18 f.; *Brink/Eckhardt*, ZD 2015, 205 (211).

[109] *Klar/Kühling*, in: Kühling/Buchner (Hrsg.), DS-GVO/BDSG, 3. Aufl. 2020, Art. 4 Nr. 1 Rn. 27.

[110] Vgl. *DKFZ*, Data Transfer Agreement of Human Data for Research Purposes, Klausel 5, www. dkfz.de/en/CanEpi/EGA/Data-Transfer-Agreement-of-Human-Data-for-Research-Purposes-Jan.-2020.pdf (Zugriff: 29.7.2021).

[111] Vgl. *DKFZ*, Data Transfer Agreement of Human Data for Research Purposes, Klausel 11, www.dkfz.de/en/CanEpi/EGA/Data-Transfer-Agreement-of-Human-Data-for-Research-Purposes-Jan.-2020.pdf (Zugriff: 29.7.2021).

3 Ergebnis

Bevor im Kontext der Sekundärnutzung klinischer Daten zu Forschungszwecken die allgemeinen und bereichsspezifischen datenschutzrechtlichen Rechte und Pflichten diskutiert werden, ist zunächst die Anwendbarkeit des Datenschutzrechts in den Blick zu nehmen. Dabei sollte der Spielraum, der sich zum Schutz des Betroffenen einerseits und zum Erhalt einer effektiven und rechtssicheren Forschungspraxis andererseits bietet, genutzt werden. Hier ist das vom EuGH im Rahmen der Identifizierbarkeit betonte rechtliche Mittel, das den Zugriff auf Wissen zur Bestimmung des Betroffenen erlaubt, entscheidend. Sofern die Forscher klinische Daten zu sekundären Forschungszwecken erhalten, sollte mittels vertraglicher Vereinbarung ein Ausschluss denkbarer rechtlicher Zugriffsmittel auf identifizierendes Zusatzwissen vorgenommen und ein Verbot sonstiger Re-Identifizierungsmaßnahmen vereinbart werden.

Hierdurch kann von der Pseudonymisierung und/oder der Zwischenschaltung von Datentreuhändern eine faktisch anonymisierende Wirkung für die Forscher ausgehen. Voraussetzung ist, dass die Forscher den Betroffenen nicht aufgrund eigenen Wissens oder eigener Mittel re-identifizieren können.[112] Das eigene Wissen und die eigenen Mittel müssen die verarbeitenden Forscher unter Berücksichtigung objektiver Faktoren (EG 26 S. 4 DSGVO) sorgfältig und unter etwaiger Einbeziehung der Datenschutzbehörden bewerten, ohne vorschnell eine aus ihrer Sicht vorhandene hinreichende Anonymisierung anzunehmen.[113] Nur unter diesen Voraussetzungen kann sich eine hinreichende Pseudonymisierung als subjektive und somit faktische Anonymisierung im datenschutzrechtlichen Sinne für die Forscher darstellen.

Die genannten Grundsätze gelten auch im Bereich von Sozialdaten, die zu sekundären Forschungszwecken genutzt werden sollen. Nach § 67 Abs. 2 SGB X sind Sozialdaten personenbezogene Daten gem. Art. 4 Nr. 1 DSGVO, die von den sozialrechtlichen Leistungsträgern (insbesondere den gesetzlichen Krankenkassen) zur Erfüllung ihrer Aufgaben verarbeitet werden, sodass auf die datenschutzrechtlichen Ausführungen verwiesen werden kann.

Trotz vertraglicher Gestaltungsmöglichkeiten müssen die datenempfangenden Forscher gerade aufgrund zunehmender Verknüpfungsmöglichkeiten fortwährend kritisch prüfen, ob mit den ihnen zur Verfügung stehenden Mitteln tatsächlich der Betroffene nicht identifiziert werden kann. Es bleibt die Aufgabe und Pflicht jeder präsumtiv verantwortlichen Stelle, die eigenen rechtlichen und tatsächlichen Möglichkeiten einer Re-Identifizierung stets zu evaluieren.

---

[112] *Arning/Forgó/Krügel*, DuD 2006, 700 (702); *Mand*, MedR 2005, 565 (568); *Ziebarth*, in: Sydow (Hrsg.), DSGVO, 2. Aufl. 2018, Art. 4 Rn. 96.

[113] Vgl. *BfDI*, Positionspapier zur Anonymisierung unter der DSGVO, 2020, S. 4.

Danksagung Dieser Beitrag wurde im Rahmen des DFG-geförderten Projekts „Learning from Clinical Data (LinCDat)" erstellt. Wir möchten uns bei unseren Projektpartner*innen Prof. Dr. Eva Winkler, Dr. Christoph Schickhardt, Dr. Katja Mehlis, Anja Köngeter und Dr. Martin Jungkunz bedanken. Ebenso danken wir Amelie Hotz für ihre Unterstützung bei der Recherche zu diesem Beitrag. Schließlich möchten wir den Herausgeber*innen für ihr wertvolles Feedback und die Aufnahme in diesem Sammelband danken.

Gefördert durch die Deutsche Forschungsgemeinschaft (DFG) – 406103282

Datenverarbeitung zu medizinischen Forschungszwecken im internationalen Kontext – Neue juristische Herausforderungen unter der DSGVO

Leonie F. Schrader

1   Einleitung

Das Ziel der medizinischen Forschung ist es, die Gesundheitsversorgung der Bevölkerung zu verbessern. Um dieses Ziel zu erreichen benötigt die Wissenschaft Informationen über den menschlichen Körper sowie über Krankheitsverläufe. Grundlage des Erkenntnisgewinns in der medizinischen Forschung bilden mithin personenbezogene Daten.[1] Da sich medizinische Forschungsprojekte oft nicht auf einen bestimmten Staat beschränken lassen,[2] ist es erforderlich, diese Daten in andere Staaten zu übermitteln, damit sie dort ebenfalls zu Forschungszwecken verarbeitet werden können. So hat der *Europäische Datenschutzausschuss (EDSA)* jüngst darauf hingewiesen, dass im Rahmen der wissenschaftlichen Forschung und insbesondere auch im Rahmen der COVID-19-Pandemie ein Bedarf an internationaler Zusammenarbeit bestehe, der die Übermittlung von Gesundheitsdaten zum Zwecke der wissenschaftlichen Forschung mit sich bringe.[3]

   Nach der Systematik der Datenschutz-Grundverordnung (DSGVO)[4] ist diesbezüglich zwischen Datenübermittlungen in Drittländer und Datenübermittlungen innerhalb der

---

[1] *Bischoff*, PharmR 2019, 265 (265).

[2] *Weichert*, in: Kühling/Buchner, DSGVO BDSG, 2. Aufl. 2018, Art. 9 DSGVO Rn. 180.

[3] *European Data Protection Board*, Guidelines 03/2020 on the processing of data concerning health for the purpose of scientific research in the context of the COVID-19 outbreak, adopted on 21 April 2020, S. 12 Ziff. 58.

[4] Verordnung (EU) 2016/679 des Europäischen Parlaments und des Rates vom 27. April 2016 zum Schutz natürlicher Personen bei der Verarbeitung personenbezogener Daten, zum freien Datenverkehr und zur Aufhebung der Richtlinie 95/46/EG (Datenschutz-Grundverordnung), ABl. L 119 S. 1.

L. F. Schrader (✉)
Kiel, Deutschland

© Der/die Autor(en) 2022
G. Richter et al. (Hrsg.), *Datenreiche Medizin und das Problem der Einwilligung*,
https://doi.org/10.1007/978-3-662-62987-1_7

121

Europäischen Union (EU) zu differenzieren. In beiden Fällen lässt die DSGVO Fragen in der praktischen Umsetzung offen. Im Zusammenhang mit Datenübermittlungen innerhalb der EU stellen sich insbesondere Fragen nach der Bestimmung des im Rahmen der DSGVO-Öffnungsklauseln anzuwendenden nationalen Anpassungsrechts. Daneben ist eine Übermittlung personenbezogener Daten in Drittstaaten außerhalb der EU nur bei Erfüllung der im Kapitel V der DSGVO aufgestellten zusätzlichen Anforderungen zulässig, die ebenfalls diverse Fragen aufwerfen. Vor diesem Hintergrund soll im Folgenden auf die Herausforderungen bei der Datenverarbeitung zu medizinischen Forschungszwecken im internationalen Kontext eingegangen werden.

2   Grenzüberschreitende Datenverarbeitung innerhalb der EU zu Forschungszwecken

Hochwertige medizinische Forschung erfordert neben einer institutionsübergreifenden oftmals auch eine länderübergreifende Zusammenarbeit zwischen verschiedenen Forschungseinrichtungen.[5] So sind Forschungsinstitute vielfach darauf angewiesen, dass sie als Datengrundlage Daten von Einrichtungen in anderen EU-Mitgliedstaaten erhalten.[6] Grundsätzlich gelten dabei für die Übermittlung von Daten in einen anderen EU-Mitgliedstaat die gleichen Regelungen, wie für die Übermittlung innerhalb eines Mitgliedstaates der Europäischen Union.[7] Die innergemeinschaftliche Datenübermittlung ist mithin nach Maßgabe der DSGVO nicht anders zu behandeln als eine Übermittlung an Datenempfänger im Inland.[8] Datenübermittlungen unterliegen als Unterfall der Verarbeitung i.S.d. Art. 4 Nr. 2 DSGVO daher grundsätzlich den Rechtmäßigkeitsanforderungen der Art. 6 und 9 DSGVO.[9] Diese sehen für die Verarbeitung von Grunddaten und besonderen Kategorien personenbezogener Daten, wie etwa Gesundheitsdaten, jeweils ein grundsätzliches Verarbeitungsverbot mit Erlaubnisvorbehalt vor. Art. 6 Abs. 1 und Art. 9 Abs. 2 DSGVO statuieren Ausnahmen von diesem Verbot, die teilweise unmittelbar aus der Verordnung gelten oder aber einer näheren Ausgestaltung durch den nationalen Gesetzgeber bedürfen.[10] Für die Übermittlung von Daten zu Forschungszwecken kommt eine Einwilligung der betroffenen Person in die

---

[5] *Gmds/GDD*, Datenschutzrechtliche Anforderungen an die medizinische Forschung unter Berücksichtigung der DSGVO, S. 5.

[6] *Krohm*, in: Gola/Heckmann, BDSG, 13. Aufl. 2019, § 27 BDSG Rn. 3.

[7] *Schantz*, in: BeckOK Datenschutzrecht, 35. Ed. Stand 01.05.2020, Art. 1 DSGVO Rn. 9.

[8] *Dovas/Grapentin*, in: Auer-Reinsdorff/Conrad, Handbuch IT- und DatenschutzR, 3. Aufl. 2019, § 35 Rn. 19.

[9] *Moos*, in: Moos/Schefzig/Arning, Die neue Datenschutz-Grundverordnung, 1. Aufl. 2018, S. 278 Rn. 37; *Wybitul/Ströbel/Ruess*, ZD 2017, 503 (504).

[10] *Bieresborn*, NZS 2017, 926 (926).

Übermittlung der personenbezogenen Daten gemäß Art. 9 Abs. 2 lit. a DSGVO oder der gesetzliche Erlaubnistatbestand des Art. 9 Abs. 2 lit. j DSGVO i.V.m. dem mitgliedstaatlichen Recht in Betracht. Mit § 27 Abs. 1 BDSG n.F. hat der deutsche Gesetzgeber auf Basis von Art. 9 Abs. 2 lit. j DSGVO eine solche nationale Regelung für die Verarbeitung besonderer Kategorien personenbezogener Daten zu wissenschaftlichen Forschungszwecken geschaffen.[11] Für den Fall, dass ein deutsches Forschungsinstitut besondere Kategorien personenbezogener Daten in einen anderen EU-Staat übermitteln möchte, kann diese Datenübermittlung somit entweder auf die ausdrückliche Einwilligung der betroffenen Person gemäß Art. 9 Abs. 2 lit. a DSGVO oder auf Art. 9 Abs. 2 lit. j DSGVO i.V.m. § 27 Abs. 1 BDSG n.F. gestützt werden.

Wesentlich problematischer wird es, wenn die aus den verschiedenen Mitgliedstaaten übermittelten personenbezogenen Daten sodann beim Empfänger verarbeitet werden. Denn die DSGVO hat das materielle Datenschutzrecht nicht vollständig harmonisiert, sondern den nationalen Gesetzgebern teilweise eigene Spielräume für nationale Regelungen eingeräumt,[12] sodass auch seit dem Geltungsbeginn der DSGVO am 25. Mai 2018 innerhalb der EU weiterhin eine Reihe unterschiedlicher Datenschutzregelungen bestehen. Es stellt sich daher die Frage, wie sich in Fällen grenzüberschreitender Datenverarbeitung zu Forschungszwecken das im Rahmen der Öffnungsklauseln der DSGVO anwendbare nationale Datenschutzrecht bestimmen lässt.[13]

Diese Frage ist insbesondere für den Bereich der medizinischen Forschung virulent, da die DSGVO für diesen Bereich weitreichende Öffnungsklauseln vorsieht, die Raum für eine nationale Ausgestaltung innerhalb des Rahmens der DSGVO lassen. So erlaubt Art. 89 Abs. 2 DSGVO die Einschränkung von Rechten betroffener Personen im nationalen Recht, wenn Daten zu wissenschaftlichen Forschungszwecken verarbeitet werden. Daneben sieht Art. 9 Abs. 2 lit. j DSGVO selbst keine Rechtsgrundlage für die Verarbeitung von Daten zu wissenschaftlichen Forschungszwecken vor, sondern bedarf vielmehr einer Grundlage im nationalen Recht und gibt lediglich den Rahmen für die nationale Ausgestaltung vor.[14] Die Verarbeitung personenbezogener Daten für Forschungszwecke unterliegt daher in weiten Teilen dem an die DSGVO angepassten Recht der Mitgliedstaaten.[15] Daher besteht Konfliktpotenzial, wenn die einzelnen EU-Mitgliedstaaten abweichende Bestimmungen, z. B. in ihren nationalen Forschungsklauseln, aufstellen. In diesem Sinne hat die *EU-Kommission* in ihrem am 24. Juni 2020 vorgelegten Evaluationsbericht zur DSGVO betont, dass die Rechtsvorschriften

---

[11] BT-Drs. 18/11325, S. 99.

[12] *Buchner*, Der neue Datenschutz im Gesundheitswesen, 2019, S. 20; *Gömann*, EuZW 2018, 680 (684 f); *Laue*, ZD 2016, 463 (463).

[13] *Gömann*, EuZW 2018, 680 (685); *Pormeister*, Journal of Law and the Biosciences 2018, 706 (711); *Däubler*, RIW 2018, 405 (406, 411 f.).

[14] *Albers/Veit*, in: BeckOK Datenschutzrecht, 35. Ed. Stand 01.05.2020, Art. 9 DSGVO Rn. 91; *Weichert*, ZD 2020, 18 (18).

[15] *Pormeister*, Journal of Law and the Biosciences 2018, 706 (711).

der EU-Mitgliedstaaten bei der Umsetzung der Abweichungen vom generellen Verarbeitungsverbot insbesondere auch für die Verarbeitung personenbezogener Daten zu Gesundheits- und Forschungszwecken unterschiedliche Ansätze verfolgen.[16]

Bevor im Folgenden auf unterschiedliche Lösungsansätze eingegangen wird, soll die Problematik zunächst anhand eines Beispiels verdeutlicht werden, um aufzuzeigen, dass die Frage des anwendbaren nationalen Rechts innerhalb der EU auch unter der Rechtslage der DSGVO weiterhin von praktischer Relevanz ist.

Wie soeben beschrieben, gibt die DSGVO den Mitgliedstaaten in Art. 89 Abs. 2 DSGVO die Möglichkeit, Ausnahmen von den in der DSGVO vorgesehenen Betroffenenrechten für den Fall der Verarbeitung von Daten zu Forschungszwecken vorzusehen. So findet in Österreich nach § 2d Abs. 6 Nr. 1 FOG[17] das Auskunftsrecht der betroffenen Person keine Anwendung, wenn durch die Ausübung des Auskunftsrechts die Erreichung von Forschungszwecken ernsthaft beeinträchtigt oder unmöglich gemacht wird. Zwar ist im deutschen Recht nach § 27 Abs 2 S. 1 BDSG n.F.[18] eine Einschränkung des Auskunftsrechts unter den gleichen Voraussetzungen möglich, darüber hinaus besteht das Recht auf Auskunft gemäß § 27 Abs. 2 S. 2 BDSG n.F. aber auch dann nicht, wenn die Daten für Zwecke der wissenschaftlichen Forschung erforderlich sind und die Auskunftserteilung einen unverhältnismäßigen Aufwand erfordern würde.[19] Nach der Gesetzesbegründung kann ein solcher unverhältnismäßiger Aufwand bereits dann vorliegen, wenn ein Forschungsvorhaben mit besonders großen Datenbeständen arbeitet.[20] Nach deutschem Recht werden an die Einschränkung des Auskunftsrecht somit erleichterte Anforderungen gestellt. Die entsprechenden Regelungen unterscheiden sich daher im Hinblick auf die Voraussetzungen, die erfüllt sein müssen, damit von der Erteilung der Auskunft abgesehen werden kann.

Konkret könnte sich daher das folgende Szenario ergeben:[21] Ein Wissenschaftler aus Österreich teilt die Daten aus seinem Datenpool, den er im Rahmen seiner Forschung eingerichtet hat, mit einem Forscher in Deutschland, damit die Daten in Deutschland zu Forschungszwecken verarbeitet werden können. In diesem Fall stellt sich die Frage, ob die betroffenen Personen aus Österreich, deren Daten im Rahmen des Forschungsprojekts in Deutschland verarbeitet werden, ihr Recht auf Auskunft geltend machen können.

---

[16] *Europäische Kommission*, COM(2020) 264 final v. 24. Juni 2020, S. 9.

[17] Bundesgesetz über allgemeine Angelegenheiten gemäß Art. 89 DSGVO und die Forschungsorganisation (Forschungsorganisationsgesetz – FOG).

[18] Bundesdatenschutzgesetz (BDSG) vom 30. Juni 2017, BGBl. I S. 2097.

[19] Ob dies mit der DSGVO vereinbar ist, ist umstritten, s. dazu *Schlösser-Rost*, in: BeckOK Datenschutzrecht, 35. Ed. Stand 01.11.2019, § 27 BDSG Rn. 43; *Schantz*, in: Schantz/Wolff, Das neue Datenschutzrecht, 1. Aufl. 2017, Rn. 1357.

[20] BT-Drs. 18/11325, 99 f.; *Krohm*, in: Gola/Heckmann, BDSG, 13. Aufl. 2019, § 27 BDSG Rn. 38; *Schlösser-Rost*, in: BeckOK Datenschutzrecht, 35. Ed. Stand 01.11.2019, § 27 BDSG Rn. 43.

[21] Das Beispiel ist angelehnt an *Pormeister*, Journal of Law and the Biosciences 2018, 706 (721).

Dies könnte ihnen verwehrt sein, wenn das Auskunftsrecht nach deutschem Recht nicht bestünde, da die Daten für die wissenschaftliche Forschung erforderlich sind und die Auskunftserteilung einen unverhältnismäßigen Aufwand erfordern würde. Es ist somit fraglich, ob in diesem Szenario das Recht Österreichs oder Deutschlands in Bezug auf das Recht der betroffenen Personen aus Österreich angewendet werden muss.

Wenn das anwendbare Recht das des Mitgliedstaats wäre, in dem die Forschungseinrichtung ihre Tätigkeiten ausübt, könnte sich die Forschungseinrichtung auf die Vorgaben des DSGVO-Umsetzungsgesetzes dieses Landes, im vorliegenden Beispiel also auf deutsches Anpassungsrecht, berufen. Wenn jedoch das anwendbare Recht davon abhängen würde, wo die Einzelpersonen, deren Daten im Rahmen des Forschungsprojekts verarbeitet werden, niedergelassen sind, so müsste die Forschungseinrichtung unterschiedliche Regeln je nach Herkunftsland der betroffenen Personen, von denen die Daten stammen, anwenden.

Das Beispiel hat aufgezeigt, dass Konfliktpotenzial bestehen kann, wenn die einzelnen EU-Mitgliedstaaten abweichende Bestimmungen, z. B. in ihren nationalen Forschungsklauseln, aufstellen. Jede nationale Bestimmung kann potenziell zu einem Gesetzeskonflikt zwischen zwei oder mehreren Mitgliedstaaten führen.[22] Es stellt sich daher die Frage, nach welchen Regeln sich die Anwendung des nationalen Datenschutzrechts bestimmt, welches aufgrund der zahlreichen Öffnungsklauseln fortbestehen konnte oder neu erlassen wurde.[23]

2.1 Bestimmung des im Rahmen der Öffnungsklauseln der DSGVO anwendbaren nationalen Datenschutzrechts in Fällen grenzüberschreitender Datenverarbeitung innerhalb der EU zu Forschungszwecken

Obwohl das mitgliedstaatliche Recht aufgrund der in der DSGVO enthaltenen Öffnungsklauseln teilweise divergiert, sieht die DSGVO keine Kollisionsnorm zur Ermittlung des konkret anwendbaren mitgliedstaatlichen DSGVO-Anpassungsrechts vor.[24] In Art. 3 DSGVO finden sich allein Regelungen zum räumlichen Anwendungsbereich der DSGVO selbst, jedoch keine Kriterien zur Bestimmung des im Rahmen der

---

[22] *Chen*, IDPL 2016, 310 (313).

[23] *Däubler*, RIW 2018, 405 (406); *Gömann*, EuZW 2018, 680 (686).

[24] *Heberlein*, Datenschutz im Social Web, 2017, S. 85; *Lüttinghaus*, ZVglRWiss 2018, 50 (79); *Laue*, ZD 2016, 463 (464); *Gömann*, EuZW 2018, 680 (685); *Klar*, in: Kühling/Buchner, DSGVO BDSG, 2. Aufl. 2018, Art. 3 DSGVO Rn. 107; *Pormeister*, Journal of Law and the Biosciences 2018, 706 (715); *Brkan*, EDPL 2016, 324 (336); *Schantz*, in: Schantz/Wolff, Das neue Datenschutzrecht, 1. Aufl. 2017, Rn. 354.

Öffnungsklauseln der DSGVO anwendbaren nationalen Datenschutzrechts.[25] Das Fehlen einer solchen allgemeinen Kollisionsnorm wird auf den mit dem Erlass der DSGVO angestrebten einheitlichen Rechtsrahmen zum Datenschutz in der Union zurückgeführt, bei dessen Erlass sich die Frage nach dem anwendbaren mitgliedstaatlichen Datenschutzrecht nicht mehr gestellt hätte.[26] Im Unterschied dazu war in Art. 4 DSRL[27] noch eine Regelung zum anwendbaren einzelstaatlichen Recht zu finden. Auch diese konnte zwar nicht jedes kollisionsrechtliche Problem lösen, gab jedoch für die meisten Anwendungsfälle klare Richtlinien vor.[28] So kam nach Art. 4 Abs. 1 lit. a DSRL grundsätzlich das Recht eines Mitgliedstaates auf alle Datenverarbeitungen zur Anwendung, die im Rahmen der Tätigkeit einer Niederlassung durchgeführt wurden, die der Verantwortliche im Hoheitsgebiet des Mitgliedstaates besitzt.[29] Durch das Fehlen einer solchen oder ähnlichen Kollisionsregelung in der DSGVO wird die Vorhersehbarkeit des für eine grenzüberschreitende Datenverarbeitung maßgeblichen nationalen Datenschutzrechts und mithin die Rechtssicherheit für die datenschutzrechtlich Verantwortlichen und betroffenen Personen erheblich erschwert.[30]

2.1.1 Unterschiedliche Lösungsansätze

Vor dem Hintergrund dieser ungelösten Problematik werden unterschiedliche Lösungsansätze vorgeschlagen, die im Folgenden diskutiert werden.

2.1.1.1 Abgrenzung über nationale Kollisionsnormen

Die nationalen Gesetzgeber vertreten grundsätzlich die Auffassung, dass jeder Mitgliedstaat durch eigene Normen zum Anwendungsbereich die räumliche Anwendbarkeit seines DSGVO-Anpassungsgesetzes bestimmen könne.[31] Den Mitgliedstaaten stehe mithin die Kompetenz zu, selbst kollisionsrechtliche Regelungen zu erlassen.[32]

Zutreffend ist zwar, dass die Kompetenz zur Regelung des räumlichen Anwendungsbereichs der nationalen Datenschutzgesetze als Annex zu den in der DSGVO enthaltenen

---

[25] *European Data Protection Supervisor*, Opinion on the data protection reform package, S. 17; *Piltz*, in: Gola, DSGVO, 2. Aufl. 2018, Art. 3 DSGVO Rn. 38; *Bieresborn*, NZS 2017, 887 (892); *Däubler*, RIW 2018, 405 (405); *Laue*, ZD 2016, 463 (464).

[26] *Chen*, IDPL 2016, 310 (312); *Hanloser*, in: BeckOK Datenschutzrecht, 35. Ed. Stand 01.11.2020, Art. 3 DSGVO Rn. 9.

[27] Richtlinie 95/46/EG des Europäischen Parlaments und des Rates vom 24. Oktober 1995 zum Schutz natürlicher Personen bei der Verarbeitung personenbezogener Daten und zum freien Datenverkehr, ABl. L 281 S. 31.

[28] *Chen*, IDPL 2016, 310 (311).

[29] *Laue*, ZD 2016, 463 (464); *Chen*, IDPL 2016, 310 (311).

[30] *Gömann*, EuZW 2018, 680 (684).

[31] So zutreffend *Gömann*, EuZW 2018, 680 (685).

[32] *Däubler*, RIW 2018, 405 (406); *Piltz*, in: Gola, DSGVO, 2. Aufl. 2018, Art. 3 DSGVO Rn. 38.

Öffnungsklauseln zu verstehen ist.[33] Problematisch daran ist jedoch, dass die jeweiligen mitgliedstaatlichen Klauseln voneinander divergierende Anknüpfungskriterien vorsehen und mithin zu Kollisionskonflikten führen können.[34] So ist nach deutschem Recht für nichtöffentliche Stellen unter anderem gemäß § 1 Abs. 4 S. 2 Nr. 1 BDSG n.F. der Ort der Datenverarbeitung maßgeblich. Damit stellt die Vorschrift auf ein Kriterium ab, von dem der europäische Gesetzgeber in Art. 3 DSGVO selbst Abstand genommen hat.[35] Im österreichischen Datenschutzgesetz (DSG)[36] ist die Regelungen des § 3 DSG, die den räumlichen Anwendungsbereich betraf, hingegen mit Ablauf des 31. Dezember 2019 außer Kraft getreten, da der Gesetzgeber die Bestimmungen in Art. 3 der DSGVO zum räumlichen Anwendungsbereich als ausreichend ansah.[37] Der Art. 3 DSGVO selbst lässt den Ort der Verarbeitung außer Betracht und stellt für die räumliche Anwendbarkeit in Art. 3 Abs. 1 DSGVO auf den Ort der Niederlassung des Verantwortlichen oder Auftragsverarbeiters ab.[38] Zutreffenderweise wird daher darauf hingewiesen, dass die auf den Ort der Datenverarbeitung abstellende Regelung in § 1 Abs. 4 S. 2 Nr. 1 BDSG n.F. in einem „Spannungsfeld"[39] zu Art. 3 DSGVO sowie zu etwaigen Datenschutzgesetzen anderer Mitgliedstaaten stehe.[40] Daneben bestimmt § 1 Abs. 4 BDSG n.F. lediglich, welche Sachverhalte mit Auslandsberührung das deutsche Datenschutzrecht erfassen will und damit nur den Anwendungsbereich des BDSG n.F. selbst.[41]

Diese Abgrenzung über nationale Kollisionsnormen ist daher aufgrund der Kollisionskonflikte sowie der Unvorhersehbarkeit des anwendbaren nationalen Rechts ungeeignet.[42]

---

[33] *Klar*, DuD 2017, 533 (537); a.A.*Gusy/Eichenhofer*, in: BeckOK Datenschutzrecht, 35. Ed. Stand 01.02.2021, § 1 BDSG Rn. 104.

[34] *Chakarova*, Stanford-Vienna European Union Law Working Paper No. 41, S. 81f.; *Meyerdierks*, in: Moos/Schefzig/Arning, Die neue Datenschutz-Grundverordnung, 1. Aufl. 2018, S. 57 Rn. 96.

[35] *Klar*, DuD 2017, 533 (537); *Gola/Reif*, in: Gola/Heckmann, BDSG, 13. Aufl. 2019, § 1 BDSG Rn. 18; *Piltz*, in: Gola, DSGVO, 2. Aufl. 2018, Art. 3 DSGVO Rn. 39; *Gusy/Eichenhofer*, in: BeckOK Datenschutzrecht, 35. Ed. Stand 01.02.2021, § 1 BDSG Rn. 101a.

[36] Bundesgesetz zum Schutz natürlicher Personen bei der Verarbeitung personenbezogener Daten (Datenschutzgesetz – DSG).

[37] § 3 DSG wurde aufgehoben durch BGBl. I Nr. 14/2019.

[38] *Gola/Reif*, in: Gola/Heckmann, BDSG, 13. Aufl. 2019, § 1 BDSG Rn. 18; ausführlich zum räumlichen Anwendungsbereich der DSGVO unter 3.1.

[39] So *Klar*, in: Kühling/Buchner, DSGVO BDSG, 2. Aufl. 2018, § 1 BDSG Rn. 23; *Gola/Reif*, in: Gola/Heckmann, BDSG, 13. Aufl. 2019, § 1 BDSG Rn. 18.

[40] *Klar*, DuD 2017, 533 (537); *Klar*, in: Kühling/Buchner, DSGVO BDSG, 2. Aufl 2018, Art. 3 DSGVO Rn. 109; *Meyerdierks*, in: Moos/Schefzig/Arning, Die neue Datenschutz-Grundverordnung, 1. Aufl. 2018, S. 57 Rn. 96.

[41] *Däubler*, RIW 2018, 405 (411).

[42] *Gömann*, EuZW 2018, 680 (686); *Klar*, in: Kühling/Buchner, DSGVO BDSG, 2. Aufl. 2018, Art. 3 DSGVO Rn. 108; auch *Hanloser*, in: BeckOK Datenschutzrecht, 35. Ed. Stand 01.11.2020, Art. 3 DSGVO Rn. 9 geht davon aus, dass die Regelung der räumlichen Anwendbarkeit der mitgliedstaatlichen Komplementärvorschriften zur DSGVO eine „gesetzestechnisch nicht zu unterschätzende Herausforderung" sei, die durchaus zu kuriosen Ergebnissen führen könne.

2.1.1.2 Öffnungsklauseln der DSGVO als Kollisionsnormen

Teilweise wird daher angenommen, dass sich dem Wortlaut der Öffnungsklauseln der DSGVO selbst Kollisionsregelungen entnehmen ließen.[43] Dazu sei eine Einteilung der Öffnungsklauseln in Gruppen erforderlich. So gäbe es einerseits Öffnungsklauseln, wie den Art. 6 Abs. 3 lit. b DSGVO, nach der „die Rechtsgrundlage für Verarbeitungen gemäß Absatz 1 Buchstaben c und e […] festgelegt [wird] durch […] das Recht der Mitgliedstaaten, dem der Verantwortliche unterliegt". Der Zusatz „dem der Verantwortliche unterliegt" stellt nach diesem Ansatz eine Kollisionsnorm in dem Sinne dar, dass für den Regelungsbereich der Öffnungsklausel das Recht des Mitgliedstaates gelte, in dem der Verantwortliche seine Hauptverwaltung habe und mithin das anwendbare nationale Recht nach dem Sitzlandprinzip zu bestimmen sei.[44] An welchem Ort die Verarbeitung stattfinde oder wo sich die betroffene Person aufhalte, sei hingegen nicht von Bedeutung.[45] Jedoch beantwortet der Zusatz „dem der Verantwortliche unterliegt" nicht die Frage nach dem jeweils anwendbaren Recht, sondern setzt vielmehr selbst voraus, dass die Verordnung Bedingungen präzisiert, unter denen der für die Verarbeitung Verantwortliche dem Recht eines bestimmten Mitgliedstaates unterliegt.[46]

Daneben gäbe es andererseits Öffnungsklauseln, wie den für die wissenschaftliche Forschung relevanten Art. 9 Abs. 2 lit. j DSGVO, die die Verarbeitung „auf der Grundlage […] des Rechts eines Mitgliedstaats" erlauben. Diesbezüglich wird angenommen, dass durch die Anknüpfung an den Ort der Verarbeitung, das Recht dieses Ortes für die Datenverarbeitung maßgeblich sei. Wo sich der Verantwortliche oder Auftragsverarbeiter tatsächlich befinde, sei hingegen nicht entscheidend.[47] Jedoch sind diese Zusätze in den Öffnungsklauseln nicht als Kollisionsregelungen einzuordnen, sondern vielmehr als Präzisierung der im Recht des Mitgliedstaates verankerten Rechtsgrundlage.[48] Zudem enthalten nicht alle Öffnungsklauseln derartige Zusätze, sodass selbst bei der Annahme des Bestehens von Kollisionsregelungen in den Öffnungsklauseln, nach denen das anwendbare nationale Recht im jeweiligen Einzelfall ermittelt werden könnte, die grundsätzliche Problematik nicht vollständig gelöst würde.[49] Mithin führt dieser Ansatz, wenn überhaupt, zu einer „lückenhaften Regelungssystematik"[50].

---

[43] *Laue*, ZD 2016, 463 (464); *Klar*, in: Kühling/Buchner, DSGVO BDSG, 2. Aufl. 2018, Art. 3 DSGVO Rn. 108; ähnlich *Meyerdierks*, in: Moos/Schefzig/Arning, Die neue Datenschutz-Grundverordnung, 1. Aufl. 2018, S. 59 Rn. 103 ff.

[44] So *Laue*, ZD 2016, 463 (464 f.).

[45] So *Laue*, ZD 2016, 463 (465).

[46] So auch *Chen*, IDPL 2016, 310 (313, 321).

[47] *Laue*, ZD 2016, 463 (465).

[48] *Heberlein*, Datenschutz im Social Web, 2017, S. 86.

[49] *Chakarova*, Stanford-Vienna European Union Law Working Paper No. 41, S. 84.

[50] *Laue*, ZD 2016, 463 (467).

2.1.1.3 Art. 3 DSGVO als Anknüpfungspunkt für eine Intra-EU-Kollisionsnorm

Mangels Vorliegens einer Kollisionsnorm in der DSGVO wird teilweise auf Art. 3 DSGVO zurückgegriffen und angenommen, dass sich gemäß Art. 3 Abs. 1 DSGVO das anwendbare Recht nach dem Ort des Sitzes der verantwortlichen Stelle bzw. nach dem Ort des Sitzes von deren Niederlassung bestimme.[51] Für die Anwendbarkeit des geltenden nationalen Datenschutzrechts könne dann nichts anderes gelten.[52] In dem obigen Beispiel würde somit auch auf die betroffenen Personen aus Österreich deutsches Recht Anwendung finden, sodass diese ihr Recht auf Auskunft nicht gelten machen könnten, wenn die Auskunftserteilung einen unverhältnismäßigen Aufwand erfordern würde.

Hierbei wird jedoch übersehen, dass die Mitgliedstaaten nicht daran gebunden sind, ihre nationalen Datenschutzbestimmungen an Art. 3 DSGVO anzupassen, da diese Norm nur den räumlichen Anwendungsbereich der Verordnung selbst regelt.[53] Die Vorschrift beantwortet jedoch für den Fall der räumlichen Anwendbarkeit der DSGVO nicht die Frage, welches nationale Recht im Einzelnen Anwendung findet.[54]

Auch eine analoge Anwendung des Art. 3 DSGVO auf mitgliedstaatliche Regelungen kommt nicht in Betracht.[55] Zutreffend geht *Laue* davon aus, dass es dafür bereits am Vorliegen einer planwidrigen Regelungslücke fehle, da bereits die Vorentwürfe zur DSGVO in unterschiedlichem Umfang Öffnungsklauseln enthielten, der EU-Gesetzgeber während des mehr als vierjährigen Gesetzgebungsverfahrens trotz Kenntnis des Art. 4 Abs. 1 lit. a DSRL jedoch keine Kollisionsnorm in den Normtext aufgenommen habe.[56] Hinzu kommt, dass der *Europäische Datenschutzbeauftragte* bereits früh auf das Fehlen einer Bestimmung, mit der der räumliche Anwendungsbereich mitgliedstaatlichen Rechts klargestellt werden kann, hingewiesen hatte.[57] Es ist folglich nicht anzunehmen, dass der europäische Gesetzgeber es aufgrund des Zeitdrucks in den Trilogverhandlungen versäumt hat, eine Kollisionsnorm aufzunehmen, sondern eine solche vielmehr nicht für notwendig erachtete.[58]

---

[51] *Karg*, in: BeckOK Datenschutzrecht, 35. Ed. Stand 01.11.2020, Art. 8 DSGVO Rn. 21, 24.

[52] *Karg*, in: BeckOK Datenschutzrecht, 35. Ed. Stand 01.11.2020, Art. 8 DSGVO Rn. 21; *Kartheuser/Schmitt*, ZD 2016, 155 (159).

[53] *Heberlein*, Datenschutz im Social Web, 2017, S. 85.

[54] *Laue*, ZD 2016, 463 (464).

[55] *Laue*, ZD 2016, 463 (464); *Klar*, in: Kühling/Buchner, DSGVO BDSG, 2. Aufl. 2018, Art. 3 DSGVO Rn. 107.

[56] *Laue*, ZD 2016, 463 (464).

[57] *Der Europäische Datenschutzbeauftragte*, Zusammenfassung der Stellungnahme des EDSB v. 7. März 2012 zum Datenschutzreformpaket, Abl. 2012 C 192/7, S. 3.

[58] *Laue*, ZD 2016, 463 (464).

2.1.1.4 Kriterien des internationalen Privatrechts

Da die Frage des anwendbaren Rechts grundsätzlich zentraler Gegenstand des internationalen Privatrechts ist, greift eine andere Auffassung für die Bestimmung des jeweils anzuwendenden Rechts auf das allgemeine Kollisionsrecht in den Rom-Verordnungen zurück.[59] Dabei regelt die Rom I-VO[60] das auf vertragliche Schuldverhältnisse anzuwendende Recht, während die Rom II-VO[61] das auf außervertragliche Verpflichtungen anzuwendende Recht bestimmt.

Die Rom II-VO, die sich mit dem Konflikt von Gesetzen über nichtvertragliche Beziehungen befasst, hilft in diesem Zusammenhang nicht weiter. Denn außervertragliche Schuldverhältnisse, die aus der Verletzung der Privatsphäre oder der Persönlichkeitsrechte folgen, fallen gemäß Art. 1 Abs. 2 lit. g Rom II-VO nicht in den sachlichen Anwendungsbereich der Rom II-VO.[62] Mit den persönlichkeitsrechtlichen Ansprüchen werden somit auch die datenschutzrechtlichen Ansprüche vom Anwendungsbereich der Rom II-VO ausgenommen.[63]

Möglicherweise kann aber die Rom I-VO zur Beantwortung dieser Frage beitragen. Dies würde zunächst voraussetzen, dass eine vertragliche Beziehung zwischen dem Forscher und der betroffenen Person besteht. Bei einem weiten Verständnis des Begriffs des vertraglichen Schuldverhältnisses,[64] könnte man durchaus annehmen, dass auch datenschutzrechtliche Einwilligungen in die Verarbeitung zu Forschungszwecken als einseitige Verpflichtungen in den Anwendungsbereich der Rom I-VO fallen.[65] Das anwendbare nationale Datenschutzrecht würde sich dann nach Art. 6 Abs. 1 Rom I-VO bestimmen, nach dem das Recht des gewöhnlichen Aufenthalts des Verbrauchers, also der datenschutzrechtlich betroffenen Person, anzuwenden ist. Hingegen dürfte bei den gesetzlichen Erlaubnistatbeständen der DSGVO und mithin auch für den im Forschungsbereich relevanten Art. 9 Abs. 2 lit. j DSGVO kein solches Schuldverhältnis anzunehmen sein. Somit kann der Rückgriff auf das allgemeine Kollisionsrecht in den Rom-Verordnungen nur Antwort in Bezug auf Datenverarbeitungen geben, die sich auf den

---

[59] *Heberlein*, Datenschutz im Social Web, 2017, S. 86; *Chen*, IDPL 2016, 310 (318 ff.); *Brkan*, EDPL 2016, 324 (337).

[60] Verordnung (EG) Nr. 593/2008 des Europäischen Parlaments und des Rates vom 17. Juni 2008 über das auf vertragliche Schuldverhältnisse anzuwendende Recht („Rom I"), ABl. L 177 S. 6.

[61] Verordnung (EG) Nr. 864/2007 des Europäischen Parlaments und des Rates vom 11. Juli 2007 über das auf außervertragliche Schuldverhältnisse anzuwendende Recht („Rom II"), ABl. L 199 S. 40.

[62] *Lüttinghaus*, ZVglRWiss 2018, 50 (75); *Pormeister*, Journal of Law and the Biosciences 2018, 706 (716).

[63] *Jotzo*, Der Schutz personenbezogener Daten in der Cloud, 1. Aufl. 2013, S. 120.

[64] So *Paulus*, in: BeckOGK Rom I-VO, Stand: 01.02.2021, Art. 1 Rom I-VO Rn. 25; *Martiny*, in: MüKo BGB, 8. Aufl. 2021, Art. 1 Rom I-VO Rn. 7.

[65] *Laue*, ZD 2016, 463 (465); *Kieninger*, in: Ferrari/Kieninger et al., Internationales Vertragsrecht, 3. Aufl. 2018, Art. 1 VO (EG) 593/2008, Rn. 7; *Chen*, IDPL 2016, 310 (318).

Zulässigkeitstatbestand der datenschutzrechtlichen Einwilligungen stützen, und mithin nur für einen Teil der Datenverarbeitungen im Forschungskontext.

Unter diesen Voraussetzungen ist es mehr als fraglich, ob die Beantwortung der Frage nach dem anwendbaren Recht in Abhängigkeit von der Art der Beziehung zwischen dem Verantwortlichen und der betroffenen Person wünschenswert sein sollte.[66]

2.1.1.5 Alternativ: Rückgriff auf das autonome Kollisionsrecht

Daneben erscheint ein Rückgriff auf das autonome Kollisionsrecht möglich. Da die Rom II-VO nicht für Schuldverhältnisse gilt, die sich aus der Verletzung von Persönlichkeitsrechten ergeben, bleibt Art. 40 des Einführungsgesetzes zum Bürgerlichen Gesetzbuche (EGBGB) die maßgebliche Kollisionsnorm für Persönlichkeitsrechtsverletzungen.[67]

Gemäß Art. 40 Abs. 1 S. 1 EGBGB richtet sich das anwendbare Recht grundsätzlich nach dem Recht des Handlungsortes. Abweichend hiervon kann der Verletzte gemäß Art. 40 Abs. 1 S. 2 EGBGB verlangen, dass das Recht des Erfolgsortes anzuwenden ist. In der Sprache des Datenschutzes wäre der Handlungsort die EU-Niederlassung des datenschutzrechtlich Verantwortlichen und der Erfolgsort der gewöhnliche Aufenthaltsort der betroffenen Person.[68]

Bisher wurde teilweise davon ausgegangen, dass sich die datenschutzrechtliche Bewertung unabhängig von dem zugrunde liegenden zivilrechtlichen Rechtsverhältnis zwischen den Beteiligten nach den spezielleren datenschutzrechtlichen Kollisionsnormen richte.[69] Dies wurde damit begründet, dass der § 1 Abs. 5 BDSG a.F. dem Art. 40 EGBGB als lex specialis für solche Ansprüche vorgehe, die sich aus der unrechtmäßigen Verarbeitung personenbezogener Daten ergeben. Denn andernfalls würde Art. 40 EGBGB die datenschutzrechtlichen Vorgaben aus Art. 4 DSRL zu kollisionsrechtlichen Regelungen überspielen, die der § 1 Abs. 5 BDSG a.F. im nationalen Kollisionsrecht umsetzte.[70] Dieses Argument kann nun jedoch mangels kollisionsrechtlicher Regelung in der DSGVO, die durch Art. 40 EGBGB umgangen werden könnte, nicht mehr angeführt werden.

Die Anwendung des Art. 40 EGBGB kann sich jedoch unabhängig davon als problematisch erweisen, wenn das autonome Kollisionsrecht auf einen dritten EU-Staat verweist, in dem die Verarbeitung stattfindet, während das Datenschutzrecht desselben

---

[66] *Pormeister*, Journal of Law and the Biosciences 2018, 706 (717).

[67] *Jotzo*, MMR 2009, 232 (233).

[68] *Lüttinghaus*, ZVglRWiss 2018, 50 (76 f.); *Jotzo*, MMR 2009, 232 (233).

[69] Vgl. dazu *Jotzo*, Der Schutz personenbezogener Daten in der Cloud, 1. Aufl. 2013, S. 121 f.; *Kartheuser/Klar*, ZD 2014, 500 (501).

[70] So *Jotzo*, Der Schutz personenbezogener Daten in der Cloud, 1. Aufl. 2013, S. 120 zur Rechtslage unter der DS-RL.

Staates auf das Recht dieses Staates verweist. Solche Fragen, die durch das Zusammenspiel von internationalem Privatrecht und Datenschutzrecht verursacht werden, würden die Unsicherheit in Bezug auf das anwendbare Recht wohl nur weiter verstärken.[71]

2.2   Zwischenfazit

Die Untersuchung der möglichen Lösungsansätze zur Frage des anwendbaren nationalen Rechts unter der DSGVO hat gezeigt, dass bislang keine überzeugende Lösung vorhanden ist und mithin die Rechtsunsicherheit hinsichtlich des anwendbaren mitgliedstaatlichen Anpassungsrechts weiterhin bestehen bleibt.

Neben der Forderung nach dem Erlass von spezifischem Kollisionsrecht[72] wurde in der Literatur insbesondere auch ausdrücklich darauf hingewiesen dass der europäische Gesetzgeber die Gelegenheit nutzen solle, im Zuge der erstmaligen Überprüfung der DSGVO durch die *EU-Kommission* im Jahr 2020 einfache und praxisgerechte Kollisionsnormen in die DSGVO aufzunehmen.[73]

Diese in Art. 97 Abs. 1 DSGVO vorgeschriebene Bewertung und Überprüfung durch die *EU-Kommission* musste dem *Europäischen Parlament* sowie dem *Rat* bis zum 25. Mai 2020 vorgelegt werden. Gemäß Art. 97 Abs. 4 DSGVO hat die *Kommission* bei der Bewertung und Überprüfung die Standpunkte des *Parlaments*, des *Rates* sowie anderer Stellen zu berücksichtigen. Viele Stellen haben daher die Gelegenheit genutzt, auf die Zukunft der DSGVO mit eigenen Stellungnahmen Einfluss zu nehmen.[74] So stellte etwa der *Bundesrat* in diesem Zusammenhang klar, dass er die vom *Rat* eröffnete Diskussion über Kollisionsregelungen zur Klärung der personalen und territorialen Reichweite einer nationalen Datenschutzbestimmung begrüße.[75]

Auch der *Rat* selbst erkannte an, dass die Tatsache, dass die DSGVO den nationalen Gesetzgebern Spielräume lasse, um spezifischere Bestimmungen beizubehalten oder einzuführen, zu Rechtsunsicherheit hinsichtlich des anwendbaren Rechts zwischen den Mitgliedstaaten in Situationen führen könne, in denen das nationale Recht von zwei Mitgliedstaaten auf eine einzige Verarbeitungstätigkeit anwendbar sei.[76] Gleichzeitig stellte er jedoch fest, dass die DSGVO und die sie ergänzenden nationalen Vorschriften erst seit kurzer Zeit angewendet würden. Da die sektorspezifische Gesetzgebung in vielen

---

[71] *Chen*, IDPL 2016, 310 (319).

[72] *Heberlein*, Datenschutz im Social Web, 2017, S. 87; *Pormeister*, Journal of Law and the Biosciences 2018, 706 (723).

[73] *Laue*, ZD 2016, 463 (467).

[74] *Geminn/Leontopoulus*, ZD-Aktuell 2020, 07024.

[75] BR-Drs. 570/19 (B), S. 3.

[76] *Rat*, Standpunkt und Feststellungen des Rates zur Anwendung der Datenschutz-Grundverordnung (DSGVO), 14994/2/19, Rev. 2, S. 11.

Mitgliedstaaten noch überarbeitet würde, sei es daher zu früh, endgültige Schluss-folgerungen über den Gesamtgrad der rechtlichen Fragmentierung in der *Europäischen Union* zu ziehen. Zunächst sei es nach Ansicht des *Rates* nützlich, ein besseres Verständnis dafür zu erlangen, wie sich das Problem der Überschneidung territorialer Bereiche der nationalen Gesetze zur Umsetzung der DSGVO auf die für die Verarbeitung Verantwortlichen ausgewirkt habe und wie sie mit solchen Situationen umgingen.[77]

Am 24. Juni 2020 hat die *EU-Kommission* sodann ihren Evaluationsbericht zur DSGVO vorgelegt.[78] Darin hat sie anerkannt, dass die Rechtsvorschriften der Mitgliedstaaten bei der Umsetzung der Abweichungen vom generellen Verarbeitungsverbot insbesondere auch für die Verarbeitung personenbezogener Daten zu Forschungszwecken unterschiedliche Ansätze verfolgen. Um dieses Problem zu beheben, hat die *Kommission* angekündigt, eine Aufstellung der verschiedenen Konzepte der Mitgliedstaaten vorzunehmen und anschließend die Ausarbeitung von Verhaltenskodizes zu unterstützen, um auf dieses Weise zu einem einheitlicheren Ansatz in diesem Bereich beizutragen und die grenzüberschreitende Verarbeitung personenbezogener Daten zu erleichtern.[79] Zudem sollen durch den *Europäischen Datenschutzausschuss* Leitlinien zur Verarbeitung von personenbezogenen Daten in der wissenschaftlichen Forschung erarbeitet werden, die zu einer Vereinheitlichung beitragen sollen.[80] Was die mögliche Rechtskollision aufgrund der Anwendung von Öffnungsklauseln durch die Mitgliedstaaten betrifft, schließt sie sich der Ansicht des *Rates* an, nach der es zunächst eines besseren Verständnisses der Folgen für die Verantwortlichen und die Auftragsverarbeiter bedürfe.[81]

Diese Evaluation wird hoffentlich dazu führen, dass spätestens im Zuge der nächsten Überprüfung der DSGVO im Jahre 2024 praxisgerechte Kollisionsnormen in die DSGVO aufgenommen werden, um Rechtssicherheit hinsichtlich der Bestimmung des im Rahmen der Öffnungsklauseln der DSGVO anwendbaren nationalen Datenschutzrechts in Fällen grenzüberschreitender Datenverarbeitung zu schaffen. In der Zwischenzeit bleibt abzuwarten, ob der *EuGH* oder der *Europäische Datenschutzausschuss* eine der diskutierten Lösungsmöglichkeiten unterstützen werden.[82] Bis auf europäischer Ebene eine Lösung gefunden wird, verbleibt die Bestimmung des anzuwendenden nationalen Anpassungsrechts nach Maßgabe der jeweiligen nationalen Regelung zur räumlichen Anwendbarkeit des DSGVO-Anpassungsgesetzes – auch wenn

---

[77] *Rat*, Standpunkt und Feststellungen des Rates zur Anwendung der Datenschutz-Grundverordnung (DSGVO), 14994/2/19, Rev. 2, S. 12.

[78] *Europäische Kommission*, COM(2020) 264 final v. 24. Juni 2020.

[79] *Europäische Kommission*, COM(2020) 264 final v. 24. Juni 2020, S. 9.

[80] *Europäische Kommission*, COM(2020) 264 final v. 24. Juni 2020, S. 9.

[81] *Europäische Kommission*, COM(2020) 264 final v. 24. Juni 2020, S. 17 f.

[82] *Chakarova*, Stanford-Vienna European Union Law Working Paper No. 41, S. 90; *Laue*, ZD 2016, 463 (467).

dies nicht in jedem Fall ohne Kollisionskonflikte zwischen den jeweiligen DSGVO-Anpassungsgesetzen möglich sein wird. Im deutschen Recht findet sich die Bestimmung zum räumlichen Anwendungsbereich des BDSG n.F. in § 1 Abs. 4 BDSG n.F.

3   Datenübermittlung in Drittstaaten

Neben einer EU-internen Datenverarbeitung erfordern einige Forschungsprojekte auch eine Datenübermittlung in Staaten außerhalb der EU. Im Fall einer Datenübermittlung in Drittstaaten müssen nach den Vorgaben der DSGVO, aufgrund des damit einhergehenden erhöhten Risikos für die betroffenen Personen, besondere Anforderungen beachtet werden.[83] Bevor die einzelnen Voraussetzungen für die Datenübermittlung in Drittstaaten im Folgenden erläutert werden, wird zunächst der räumliche Anwendungsbereich der DSGVO näher betrachtet, um festzustellen, inwiefern die DSGVO möglicherweise bereits aufgrund ihres räumlichen Anwendungsbereichs extraterritorial zur Anwendung kommt.

3.1   Räumlicher Anwendungsbereich der DSGVO

Wie bereits dargelegt, stellt   Art. 3 DSGVO keine Kollisionsnorm für nationales Anpassungsrecht innerhalb der EU dar. Da in Art. 3 DSGVO jedoch der räumliche Anwendungsbereich der Verordnung selbst geregelt wird, stellt dieser eine Kollisionsregelung in Bezug auf das Datenschutzrecht von Drittstaaten dar. Daher wird im Folgenden zunächst der räumliche Anwendungsbereich der DSGVO betrachtet.

Nach Art. 3 Abs. 1 DSGVO, dem sog. Niederlassungsprinzip, findet die DSGVO Anwendung auf die Verarbeitung personenbezogener Daten, soweit diese im Rahmen der Tätigkeit einer Niederlassung eines Verantwortlichen oder eines Auftragsverarbeiters in der Union erfolgt, und zwar unabhängig davon, ob die Verarbeitung selbst in der Union stattfindet. Maßgeblich ist daher nicht, wo die Verarbeitung erfolgt, sondern ob der Verantwortliche oder Auftragsverarbeiter in der EU niedergelassen ist.[84] Dies eröffnet grundsätzlich die Anwendbarkeit der DSGVO auch in Drittstaaten, wenn Daten einer EU-Niederlassung in Drittstaaten verarbeitet werden.

Nach Erwägungsgrund (EG) 22 S. 2 DSGVO setzt eine „Niederlassung" eines Verantwortlichen oder Auftragsverarbeiters „die effektive und tatsächliche Ausübung einer Tätigkeit mittels einer festen Einrichtung voraus." Auf die Rechtsform soll es dabei ebenso wenig ankommen wie darauf, ob es sich um eine Zweigniederlassung oder

---

[83] *Gmds/GDD*, Datenschutzrechtliche Anforderung an die medizinische Forschung unter Berücksichtigung der DSGVO, S. 5.
[84] *Plath*, in: Plath, DSGVO BDSG, 3. Aufl. 2018, Art. 3 DSGVO Rn. 6.

Tochtergesellschaft handelt.[85] Mithin kann auch eine Forschungsinstitution in einem Drittstaat, die eine Zweigstelle in der Union betreibt, der DSGVO unterfallen. Die Datenverarbeitung im Zusammenhang mit der Forschungstätigkeit wäre dann, auch wenn sie in einem Drittstaat stattfindet, nach den Regeln der DSGVO vorzunehmen.

Der *Europäische Datenschutzausschuss* nennt zu Art. 3 Abs. 1 DSGVO im Forschungskontext das folgende Beispiel:[86] Ein Pharmaunternehmen mit Hauptsitz in Stockholm hat alle seine Verarbeitungstätigkeiten in Bezug auf klinische Studien in seiner Zweigniederlassung in Singapur angesiedelt. Entsprechend der Unternehmensstruktur ist die Zweigniederlassung keine rechtlich eigenständige Einheit und der Stockholmer Firmensitz bestimmt den Zweck und die Mittel der Datenverarbeitung, die in seinem Namen von der in Singapur ansässigen Zweigniederlassung durchgeführt wird. In diesem Fall wird die Verarbeitung, die in Singapur stattfindet, im Rahmen der Aktivitäten des Pharmaunternehmens in Stockholm durchgeführt. Für eine solche Verarbeitung gelten daher die Bestimmungen der DSGVO gemäß Art. 3 Abs. 1 DSGVO.

Daneben findet die DSGVO nach Art. 3 Abs. 2 DSGVO, dem sog. Marktortprinzip, auch Anwendung auf die Verarbeitung durch nicht in der Union niedergelassene Verantwortliche oder Auftragsverarbeiter, wenn die Verarbeitung im Zusammenhang damit steht, betroffenen Personen in der Union Waren oder Dienstleistungen anzubieten oder das Verhalten zu beobachten. Dadurch wird der Anwendungsbereich des europäischen Datenschutzrechts auf datenverarbeitende Stellen außerhalb der EU erheblich ausgeweitet.[87] Möglicherweise findet die DSGVO daher auch auf nicht in der EU niedergelassene Forschungseinrichtungen Anwendung.

Fraglich ist daher, inwieweit Art. 3 Abs. 2 DSGVO im Bereich der medizinischen Forschung von Relevanz ist. Zunächst ist davon auszugehen, dass die Forschung betroffenen Personen in der EU keine Dienstleistung oder Ware i.S.d. Art. 3 Abs. 2 lit. a DSGVO anbietet, sondern vielmehr ihrerseits auf der Suche nach zu verallgemeinernden Erkenntnissen ist, sodass die Voraussetzungen des Art. 3 Abs. 2 lit. a DSGVO nicht gegeben sind.[88] Auch Art. 3 Abs. 2 lit. b DSGVO reguliert gemäß EG 24 S. 2 DSGVO im Wesentlichen den Einsatz von „Webtracking-Tool's" und „Social-Media-Plugins" mit entsprechender Verfolgungsfunktion.[89] Die Regelung dient daher dem Zweck, dass eine Flucht aus der Anwendbarkeit der DSGVO durch IT-Outsourcing „für Verantwortliche bzw. deren

---

[85] *Gusy/Eichenhofer*, in: BeckOK Datenschutzrecht, 35. Ed. Stand 01.11.2020, § 1 BDSG Rn. 101b.; *Ernst*, in: Paal/Pauly, DSGVO BDSG, 3. Aufl. 2021, Art. 3 DSGVO Rn. 7.

[86] *European Data Protection Board*, Guidelines 3/2018 on the territorial scope of the GDPR v. 16.11.2018, S. 8.

[87] *Brauneck*, EuZW 2019, 494 (495).

[88] *Mausbach*, ZD 2019, 450 (451).

[89] *Ernst*, in: Paal/Pauly, DSGVO BDSG, 3. Aufl. 2021, Art. 3 DSGVO Rn. 20; *Zerdick*, in: Ehmann/Selmayr, DSGVO, 2. Aufl. 2018, Art. 3 DSGVO Rn 20.

Verantwortliche in der Union nicht mehr möglich"[90] ist. Für den medizinischen Forschungsbereich ist diese Regelung daher weniger von Bedeutung.

Damit stellt sich im Rahmen des Anwendungsbereichs des Art. 3 Abs. 1 DSGVO
die Frage, wie es zu bewerten ist, wenn einerseits die DSGVO auf eine Verarbeitung in
einem Drittstaat Anwendung findet, andererseits jedoch nur die EU-Mitgliedstaaten von
dem Spielraum der Öffnungsklauseln in der DSGVO Gebrauch machen können.

Wie bereits dargestellt, sieht die DSGVO insbesondere auch für den Bereich der
Forschung Öffnungsklauseln vor, innerhalb derer die Mitgliedstaaten eigene Regelungen
treffen können. Bereits aus dem Wortlaut der Öffnungsklauseln wird deutlich, dass nur
die EU-Mitgliedstaaten selbst, jedoch nicht die Drittstaaten, den Spielraum der Öffnungsklauseln nutzen können. Dies gilt auch, wenn die DSGVO aufgrund ihres extensiven räumlichen Anwendungsbereichs auf die Datenverarbeitung in einem Drittstaat anwendbar ist.
Auch bei Anwendung der DSGVO in einem Drittstaat müssen diese Öffnungsklauseln
somit durch die von den EU-Mitgliedstaaten im Rahmen von Öffnungsklauseln getroffenen
Regelungen ausgefüllt werden. In diesem Sinne regelt § 1 Abs. 4 BDSG n.F. wann das
BDSG n.F. im Fall entsprechender Öffnungsklauseln räumlich zur Anwendung kommt.[91]
Danach findet das BDSG n.F. auf nichtöffentliche Stellen gemäß § 1 Abs. 4 S. 2 Nr. 2
Anwendung, sofern die Verarbeitung personenbezogener Daten im Rahmen der Tätigkeiten
einer inländischen Niederlassung des Verantwortlichen oder des Auftragsverarbeiter erfolgt.
Damit lehnt sich § 1 Abs. 4 S. 2 Nr. 2 BDSG n.F. an das Niederlassungsprinzip des
§ 3 Abs. 1 DSGVO an.[92] Somit finden die Regelungen des BDSG n.F. im Falle der
Anwendung der DSGVO in Drittstaaten gemäß Art. 3 Abs. 1 DSGVO auch bei der Stelle
Anwendung, die die Daten verarbeitet; im obigen Beispiel wäre das die in Singapur
ansässige Niederlassung.[93]

3.2   Anforderungen an die Datenübermittlung in Drittstaaten

Die DSGVO sieht in ihrem Kapitel V Vorschriften für die Übermittlung personenbezogener Daten an Drittstaaten vor. Diese stellen besondere Voraussetzungen auf, die im
Rahmen einer Drittlandsübermittlung zu beachten sind. Um festzustellen, ob die Übermittlung personenbezogener Daten in Drittländer nach der DSGVO zulässig ist, muss eine
zweistufige Zulässigkeitsprüfung vorgenommen werden.[94] Auf der ersten Stufe hat der
Verantwortliche sicherzustellen, dass die Übermittlung den allgemeinen Anforderungen
der DSGVO entspricht. Da gemäß Art. 6 und Art. 9 DSGVO für die Verarbeitung von

---

[90] *Schmidt*, in: Taeger/Gabel, DSGVO BDSG, 3. Aufl. 2019, Art. 3 DSGVO Rn. 8.

[91] *Spyra*, in: Clausen/Schroeder-Printzen, Münchener Anwaltshandbuch Medizinrecht, 3. Aufl.
2020, § 23 Rn. 28.

[92] *Klar*, DuD 2017, 533 (537).

[93] Zur Frage der Rechtsdurchsetzung siehe unter 3.2.1

[94] *Wybitul/Ströbel/Ruess*, ZD 2017, 503 (504).

Grunddaten und besonderen Kategorien personenbezogener Daten jeweils ein grundsätzliches Verbot mit Erlaubnisvorbehalt besteht, muss sich der Verantwortliche für die Übermittlung auf einen Erlaubnistatbestand der DSGVO berufen können.[95] Für die Übermittlung von besonderen Kategorien personenbezogener Daten zu Forschungszwecken kommt die Einwilligung gemäß Art. 9 Abs. 2 lit. a DSGVO sowie der gesetzliche Erlaubnistatbestand des Art. 9 Abs. 2 lit. j DSGVO i.V.m. dem nationalen Recht in Betracht. Erst danach ist zu prüfen, ob die besonderen Voraussetzungen der Art. 44 ff. DSGVO für die Übermittlung personenbezogener Daten in Drittländer vorliegen.[96]

Bevor im Einzelnen auf die jeweiligen Anforderungen der Art. 44 ff. DSGVO eingegangen wird, ist zu klären, ob diese auch zu berücksichtigen sind, wenn die DSGVO aufgrund ihres weiten räumlichen Anwendungsbereichs bereits für die Datenverarbeitung in dem Drittstaat zur Anwendung kommt. Fraglich ist im Forschungskontext insbesondere, wie das Verhältnis zwischen den Vorschriften des Kapitels V der DSGVO und Art. 3 Abs. 1 DSGVO zu beurteilen ist. Diese Frage ist im Allgemeinen bisher weitgehend ungeklärt, was auch daran deutlich wird, dass die *EU-Kommission* den *Europäischen Datenschutzausschuss* in ihrem Evaluierungsbericht zur DSGVO jüngst dazu aufgefordert hat, das Zusammenspiel zwischen den Vorschriften für internationale Datenübermittlungen im Kapitel V der DSGVO und dem räumlichen Anwendungsbereich der DSGVO nach Art. 3 DSGVO weiter zu verdeutlichen.[97]

3.2.1 Berücksichtigung der Anforderungen an die Drittlandsübermittlung bei eröffneter räumlicher Anwendbarkeit der DSGVO

Konkret stellt sich die Frage, ob in dem obigen Beispiel für die Datenübermittlung an die Zweigniederlassung der Forschungseinrichtung in Singapur, die selbst unter den räumlichen Anwendungsbereich der DSGVO fällt, zusätzlich zu den allgemeinen Zulässigkeitsvoraussetzungen auch die Vorgaben der Art. 44 ff. DSGVO eingehalten werden müssen. Denn auch bei der Weitergabe von Daten zwischen der Hauptniederlassung

---

[95] Welche allgemeinen Zulässigkeitsvoraussetzungen auf erster Stufe erforderlich sind, bestimmt sich im Einzelfall nach der Ausgestaltung des datenschutzrechtlichen Verhältnisses zwischen Niederlassung und datenverarbeitender Stelle. So ist etwa zu berücksichtigen, ob die Voraussetzungen für eine Auftragsverarbeitung vorliegen, oder ob es sich um zwei getrennt datenschutzrechtlich Verantwortliche handelt. Nach § 3 Abs. 8 S. 3 BDSG a.F. war die Privilegierungswirkung der Auftragsdatenverarbeitung auf eine Auftragsdatenverarbeitung in einem EU-Mitgliedstaat oder in einem Land des Abkommens über den europäischen Wirtschaftsraum begrenzt. Unter der DSGVO besteht eine solche räumliche Begrenzung der Privilegierungswirkung der Auftragsverarbeitung nicht mehr.

[96] *DSK*, Kurzpapier Nr. 4 Datenübermittlung in Drittländer, Stand: 22.07.2019, S. 1; *Wybitul/Ströbel/Ruess*, ZD 2017, 503 (504).

[97] *Kommission*, COM(2020) 264 final v. 24. Juni 2020, S. 15, 22.

und einer unselbstständigen Niederlassung im Drittland handelt es sich ungeachtet des Umstandes, dass die Daten innerhalb des Verantwortlichen verbleiben, um eine Daten-übermittlung i.S.d. DSGVO.[98]

Vor dem Hintergrund des Zwecks der Vorschriften zur Übermittlung personenbezogener Daten an Drittländer, der darin besteht, für die in den Drittländern erfolgende Verarbeitung ein gewisses Mindestschutzniveau sicherzustellen,[99] könnte zunächst argumentiert werden, dass durch die Anwendbarkeit der DSGVO auf die Datenverarbeitung im Rahmen der Zweigniederlassung bereits das höchstmögliche Schutzniveau gegeben ist, sodass darüber hinausgehende Schutzmaßnahmen nicht erforderlich sind.[100] Der Verantwortliche bzw. Auftragsverarbeiter muss sich gemäß Art. 3 Abs. 1 DSGVO bereits an alle Vorgaben der DSGVO halten, sodass *prima facie* kein Bedarf besteht, zusätzliche Garantien einzu-fordern. Denn wenn der räumliche Anwendungsbereich der DSGVO eröffnet ist, beurteilen sich unter anderem die Rechtmäßigkeit der Verarbeitung, sämtliche Betroffenenrechte sowie die Übermittlungen an Drittstaaten nach der DSGVO.[101]

Jedoch ist bereits fragwürdig, ob dieser Ansatz mit dem Wortlaut des Art. 44 DSGVO vereinbar ist, nach dem „jedwede" Art der Übermittlung an einen Empfänger im Drittstaat allein dann zulässig ist, wenn die im Kapitel V der DSGVO aufgeführten Bedingungen eingehalten werden.[102] Der Wortlaut differenziert somit nicht danach, ob nur der Datenexporteur unter den räumlichen Anwendungsbereich der DSGVO fällt oder auch der Datenempfänger. Daneben ist in diesem Zusammenhang insbesondere zu berücksichtigen, dass der Empfänger außerhalb der EU auch der Rechtsordnung seines Staates unterliegt, die ggf. den Datenschutzgrundsätzen der DSGVO zuwiderlaufen kann.[103] Da die Ausübung von Befugnissen der Staatsgewalt auf fremdem Staatsgebiet aufgrund der Hoheitsrechte nicht gestattet ist,[104] kann trotz grundsätzlicher räumlicher Anwendbarkeit der DSGVO in Drittstaaten gemäß Art. 3 DSGVO faktisch nicht in jedem Fall sichergestellt werden, dass die Regelungen der DSGVO tatsächlich zur Anwendung kommen. Konkret besteht in Drittstaaten eine stark eingeschränkte Möglichkeit der Durchsetzung der datenschutzrechtlichen Vorgaben der DSGVO durch die Datenschutz-aufsichtsbehörden.[105] In diesem Sinne stellt auch EG 116 S. 1 DSGVO klar, dass eine

---

[98] *Pauly*, in: Paal/Pauly, DSGVO BDSG, 3. Aufl. 2021, Art. 46 DSGVO Rn. 11; *Kamp/Beck*, in: BeckOK Datenschutzrecht, 35. Ed. Stand 01.11.2020, Art. 44 DSGVO Rn. 21; a.A. *Voigt*, CR 2020, 315 (317 f.)

[99] *GMDS/GDD*, Datenschutzrechtliche Anforderungen an die medizinische Forschung unter Berücksichtigung der EU-Datenschutz-Grundverordnung, S. 58.

[100] *Kamp/Beck*, in: BeckOK Datenschutzrecht, 35. Ed. Stand 01.11.2020, Art. 44 DSGVO Rn. 34.

[101] *Hanloser*, in: BeckOK Datenschutzrecht, 35. Ed. Stand 01.11.2020, Art. 3 DSGVO Rn. 5.

[102] *Kamp/Beck*, in: BeckOK Datenschutzrecht, 35. Ed. Stand 01.11.2020, Art. 44 DSGVO Rn. 36; *Voigt*, CR 2020, 315 (318).

[103] *Kamp/Beck*, in: BeckOK Datenschutzrecht, 35. Ed. Stand 01.11.2020, Art. 44 DSGVO Rn. 5; *Hornung/Städtler*, CR 2012, 638 (640).

[104] *Kamp/Beck*, in: BeckOK Datenschutzrecht, 35. Ed. Stand 01.11.2020, Art. 44 DSGVO Rn. 6.

[105] *Voigt*, CR 2020, 315 (318).

erhöhte Gefahr bestünde, dass natürliche Personen ihre Datenschutzrechte nicht wahrnehmen könnten, wenn personenbezogene Daten in ein Land außerhalb der EU übermittelt würden. Vor diesem Hintergrund kann die Einhaltung und Durchsetzung der Vorschriften im Drittland gerade mithilfe der Bestimmungen des Kapitels V der DSGVO am effektivsten sichergestellt werden, sodass faktisch von einem höheren Datenschutzniveau ausgegangen werden kann als ohne sie.[106] Beispielsweise müssen verbindliche interne Datenschutzvorschriften nach Art. 47 Abs. 1 lit. b DSGVO den betroffenen Personen ausdrücklich durchsetzbare Rechte in Bezug auf die Verarbeitung ihrer personenbezogenen Daten übertragen.

Festzuhalten bleibt daher, dass die Mechanismen im Kapitel V der DSGVO auch berücksichtigt werden müssen, wenn die DSGVO aufgrund ihres räumlichen Anwendungsbereichs auf die Datenverarbeitung im Drittland bereits Anwendung findet.[107] Für das oben genannten Beispiel bedeutet dies, dass das Pharmaunternehmen in Stockholm bei der Datenübermittlung an die Zweigniederlassung in Singapur zusätzlich zu den allgemeinen Zulässigkeitsvoraussetzungen auch die Vorgaben der Art. 44 ff. DSGVO einzuhalten hat.

3.2.2 Anforderungen zur Datenübermittlung in Drittstaaten

Nachdem nun festgestellt wurde, dass für Datenübermittlungen in Drittstaaten stets zusätzlich die Anforderungen der Art. 44 ff. DSGVO zu erfüllen sind, soll im Folgenden im Einzelnen auf diese Voraussetzungen eingegangen werden. Eine spezielle Ausnahme für den Bereich der wissenschaftlichen Forschung ist dabei für die Übermittlung personenbezogener Daten in ein Drittland nicht vorgesehen.[108] Grundsätzlich ist zu differenzieren zwischen Übermittlungen in Drittstaaten, die ein angemessenes Datenschutzniveau gewährleisten und solchen, die kein angemessenes Schutzniveau bieten.[109]

Zunächst räumt Art. 45 DSGVO der *Europäischen Kommission* das Recht ein, Länder, Gebiete oder Sektoren in einem Drittland zu benennen, die ein angemessenes Schutzniveau gewährleisten. Solche Angemessenheitsbeschlüsse bestehen bisher für zwölf Staaten, darunter etwa Argentinien, die Schweiz oder seit Januar 2019 auch für Japan.[110] Bislang bestand daneben mit dem sog. „EU-U.S.-Privacy Shield"[111] zudem

---

[106] *Kamp/Beck*, in: BeckOK Datenschutzrecht, 35. Ed. Stand 01.11.2020, Art. 44 DSGVO Rn. 35.

[107] *Kamp/Beck*, in: BeckOK Datenschutzrecht, 35. Ed. Stand 01.11.2020, Art. 44 DSGVO Rn. 34 ff.; *Voigt*, CR 2020, 315 (318).

[108] *Molnár-Gábor/Korbel*, ZD 2016, 274 (279).

[109] *Pauly*, in: Paal/Pauly, DSGVO BDSG, 3. Aufl. 2021, Art. 44 DSGVO Rn. 11.

[110] Die *Europäische Kommission* veröffentlicht eine Liste der Angemessenheitsbeschlüsse auf ihrer Website, abrufbar unter: https://ec.europa.eu/info/law/law-topic/data-protection/international-dimension-data-protection/adequacy-decisions_en.

[111] Durchführungsbeschluss (EU) 2016/1250 der Kommission v. 12. Juli 2016 gemäß der Richtlinie 95/46/EG des Europäischen Parlaments und des Rates über die Angemessenheit des vom EU-US-Datenschutzschild gebotenen Schutzes, ABl. L 2016/207, 1.

auch ein sektoraler Angemessenheitsbeschluss der Kommission für die USA. Diesen Angemessenheitsbeschluss hat der *EuGH* jedoch am 16. Juli 2020 in der Rechtssache „Schrems II"[112] für unwirksam erklärt und die Übermittlung personenbezogener Daten in die USA auf dieser Grundlage mithin für unzulässig.

Für die Übermittlung personenbezogener Daten in Drittstaaten, für die kein Angemessenheitsbeschluss nach Art. 45 DSGVO besteht, stellt die DSGVO in Art. 46 Alternativen zur Verfügung, die sog. geeignete Garantien darstellen.[113] Solche Garantien können sich etwa aus Standarddatenschutzklauseln gemäß Art. 46 Abs. 2 lit. c DSGVO ergeben, die zwischen dem jeweiligen Datenexporteur innerhalb der EU und dem Empfänger im Drittstaat geschlossen werden. Jedoch lässt der *EuGH* den Vertragsschluss allein künftig nicht mehr genügen. Vielmehr obliegt es fortan dem Verantwortlichen im Einzelfall „zu prüfen, ob das Recht des Bestimmungslandes nach Maßgabe des Unionsrechts einen angemessenen Schutz der auf der Grundlage von Standarddatenschutzklauseln übermittelten personenbezogenen Daten gewährleistet [...]".[114] Die Verantwortlichen müssen folglich prüfen, welchen Gesetzen der Empfänger im Drittland unterliegt und ob diese die mit den Standarddatenschutzklauseln gegebenen Garantien beeinträchtigen.[115] Sollten sich bei der Prüfung Beeinträchtigungen offenbaren, so könne es sodann erforderlich sein „die in den Standarddatenschutzklauseln enthaltenen Garantien zu ergänzen"[116], um auf diese Weise insgesamt ein angemessenes Schutzniveau sicherzustellen. Dabei lässt der *EuGH* allerdings offen, um welche Maßnahmen es sich hierbei konkret handeln soll. Denkbar sind etwa zusätzliche technische oder organisatorische Maßnahmen, wie beispielsweise die Pseudonymisierung der personenbezogenen Daten. Der *EDSA* hat diesbezüglich am 24. Juli 2020 zentrale Fragen und Antworten zur Umsetzung des EuGH-Urteils veröffentlicht und darin angekündigt weiter zu prüfen, worin diese ergänzenden Maßnahmen bestehen können.[117] Dahingehende Empfehlungen des *EDSA* liegen nun seit dem 11. November 2020 vor. Im Anhang 2 der Emofehlungen beschreibt der *EDSA* beispielhaft, welche zusätzlichen technischen und vertraglichen Maßnahmen vereinbart werden können.[118] Demnach ist der *EDSA* der Ansicht, dass die Pseudonymisierung eine hinreichende zusätzliche Maßnahme darstellt, wenn ein

---

[112] EuGH, Urt. v. 16. Juli 2020, – C-311/18 (Schrems II).

[113] *Lange/Filip*, in: BeckOK Datenschutzrecht, 35. Ed. Stand 01.08.2020, Art. 46 DSGVO Rn. 1.

[114] EuGH, Urt. v. 16 Juli 2020, – C-311/18 (Schrems II), Rn. 134.

[115] S. dazu die Hinweise des *Landesbeauftragten für den Datenschutz und die Informationsfreiheit Rheinland-Pfalz*, abrufbar unter: https://www.datenschutz.rlp.de/de/themenfelder-themen/ datenuebermittlung-in-drittlaendern/.

[116] EuGH, Urt. v. 16 Juli 2020, – C-311/18 (Schrems II), Rn. 132.

[117] Der Text der FAQ ist auf der Webseite des *Europäischen Datenschutzausschusses* unter https:// edpb.europa.eu/news/news/2020/europeandata-protection-board-publishes-faq-document-cjeu-judgment-c-31118-schrems_de abrufbar.

[118] *EDSA*, Recommendations 01/2020 on measures that supplement transfer tools to ensure compliance with the EU level of protection of personal data, adopted on 10 November 2020.

Datenexporteur Daten zu Forschungszwecken in ein Drittland übermittelt. Voraussetzung ist allerdings, dass ausschließlich der Datenexporteur über den Zuordnungsschlüssel verfügt und die Offenlegung dieser zusätzlichen Informationen durch geeignete technische und organisatorische Garantien verhindert wird.[119] Im Anschluss an die Veröffentlichung der Empfehlungen des *EDSA* hat die *EU-Kommission* am 12. November 2020 einen Entwurf für neue Standarddatenschutzklauseln veröffentlicht. Am 4. Juni 2021 hat die EU-Kommission sodann die neuen Standarddatenschutzklauseln für Datenübermittlungen in Drittländer veröffentlicht, die am 27. Juni 2021 in Kraft getreten sind. Nach einer dreimonatigen Übergangsfrist sind für neue Datenübermittlungen seit dem 27. September 2021 ausschließlich die neuen Standarddatenschutzklauseln zu verwenden, während für Bestandsübermittlungen in Drittländer eine erweiterte Übergangsfrist bis zum 27. Dezember 2022 gilt. Auch bei Verwendung der neuen Standarddatenschutzklauseln muss der Daten-Exporteur aber künftig prüfen, welche zusätzlichen Maßnahmen erforderlich sind, um den Anforderungen zu entsprechen, die der EuGH in seinem Schrems II-Urteil aufgestellt hat.[120]

Ohne eine Angemessenheitsentscheidung der Kommission und ohne ausreichende Garantien können die Ausnahmetatbestände des Art. 49 DSGVO herangezogen werden.[121] Ein Ausnahmetatbestand, der im Forschungskontext von Bedeutung ist, ist die ausdrückliche Einwilligung gemäß Art. 49 Abs. 1 S. 1 lit. a DSGVO.[122] Allerdings ist eine Einwilligung gemäß Art. 4 Nr. 11 DSGVO nur dann wirksam, wenn sie freiwillig, für den bestimmten Fall und in informierter Weise abgegeben wurde. Insbesondere ist die betroffene Person gemäß Art. 49 Abs. 1 S. 1 lit. a DSGVO auch über die möglichen Risiken von Datenübermittlungen ohne Vorliegen eines Angemessenheitsbeschlusses und ohne geeignete Garantien zu informieren. Zudem kann die Einwilligung gemäß Art. 7 Abs. 3 S. 1 DSGVO jederzeit widerrufen werden, was die Einwilligung als Rechtsgrundlage für die Übermittlung in Drittstaaten unsicher macht.[123] Daneben darf eine Übermittlung gemäß Art. 49 Abs. 1 UAbs. 2 DSGVO an ein Drittland auch erfolgen, wenn dies für die Wahrnehmung der zwingenden berechtigten Interessen des Verantwortlichen erforderlich ist, sofern die Interessen oder die Rechte und Freiheiten der betroffenen Person nicht überwiegen. Nach EG 113 S. 4 DSGVO sollten bei der Interessenabwägung für Datenverarbeitungen zu wissenschaftlichen Forschungszwecken die legitimen gesellschaftlichen Erwartungen in Bezug auf einen Wissenszuwachs berücksichtigt werden. Um von diesem Mechanismus Gebrauch zu machen, muss der Forscher jedoch strenge Kriterien erfüllen. So darf die Übermittlung nicht wiederholt erfolgen, nur eine begrenzte Zahl an betroffenen

---

[119] *EDSA*, Recommendations 01/2020 on measures that supplement transfer tools to ensure compliance with the EU level of protection of personal data, adopted on 10 November 2020, S. 23 Rn. 80.

[120] Durchführungsbeschluss (EU) 2021/914 der Kommission vom 4. Juni 2021 über Standardvertragsklauseln für die Übermittlung personenbezogener Daten an Drittländer gemäß der Verordnung (EU) 2016/679 des Europäischen Parlaments und des Rates.

[121] *Molnár-Gábor/Korbel*, ZD 2016, 274 (279).

[122] *Molnár-Gábor/Korbel*, ZD 2016, 274 (279).

[123] *Determann/Weigl*, EuZW 2016, 811 (813).

Personen umfassen und zudem muss der Verantwortliche geeignete Garantien in Bezug auf den Schutz personenbezogener Daten vorsehen. Daneben muss der Verantwortliche die Aufsichtsbehörde und die betroffen Personen über die Übermittlung informieren sowie Letztere zusätzlich über ihre zwingenden berechtigten Interessen. Diese zahlreichen durch den Verantwortlichen zu erfüllenden Voraussetzungen führen dazu, dass der Anwendungsbereich der Vorschrift insgesamt eng auszulegen ist.[124] Der Ausnahmetatbestand der zwingenden berechtigten Interessen ist insgesamt restriktiv anzuwenden und kann die Übermittlung nur in Einzelfällen rechtfertigen.[124] Bei einer Übermittlung an Empfänger in Drittstaaten, für die die *Kommission* kein angemessenes Datenschutzniveau festgestellt hat, empfiehlt sich für die Forschungseinrichtung daher die vertragliche Vereinbarung von Datenschutzklauseln mit dem jeweiligen Forschungspartner.[126] Dabei sind die in der Rechtssache „Schrems II" aufgestellten Grundsätze zu beachten. In diesem Sinne hat auch der *Europäische Datenschutzausschuss* klargestellt, dass wiederholte Datenübermittlungen an Empfänger in Drittstaaten im Rahmen langjähriger Forschungsprojekte nur vorgenommen werden dürfen, wenn der Verantwortliche geeignete Garantien i. S. d. Art. 46 DSGVO, wie etwa Standarddatenschutzklauseln, vorsieht.[127]

3.3   Zwischenfazit

Art. 3 DSGVO regelt den räumlichen Anwendungsbereich der DSGVO und stellt gleichzeitig eine Kollisionsregelung in Bezug auf das Datenschutzrecht von Drittstaaten dar. Danach kann auch eine Forschungseinrichtung in einem Drittstaat den Regelungen der DSGVO bzw. den von den EU-Mitgliedstaaten im Rahmen einer Öffnungsklausel getroffenen Regeln unterfallen. Auch in diesem Fall müssen für die Datenübermittlung zusätzlich die Vorgaben der Art. 44 ff. DSGVO berücksichtigt werden, um sicherzustellen, dass das durch die DSGVO gewährleistete Schutzniveau gewahrt wird. Dabei sind für Datenübermittlungen in Drittstaaten für den Bereich der wissenschaftlichen Forschung keine speziellen Ausnahmeregelungen vorgesehen, sodass die grundsätzlichen

---

[124] *DSK*, Kurzpapier Nr. 4 Datenübermittlung in Drittländer, Stand: 22.07.2019, S. 3; *Lange/Filip*, in: BeckOK Datenschutzrecht, 35. Ed. Stand 01.08.2020, Art. 49 DSGVO Rn. 45.

[125] *Wybitul/Ströbel/Ruess*, ZD 2017, 503 (508); *European Data Protection Board*, Guidelines 2/2018 on derogations of Article 49 under Regulation 2016/679, adopted on 25 May 2018, S. 14 ff.

[126] Dies sieht auch der *Arbeitskreis Medizinischer Ethik-Kommissionen* in seinem „Mustertext zur Information und Einwilligung in die Verwendung von Biomaterialien und zugehörigen Daten in Biobanken", Version 3.1. v. 21. Juni 2019, S. 6 vor.

[127] *European Data Protection Board*, Guidelines 03/2020 on the processing of data concerning health for the purpose of scientific research in the context of the COVID-19 outbreak, adopted on 21 April 2020, S. 13 Ziff. 67.

Voraussetzungen der Art. 45 ff. DSGVO einzuhalten sind. Hierbei sind insbesondere die zusätzlichen Voraussetzungen zu berücksichtigen, die der *EuGH* in der Rechtssache „Schrems II"[128] für die Verwendung von Standarddatenschutzklauseln aufgestellt hat. Daneben kann auch der Ausnahmetatbestand der zwingenden berechtigten Interessen aus Art. 49 Abs. 1 S. 2 DSGVO nur in Einzelfällen zur Anwendung kommen.

4   Zusammenfassung

Voraussetzung für die Zusammenarbeit in länderübergreifenden Forschungsprojekten ist die Übermittlung von Daten über Ländergrenzen hinweg. Dabei wirft der Datenverkehr innerhalb der *Europäischen Union*, der unter den gleichen Voraussetzungen wie eine inländische Datenübermittlung vorzunehmen ist, zunächst keine besonderen Fragestellungen auf. Jedoch wird die Bestimmung des jeweils im Rahmen der Öffnungsklausel anwendbaren nationalen Rechts durch das Fehlen einer allgemeinen Kollisionsnorm erheblich erschwert. Vor diesem Hintergrund werden in der Literatur verschiedene Lösungsmöglichkeiten diskutiert, die jedoch nicht vollends überzeugen können. Eine endgültige Lösung wird sich nur auf europäischer Ebene finden lassen. Auf eine schnelle Lösung ist dort jedoch nicht zu hoffen, wie die jüngsten Aussagen der *Europäischen Kommission* gezeigt haben.

Datenübermittlungen in Staaten außerhalb der EU bringen ihre eigenen, anders gelagerten Fragestellungen mit sich. So sind die Vorschriften des Kapitels V der DSGVO auch zu berücksichtigen, wenn die DSGVO aufgrund ihres räumlichen Anwendungsbereichs auf die Datenverarbeitung im Drittland bereits Anwendung findet. Diese sehen keine speziellen Erleichterungen für die Übermittlung personenbezogener Daten an Drittstaaten im Forschungskontext vor, insbesondere dürfte der Art. 49 Abs. 1 S. 2 DSGVO nur vereinzelt zur Anwendung kommen.

Abschließend lässt sich somit festhalten, dass die Datenverarbeitung zu medizinischen Forschungszwecken im internationalen Kontext unter der Rechtslage der DSGVO zu neuen juristischen Herausforderungen führt und zwar sowohl innerhalb der *Europäischen Union* als auch im Verhältnis zu Drittstaaten.

---

[128] EuGH, Urt. v. 16. Juli 2020, – C-311/18 (Schrems II).

Informierte Einwilligung, häusliche Altenpflege und soziale Robotik – Ein Konzept zur Konkretisierung der Zweckangabe bei Social-Compagnion-Robotern

Wulf Loh und Anne Wierling

Einleitung

Im Bereich sozialer Robotik, besonders mit Blick auf die häusliche bzw. Tagespflege älterer Menschen, ergeben sich eine Vielzahl von Schwierigkeiten hinsichtlich eines adäquaten Datenschutzes (Calo 2012). Dies gilt ganz speziell für die Möglichkeit der informierten Einwilligung seitens der Betroffenen in die Datenverarbeitung, da in diesem Bereich eine Vielzahl an Sensorik und Datenverarbeitung zum Einsatz kommt, gleichzeitig aber ältere Menschen aufgrund ihrer mangelnden Technikaffinität eine besonders vulnerable Gruppe darstellen (Ammicht Quinn 2019). In diesem Beitrag sollen Aspekte einer sowohl DSGVO-konformen als auch ethisch akzeptablen Einwilligungskonzeption erarbeitet werden (Behrendt et al. 2019). Grundlage dieser Konzeption ist die Überlegung, die rechtlich und ethisch notwendigen Informationen zur Einwilligung in die Datenverarbeitung möglichst leicht verständlich und konkret zu gestalten. Hierfür wird auf konzeptueller Ebene eine Matrix entwickelt, die die Bestimmung der Zweckangabe der Datenverarbeitung sowie den Informationsgehalt der Einwilligung mit der potenziellen Eingriffstiefe in die Privatsphäre und informationelle Selbstbestimmung der Betroffenen in Beziehung setzt (Privacy Interference Matrix). Daraus wird eine proportionale Relation zwischen Konkretheit der Zweckangabe und Eingriffstiefe abgeleitet: *Je tiefer der potenzielle Eingriff in die Privatsphäre und informationelle Selbstbestimmung, desto konkreter muss der Zweck angegeben werden, und desto größer muss der Informationsgehalt der Einwilligung sein.* Diese Relation wird in

W. Loh (✉)
Stuttgart, Deutschland
E-Mail: wulf.loh@izew.uni-tuebingen.de

A. Wierling
Hörstel, Deutschland
E-Mail: Anne.Wierling@uni-siegen.de

© Der/die Autor(en) 2022

G. Richter et al. (Hrsg.), *Datenreiche Medizin und das Problem der Einwilligung*,
https://doi.org/10.1007/978-3-662-62987-1_8

verschiedenen Kategorien der Eingriffstiefe ausbuchstabiert, welche dann unterschiedliche Zustimmungsmodi nach sich ziehen. Als Ergebnis werden tentativ einige Möglichkeiten für Abstufungen der Zustimmung aufgezeigt.

1   Der Kontext des NIKA-Projekts

Im Projekt NIKA (BMBF 16SV7944) wird ein soziales Compagnon-Robotik-System entwickelt, das ältere Menschen im häuslichen Umfeld aktivieren und unterhalten soll. Unter anderem werden spielerisch Gedächtnistraining und Biographiearbeit umgesetzt. NIKA soll auf drei robotischen Plattformen realisiert werden (Pepper, MiRo, Roomba), die jeweils über unterschiedliche Sensorik verfügen und u.U. Hilfsgeräten wie Bildschirmen und Tablets bedürfen. Eines der primären Ziele des Projektes ist es, für jede robotische Plattform und Interaktionssituation jeweils adäquate "Interaktionspattern" (Borchers 2000; Kahn et al. 2008) zu entwickeln, die den jeweiligen Interaktionskontexten und -möglichkeiten gerecht werden. Diese Muster sollen verallgemeinerbar dargestellt und für zukünftige Anwendungskontexte operationalisierbar gemacht werden (Tidwell 2010; Pollmann 2019).

Je nach robotischem System verfügt NIKA über unterschiedliche Sensorik und Kommunikationsmöglichkeiten. Während bspw. der Roboter "Pepper" mittels Mikrofonen und Kameras Sprache, Gestik und Mimik verarbeiten kann, ist dies dem Staubsaugerroboter "Roomba" nicht möglich. In umgekehrter Kommunikationsrichtung verfügt "Pepper" über eine Sprachausgabe, "MiRo" und "Roomba" dagegen nicht. Dies wurde in der Projektplanung absichtlich so gewählt, um verschiedene Interaktionsmöglichkeiten zu testen und als Interaktionspattern zu beschreiben.

Für Datenschutzbelange gehen wir davon aus, dass jede robotische Plattform über mehrere Sensoren verfügt, die für eine dauerhafte Funktionalität konstant aktiv und aufnahmebereit sein müssen. Exemplarisch lässt sich dies am Roboter "MiRo" verdeutlichen: Er verfügt über sechs Sensoren (Stereokameras, Mikrofone, Berührungs- und Lichtsensor, Abstandssensor, sowie einen sogenannten Cliff-Sensor, der Treppen und Abgründe erkennt und so Stürze verhindert). Darüber hinaus ist NIKA mobil, kann sich also eingeschränkt in den Räumlichkeiten bewegen und mindestens gestisch (d. h. durch Körpersprache, die – je nach Freiheitsgraden – z. T. sehr rudimentär ausfallen kann) interagieren.

Da es sich bei dem geplanten Einsatzbereich sowohl um die ambulante Tagespflege als auch um Wohnungen des betreuten Wohnens handelt, ist NIKA u.U. auch im privaten Wohnumfeld unterwegs. NIKA legt Nutzer:innenprofile an und speichert hierfür persönliche Daten (Name, biometrische Daten wie Gesicht, Sprachprofil für individuelle Erkennung, Ergebnisse des Gedächtnistrainings) sowie Daten aus den individuellen Interaktionen, um auf Interaktionspräferenzen reagieren zu können (Arten der Ansprache, tägliche Routinen, präferierte Motivationsmodi).

2 (Medizin-)ethische Grundlagen der informierten Einwilligung

In einem Beitrag der New York Times (NYT) von 2019 wurden 150 Datenschutzricht-linien großer Internetplattformen sowie der Internetauftritte von Großunternehmen in ihrer "readability" mit großen literarischen Werken verglichen (Litman-Navarro 2019). Dieser nicht ganz ernst gemeinte Vergleich ergab, dass die Zoom-, Ebay- und AirBnB-Datenschutzrichtlinien eine ähnlich hohe Lesekompetenz erfordern wie das erste Kapitel von Kants "Kritik der reinen Vernunft", während der Autor des NYT Textes zum Lesen der Datenschutzbestimmungen von AirBnB etwa doppelt so lang brauchte wie für besagtes Kant-Kapitel. Selbst wenn man dieses Experiment mit einem Augenzwinkern betrachtet, macht es dennoch deutlich, dass viele der Datenschutzrichtlinien Text-kompetenzen auf Universitätsniveau erfordern. Es wird einmal mehr offenkundig, dass Datenschutzrichtlinien und AGBs "by lawyers for lawyers" gemacht sind.

Auch wenn dies vielleicht nicht sonderlich überraschend sein mag, steht es doch in krassem Gegensatz zu dem *Ideal der informierten Einwilligung*, wie es in der Medizin-ethik formuliert wurde (Dworkin, 1988; Maclean, 2009) und bspw. auch in Art. 4 Nr. 11 DSGVO anklingt:

> „Im Sinne dieser Verordnung bezeichnet der Ausdruck: […] ‚Einwilligung' der betroffenen Person jede freiwillig für den bestimmten Fall, in informierter Weise und unmissverständ-lich abgegebene Willensbekundung in Form einer Erklärung oder einer sonstigen ein-deutigen bestätigenden Handlung, mit der die betroffene Person zu verstehen gibt, dass sie mit der Verarbeitung der sie betreffenden personenbezogenen Daten einverstanden ist".

Der Art. 7 Abs. 2 S.1 DSGVO gibt vor, dass bei schriftlichen Einwilligungen „das Ersuchen um Einwilligung in verständlicher und leicht zugänglicher Form in einer klaren und einfachen Sprache" erfolgen muss. Es sollten daher keine Fremdsprachen, Fremd-wörter oder juristische Termini Verwendung finden, da andernfalls der entsprechende Teil der Einwilligung gemäß Art. 7 Abs. 2 S. 2 DSGVO nicht verbindlich wäre. Auch das European Data Protection Board (EDPB) weist in seinen neuen Guidelines zu Ein-willigungen explizit darauf hin, dass die Einwilligung von einer Durchschnittsperson verstanden werden muss – und eben nicht nur von Anwälten (EDPB 2020).

Weitere Anforderungen an eine datenschutzkonforme Einwilligung ergeben sich unter anderem aus Art. 6 Abs. 1 lit.a iVm Art. 7 DSGVO. Zusätzlich müssen die Begriffs-bestimmung des Art. 4 Nr.11 und ggf. die Vorgaben des Art. 8 (Minderjährige), Art. 9 Abs. 2 (sensible Daten), Art. 22 (automatisierte Entscheidungen) sowie Art. 49 (Über-mittlung in Drittländer) der DSGVO für eine wirksame Einwilligung berücksichtigt werden. Da die DSGVO jedoch erst seit Mai 2018 gültig ist, liegen bisher nur wenige relevante Gerichtsurteile des EuGHs zur DSGVO vor, weshalb die auslegungsfähigen Anforderungen an eine informierte Einwilligung noch nicht endgültig geklärt sind.

Unabhängig von den rechtlichen Vorgaben hängt aus (medizin-)ethischer Perspektive das Bestehen einer solchen Einwilligung typischerweise von drei Kriterien ab, die die einwilligende Person erfüllen muss: 1. vollständige Information (epistemische Dimension), 2. angemessene Entscheidungsfähigkeit (kognitive Dimension) und 3. Freiwilligkeit (Dimension der tatsächlichen Wahl) (Dworkin 1988; Eyal 2011).

2.1 Epistemische Dimension

Um eine informierte Entscheidung über die Preisgabe persönlicher Daten treffen zu können, müssen die betroffenen Personen über vollständige Informationen verfügen. Dies beinhaltet drei Aspekte: (a) Wissen über die Fakten, die für die Entscheidung ausschlaggebend sind, und daher (b) Wissen über die Situation, d. h. welche Fakten überhaupt zum Tragen kommen, sowie (c) eine allgemeine "appreciation of the nature and significance of the decision" (Charland 2008) für die Person selbst und ihr Umfeld. In der Literatur zur informierten Zustimmung wird dies oft unter dem Begriff "understanding" (Charland 2008) gefasst. In Übereinstimmung mit Catherine Elgins jüngsten Überlegungen zu "Verstehen" charakterisieren wir "understanding" hier als:

> „an epistemic commitment to a comprehensive, systematically linked body of information that is grounded in fact, is duly responsive to reasons or evidence, and enables nontrivial inference, argument, and perhaps action regarding the topic the information pertains to." (Elgin 2017)

Gerade im Kontext der Datenverarbeitung bei robotischen Systemen wird dieses Verstehen häufig durch den Wunsch nach einer Mensch-Maschine-Interaktion unterlaufen, die eine "seamless interaction" (DIN EN ISO 9241-11 2018; DIN EN ISO 9241-110 2020) ermöglichen soll. Damit ist gemeint, dass die Interaktion möglichst viele habitualisierte Kommunikationsmuster verwenden soll, um intuitiv verständlich zu sein und so den „cognitive load" der Nutzer:innen gering zu halten (Drury et al. 2004). Dies zieht vielfach eine humanoide oder animoide Mimik, Gestik und allgemeine Kommunikationsgestaltung nach sich, da diese den Nutzer:innen bekannt ist und daher wenig Aufmerksamkeit erfordert. Im Ergebnis bleiben jedoch Informationen, derer die interagierenden Personen zu einer wohlinformierten Einwilligung in die Datenverarbeitung bedürfen, unthematisch, da diese den reibungslosen Interaktionsfluss stören und die interagierenden Personen zu Reflexion und bewusster Entscheidung zwingen würden.

Aus rechtlicher Perspektive wiederum werden diese sehr anspruchsvollen Forderungen aus dem (medizin-)ethischen Bereich für den Kontext der Einwilligung in die Datenverarbeitung im Wege eines gesetzgeberischen Kompromisses zwischen "vollständiger Information" und dem jeweiligen Aufwand für die datenverarbeitende Stelle umgesetzt. Art. 4 Nr. 11 DSGVO definiert, dass eine Einwilligung in informierter Weise abgegeben werden muss. Gemäß Erwägungsgrund 42 Satz 4 DSGVO setzt "in informierter Weise" voraus, dass die Betroffenen mindestens wissen müssen, wer verantwortlich ist und für welche Zwecke die personenbezogenen Daten verarbeitet werden sollen. Im Gegensatz dazu fordern Artt. 13 und 14 DSGVO deutlich mehr Informationen, welche den Betroffenen bei der Verarbeitung von personenbezogenen Daten zur Verfügung gestellt werden müssen.

Werden die Daten direkt bei den Betroffenen erhoben (Art. 13 DSGVO), müssen der Name und die Kontaktdaten de:r Verantwortlichen, ggf. die Kontaktdaten de:r Datenschutzbeauftragten, die Zwecke der Verarbeitung, die Rechtsgrundlage für die Verarbeitung, ggf. die berechtigten Interessen, die Empfänger oder Kategorien von Empfängern und bei Übermittlung an ein Drittland das Vorhandensein eines Angemessenheitsbeschlusses bzw. geeignete Garantien als Informationen an die Betroffenen herausgegeben werden. Weitere Informationen, die erteilt werden sollten, sind die Speicherdauer, das Bestehen von Betroffenenrechten, die Widerrufbarkeit der Einwilligung, das Beschwerderecht bei einer Aufsichtsbehörde, die Verpflichtung zur Bereitstellung von Daten, automatisierte Entscheidungsfindung und Zweckänderungen. Nur wenn die Daten nicht direkt bei den Betroffenen erhoben werden, müssen die Betroffenen gemäß Art. 14 DSGVO über die betroffene Datenkategorie sowie über die Quelle, aus der die Daten stammen, informiert werden. Ferner ist er darüber zu informieren, ob die Datenquelle eine öffentliche ist.

Die Informationen, die im Rahmen der informierten Einwilligung erteilt werden müssen, sollten jedoch von denen, die im Rahmen des Artt. 13 bzw. 14 DSGVO bereitzustellen sind (den sogenannten Informationspflichten), unterschieden werden. Somit kann nach Meinung des EDPB eine informierte Einwilligung auch dann vorliegen, wenn nicht alle Informationen der Artt. 13 bzw. 14 in der Einwilligung erteilt werden. Den Informationspflichten kann bspw. auch im Rahmen der Datenschutzerklärung des Unternehmens nachgekommen werden, wodurch eine zusätzliche Aufführung dieser Informationen in der Einwilligung vermieden werden kann (EDPB 2020).

Die Informationen der Artt. 13 bzw. 14 DSGVO müssen gemäß EDPB nicht zwingend im Rahmen einer informierten Einwilligung gegeben werden. Jedoch fordert das EDPB die Angabe von mindestens de:r Verantwortlichen, dem Zweck der Verarbeitung, der Datenkategorie, der Widerrufbarkeit der Einwilligung, ggf. Informationen bzgl. automatisierter Entscheidungen und Informationen zu Risiken bei Datenübermittlung an ein Drittland ohne das Vorhandensein eines Angemessenheitsbeschlusses bzw. geeigneter Garantien (EDPB 2020).

Bis ein die Anforderungen präzisierendes Urteil durch den EuGH vorliegt, werden im Folgenden daher die Empfehlungen des EDPB berücksichtigt.

2.2 Kognitive Dimension

Zusätzlich zu vollständigen Informationen benötigen die Nutzer:innen robotischer Systeme bestimmte *Entscheidungsfähigkeiten*, um die Informationen, die sie erhalten, für sich sinnvoll zu ordnen, mit ihren Präferenzen und Volitionen zweiter Ordnung in Einklang zu bringen (Frankfurt 1987) und nach ihnen zu handeln. Um dies zu gewährleisten, dürfen sie nicht getäuscht, durch psychomotivationale Anreize unangemessen manipuliert oder anderweitig kognitiv eingeschränkt werden, z. B. durch Ablenkung ihrer Aufmerksamkeit.

Die bisherigen Mensch-Maschine-Interaktionsdesigns stehen diesem Ziel zuweilen entgegen, da sie häufig versuchen, eine möglichst reibungslose, natürliche und intuitive Interaktion sicherzustellen. Gerade bei Nutzer:innen, die wenig technikaffin sind, können Anthropo- bzw. Zoomorphisierungstendenzen hervorgerufen werden (Darling 2017), also die intuitive "Vermenschlichung" bzw. "Tierähnlichkeit" von Robotern. Anders gesagt: Um die Interaktion möglichst intuitiv und mit geringer kognitiver Beanspruchung zu halten, werden häufig aus menschlicher bzw. tierischer Kommunikation bekannte Interaktionsmuster verwendet. Damit wird jedoch bei den Nutzenden oftmals recht effektiv der Eindruck erweckt, es handele sich um ein menschen- bzw. tierähnliches Gegenüber – mit allen Konsequenzen. Dies ist dann problematisch, wenn die Nutzer:innen implizit auf weitere menschen- bzw. tierähnliche Eigenschaften schließen, nicht gerechtfertigtes Vertrauen aufbauen, etc. (Turkle 2010; Scheutz 2012).

Aus rechtlicher Perspektive ist das Äquivalent zur kognitiven Dimension die *Einwilligungsfähigkeit* der Betroffenen. Dabei kommt es nicht auf die Geschäftsfähigkeit der Erklärenden im Sinne des BGB an. Vielmehr muss die betroffene Person einsichtsfähig sein, also in der Lage sein, die Bedeutung und Tragweite ihrer Einwilligung zu verstehen (Hauser et al. 2019). Fehlt diese Einsichtsfähigkeit ist eine gleichwohl erteilte Einwilligung unwirksam (Steinrötter 2020). Vorstellbar, aber nicht pauschal annehmbar, ist eine solche fehlende Einwilligungsfähigkeit beispielsweise bei Patient:innen in psychiatrischer Behandlung oder bei fortgeschrittener Demenz. Eine wirksame Einwilligung kann dann nur von einem gesetzlichen Vertreter der Betroffenen erteilt werden.

Zudem ist auch eine Altersgrenze in Bezug auf Minderjährige für die Annahme der Einsichtsfähigkeit relevant. Im Rahmen der DSGVO kann eine Person ab Vollendung des 16. Lebensjahres auch ohne die Zustimmung der Eltern zulässig in ein Angebot von Diensten der Informationsgesellschaft einwilligen, wenn das Angebot dem Kind direkt (Moos et al. 2018) unterbreitet wird.

2.3   Freiwilligkeit

Typischerweise hängt die Freiwilligkeit einer Entscheidung davon ab, dass sie nicht unter Manipulation bzw. Zwang stattfindet. Nur wenn die Einwilligung in die Datenverarbeitung auf der Grundlage von reflexiver Einsicht und aus rationaler Überzeugung getroffen wird, d. h. aufgrund des "zwanglosen Zwangs des besseren Arguments" (Habermas 2009), gilt sie als freiwillig. Ein solcher Begriff der Freiwilligkeit ist untrennbar mit dem Ideal personaler Autonomie (Kant AA V; Parfit 1984; Korsgaard 2009) verbunden und findet seinen rechtlichen Ausdruck im Konzept der "volenti non fit iniuria" ("Dem Einwilligenden widerfährt kein Unrecht"). Dies ist die Grundlage für das gesamte Vertragsrecht und damit auch für die Einwilligung in die Datenverarbeitung.

In rechtlicher Hinsicht muss gemäß Art. 4 Nr. 11 DSGVO eine Einwilligung freiwillig erfolgen, wobei der Begriff der Freiwilligkeit nicht legal definiert ist und daher ausgelegt werden muss. Der EuGH nutzt für die Auslegung von Sekundärrecht vor allem Erwägungsgründe, um den Zweck einer Norm zu bestimmen: Gemäß Erwägungsgrund 42 S. 5 DSGVO soll nur dann von einer Freiwilligkeit der Einwilligung ausgegangen werden, wenn die Betroffenen "eine echte oder freie Wahl haben und somit in der Lage sind, die Einwilligung zu verweigern oder zurückzuziehen, ohne Nachteile zu erleiden". Von einer Zwangssituation kann gemäß Erwägungsgrund 43 S. 1 DSGVO ausgegangen werden, wenn zwischen de:r Verantwortlichen und den Betroffenen ein klares Ungleichgewicht besteht und es daher unwahrscheinlich erscheint, dass die Einwilligung freiwillig erteilt wurde. Vorstellbar, aber nicht pauschal annehmbar, ist ein solches Ungleichgewicht beim Verhältnis Ärzt:in – Patient:in oder Pflegekraft – pflegebedürftige Person.

Denkbar wäre auch, dass bei Angeboten von Monopolisten von einem Ungleichgewicht ausgegangen werden kann. Abhilfe könnte dann ein äquivalentes Alternativangebot der Verantwortlichen schaffen, ohne dass sich daraus Nachteile für die Betroffenen ergeben (aA Steinrötter 2020). Hier liegt noch erhebliches Auslegungspotenzial, das wir im Rahmen dieses Textes nicht weiterverfolgen können. Darüber hinaus könnte es gemäß Erwägungsgrund 43 S. 2 an der Freiwilligkeit einer Einwilligung fehlen, wenn das Trennungsgebot nicht eingehalten wurde. Dies ist anzunehmen, wenn pauschal eine einzige Einwilligung zu tatsächlich verschiedenen Verarbeitungsvorgängen von personenbezogenen Daten erteilt werden muss. Das Nicht-Kopplungs-Gebot (Erwägungsgrund 43 S. 2 DSGVO) sieht für die Beurteilung der Freiwilligkeit vor, dem Umstand, ob durch die Einwilligung eine Verarbeitung legitimiert werden soll, die über das hinausgeht, was für die Vertragserfüllung erforderlich wäre, in größtmöglichem Umfang Rechnung zu tragen.

Wie wir bereits gesehen haben, sind viele Mensch-Technik-Interaktionen mindestens potenziell manipulativ, wenn sie auch zumeist nicht mit direkter Täuschung verbunden sind (Loh i.Ersch.). Während sich „Täuschung" hierbei auf das aktive Verbreiten von Falschinformationen als Teil einer Manipulationsstrategie bezieht, ist mit „Verdeckung" das Verbergen des Manipulationsversuchs selbst gemeint (Rudinow 1978; Susser et al. 2019). Wie sich an den oben genannten Beispielen ersehen lässt, beruht nicht jede Manipulation zwangsläufig auf Täuschungen (Gorin 2014; Wood 2014), im Gegenteil: Viele der Manipulationsstrategien kommen völlig ohne Lügen oder dem Verleiten zu fehlerhaften Annahmen aus. Manipulative Mensch-Technik-Interaktionen setzen jedoch u.U. auf eine Verdeckung der eigenen Manipulationsstrategie in Form von Anthropo- bzw. Zoomorphisierungen. Dies gilt insbesondere, wenn emotionale Trigger (große

Augen, Kindchenschema, Welpenhaftigkeit etc.) verwendet werden, um die Interaktion positiv zu gestalten bzw. die Nutzenden dazu zu bringen, bestimmte Dinge zu tun.

Neben manipulativen Eingriffen in die Freiwilligkeit, die immer auch entweder die epistemische oder kognitive Dimension mit betreffen, ergeben sich in Mensch-Technik-Ensembles oftmals auch designseitige Zwänge zur Einwilligung in die Datenverarbeitung. Dies ist bspw. dann der Fall, wenn ohne eine Einwilligung die Funktionalität der Technik gar nicht – oder nur sehr eingeschränkt – genutzt werden kann (Cavoukian 2011; O'Connor et al. 2017). Hier wird vonseiten der Entwickler:innen die Default-Option "vollständige Einwilligung in die konstante Datenverarbeitung" nicht in Zweifel gezogen, sodass eine Technikentwicklung mit abgestuften Datenverarbeitungsmodellen, u.U. in Form von "Kaskadenmodellen" (Loe et al. 2015; Rost et al. 2020, sowie Lösungsmöglichkeiten für verschieden abgestufte Einwilligungen, nach wie vor nicht standardmäßig in Betracht gezogen wird.

Besonders im medizinischen und Altenpflegekontext stellt dies die Freiwilligkeit vor große Herausforderungen. Strukturell sind hier Patient:innen bzw. Pflegebedürftige sehr viel stärker auf Technologien angewiesen, und selbst im Anwendungsfall von NIKA als Companion-Roboter geben viele Nutzende möglicherweise unter dem Druck von Angehörigen und Pflegekräften nach. Um diese Schwierigkeiten zu umgehen bzw. abzumildern, werden wir im Folgenden eine Matrix vorstellen, die die Intensität des Privatheitseingriffs proportional an die Definition des Zwecks und den Informationsgehalt der Einwilligung bindet und auf diese Weise die Datenautonomie wieder teilweise an die Nutzer:innen zurückgibt, auch wenn sie mglw. manipulative als auch unter erheblichem Druck zustande gekommene Einwilligungen in die Datenverarbeitung mit Blick auf Mensch-Roboter-Interaktionen nicht verhindern kann.

3   Intensity of Privacy Interference

Welche Informationen im Rahmen einer informierten Einwilligung erforderlich sind, ist noch strittig. Es gibt zwar Empfehlungen des EDPB zum Mindestinhalt einer "informierten Einwilligung", aber noch keine Entscheidungen des EuGHs diesbezüglich, die Klarheit schaffen könnten. Zudem muss der Zweck sowohl im Rahmen der Informationspflichten als auch der Einwilligung angegeben werden. Offen ist dagegen bisher, in welchem Umfang dies geschehen muss. Weder in den Leitlinien zur Einwilligung aus dem Jahr 2018 noch in der aktualisierten Version des EDPB aus 2020 sind detaillierte Angaben zur Konkretheit des Zwecks aufgeführt. Ist es ausreichend anzugeben, dass der „Roboter funktionieren muss" oder dass er „die Altenpflege unterstützen soll"? Solche sehr allgemeinen Angaben oder gar Blankett-Einwilligungen sind unzulässig (Der Bayerische Landesbeauftragte für Datenschutz 2018).

Gleichzeitig wird der Angabe des Zwecks auch an verschiedenen anderen Stellen innerhalb der europäischen Bürokratie eine besondere Wichtigkeit beigemessen. Bspw.

schreibt die EU Kommission in ihrem jüngsten Weißbuch zur Künstlichen Intelligenz, dass „eindeutige Angaben […] insbesondere über den Zweck, für den die Systeme bestimmt sind […] und über das erwartete Maß an Genauigkeit bei der Erreichung des angegebene Zwecks" gemacht werden müssen (Europäische Kommission 2020). Aber auch in diesem Dokument wird nicht präzisiert, inwiefern eine Konkretisierung der Angabe des Zwecks im Rahmen der Einwilligung stattfinden kann.

3.1　Matrix-Kriterien

Eine denkbare Lösung wäre die Einteilung von einzelnen Datenverarbeitungsprozessen des Roboters in Kategorien. Auf diese Weise könnte die Datenverarbeitung mit der Stärke des Eingriffs in die Privatsphäre der Betroffenen in Beziehung gesetzt werden: Je stärker dieser Eingriff, desto konkreter muss die Angabe des Zwecks erfolgen und desto mehr Informationen müssen im Rahmen der Einwilligung erteilt werden. Zur Beurteilung der Eingriffsstärke wird das allgemeine Persönlichkeitsrecht (APR) herangezogen. Das APR wurde in richterlicher Rechtsfortbildung aus Art. 1 Abs. 1 GG und Art. 2 Abs. 1 GG abgeleitet. Eine Ausprägung des APR ist das Konzept der informationellen Selbstbestimmung, das vom Bundesverfassungsgericht im sogenannten Volkszählungsurteil 1983 als Grundrecht anerkannt wurde. Im Grunde sagt es aus, dass Betroffene bestimmen können müssen, wer, was, wann und wie lange über sie weiß.

Aus dem Recht auf informationelle Selbstbestimmung lassen sich einige Kriterien ableiten, die zur Beurteilung des Eingriffs in die Privatsphäre herangezogen werden können und im Folgenden vorgestellt werden. Die Betroffenen müssen bestimmen können wer (Empfänger), was (Datenkategorie, Sphärentheorie, Aggregation, Erhebungsumfang, Anonymisierung, machine learning), wann (Erhebungsdauer) und wie lange (Datenspeicherung) über sie weiß. Selbst wenn die rechtliche Grundlage für die Verarbeitung keine Einwilligung ist, so sind einige Elemente, die zur Messung der Intensität des Eingriffs in die Privatsphäre vorgeschlagen werden, erforderlich, um die Vorgaben der Artt. 13, 14, 30 und 32 DSGVO zu erfüllen. Im Rahmen von Artt. 13 und 14 DSGVO müssen Informationen bezüglich der Löschfristen, Datenkategorien sowie Empfänger bereitgestellt werden. Auch für die Umsetzung des Art. 30 DSGVO, das Erstellen des Verzeichnisses für Verarbeitungstätigkeiten, sind diese Informationen erforderlich. Art. 32 DSGVO soll ein dem Risiko der Verarbeitung angemessenes Schutzniveau sicherstellen, wobei unter anderem die Möglichkeit der (zumindest) Pseudonymisierung in Erwägung gezogen werden soll. Um entsprechende Risiken der Verarbeitung beurteilen zu können, muss auch die Verknüpfbarkeit der Daten berücksichtigt werden, da diese einen Einfluss auf die Qualität der Daten hat. Steigt die Qualität der Daten, so hat dies Einfluss auf die mögliche Schadenschwere, die im Rahmen der Risikobeurteilung mitzubedenken ist. Des Weiteren müssen der Umfang (bspw. Big Data/Erhebungsdauer/Speicherdauer) und die Umstände der Verarbeitung (bspw. Anzahl der Empfänger) in die Risikobeurteilung einbezogen werden.

Damit alle Kriterien entsprechend berücksichtigt werden können, müssen die verschiedenen Optionen der Kriterien gewichtet werden, um diese dann zu einem Gesamtergebnis zu aggregieren (vgl. Abschn. 3.2.). Hier bestehen mehrere Möglichkeiten: Bspw. könnten die jeweiligen Gewichtungen einfach aufaddiert werden und so eine Indexzahl bilden, mithilfe derer eine Einteilung in verschiedene Kategorien der Zweckangabe erfolgen kann. Alternativ wäre auch eine Aggregation per Mindestscore denkbar, d.h. dass für bestimmte (oder u.U. auch alle) der oben genannten Kriterien Mindeststandards für die jeweiligen Kategorien gelten. Andere Aggregationsfunktionen sind vorstellbar, ebenso eine Kombination verschiedener Funktionen.

Da eine solche Gewichtung je nach Aggregation zu höchst unterschiedlichen Ergebnissen führen kann, bedarf es eines gesellschaftlichen Aushandlungsprozesses, an dessen Ende eine politische Entscheidung (im Rahmen geltender Datenschutzbestimmungen) steht. Aus diesem Grund enthalten wir uns im Folgenden konkreter Gewichtungs- und Aggregationsvorschläge.

3.1.1 Datenkategorie

Die DSGVO unterteilt personenbezogene Daten in drei Kategorien: allgemeine personenbezogene Daten, sensible personenbezogene Daten und Daten über strafrechtliche Verurteilungen und Straftaten. „Sensible Daten" sind gemäß Art. 9 DSGVO personenbezogene Daten, in denen Informationen über ethnische Herkunft, politische Meinungen, religiöse oder weltanschauliche Überzeugungen oder die Gewerkschaftszugehörigkeit enthalten sind. Ebenfalls sensibel sind genetische Daten, sowie biometrische Daten zur eindeutigen Identifizierung einer natürlichen Person, Gesundheitsdaten oder Daten zum Sexualleben oder der sexuellen Orientierung. Artikel 10 DSGVO regelt Daten über strafrechtliche Verurteilungen und Straftaten. Alle anderen personenbezogenen Daten können als allgemeine personenbezogenen Daten bezeichnet werden. Auch pseudonymisierte Daten sind personenbezogene Daten. Sie ermöglichen zwar keine direkte Identifizierung einer Person, erfassen aber bspw. das Verhalten einer Person, um zum Beispiel personalisierte Werbung schalten zu können. Bei pseudonymisierten Daten kann es sich sowohl um allgemeine als auch um sensible personenbezogene Daten handeln.

Handelt es sich um sensible Daten, stellt die Datenverarbeitung einen größeren Eingriff in die Privatsphäre dar als die Verarbeitung von allgemeinen Daten. Mit einer solchen Verarbeitung können erhebliche Risiken für die Grundrechte und Grundfreiheiten des Betroffenen entstehen (Erwägungsgrund 51 DSGVO), woraus ein erhöhtes Schutzbedürfnis der inneren persönlichen Lebensbereiche folgt (Matejek und Mäusezahl 2019). Nach Maßgabe der DSGVO müssen für die Verarbeitung von sensiblen Daten daher höhere Anforderungen an die Einwilligung erfüllt sein, damit diese zulässig ist.

Es muss sich in einem solchen Fall um eine *ausdrückliche Einwilligung* handeln. Eine konkludente Erteilung der Einwilligung ist ausgeschlossen, und ein Hinweis auf mögliche, mit der Verarbeitung verbundene Risiken muss erfolgen. Bezogen auf die Angabe des Zwecks oder den Informationsgehalt der Einwilligung ergibt sich aus der DSGVO zwar kein Unterschied aus der Differenzierung zwischen allgemeinen und sensiblen Daten. Nichtsdestotrotz sollte der Eingriff in die Privatsphäre als größer eingestuft werden, wenn Gesundheitsdaten oder biometrische Daten (=sensible Daten) im Gegensatz zu Name und Adresse (=allgemeine Daten) verarbeitet werden.

Des Weiteren könnte auch eine, vom Standpunkt des geltenden Rechts aus nicht vorgesehene, Individualisierung der Zuordnung denkbar sein: Für den einen sind Bankdaten essentiell schutzbedürftig, für den anderen eher die Daten zu Lebensgewohnheiten. Trotzdem zählen sie zu den allgemeinen Daten und werden im Rahmen der DSGVO nicht als sensible Daten eingestuft. Vorstellbar für die Einwilligung wäre, dass die Betroffenen vor der Erteilung der Einwilligung eine Gewichtung der zu erhebenden Daten vornehmen können, unabhängig davon, ob die DSGVO diese Daten als sensibel einstuft oder nicht. Die: Verantwortliche könnte beispielsweise alle Datenkategorien auflisten und die: Betroffene markiert die Datenkategorien, die sie: als besonders schützenswert empfindet. Alle nicht markierten Daten würden im Folgenden wie allgemeine Daten behandelt; alle markierten Daten würden wie sensible Daten behandelt. Alle Einwilligungen, die sich auf die Verarbeitung alsbesonders schützenswert markierter Daten beziehen, bedürften dann einer konkreteren Zweckangabe und eines höheren Informationsgehalts.

Für die Erstellung der Matrix wird die Verarbeitung sensibler Daten und/oder für die Nutzer:in besonders schützenswerter Daten stärker gewichtet als allgemeine Daten bzw. Daten, die nicht von der Nutzer:in als besonders schützenswert markiert wurden. Neben der rein numerischen Gewichtung ist auch ein Mindeststandard vorstellbar, bei dem bspw. die Kategorie mit der geringsten Eingriffstiefe überschritten wird, sobald sensible Daten verarbeitet werden.

3.1.2 Sphärentheorie

Die Sphärentheorie ist eine allgemeine, vom BVerfG in bestimmten Fällen herangezogene Theorie zur Eingriffsgewichtung beim allgemeinen Persönlichkeitsrecht. Alternativ (oder parallel), könnte auch diese Theorie zur Beurteilung des Eingriffs in die Privatsphäre herangezogen werden. Anstatt verschiedene Datenkategorien anhand der Unterscheidung "sensibel/allgemein" zu treffen, werden hier die drei Sphären der Intim-, Privat- oder Sozialsphäre zur Kategorisierung verwendet. Hierbei fordert ein Eingriff in die Intimsphäre den konkretesten Zweck bzw. die Einteilung in die höchste Kategorie, da hier der Kern der Menschenwürde betroffen ist (gmds/GDD 2017). Betrifft der Eingriff hingegen die Sozialsphäre, wären die Angabe eines weniger konkreten Zwecks und weniger Informationen bzw. die Einteilung in eine niedrigere Kategorie ausreichend (ebd.). Entsprechend der obigen Kategorisierung kann eine Verarbeitung mit Eingriff in die Intimsphäre in einer hohen Gewichtung resultieren, während der Eingriff in die Sozialsphäre gering gewichtet wird. Alternativ sind hier auch verschiedene Mindeststandard-Modelle denkbar.

3.1.3 Aggregation

Der Eingriff in die Privatsphäre hängt zudem von der Aggregation der zu verarbeitenden Daten in Verbindung mit der Anzahl der Datenquellen ab. Können Daten einer Quelle mit Daten einer anderen Quelle verknüpft werden, so stellt dies einen tieferen Eingriff in die Privatsphäre dar, als wenn nur Daten einer Quelle verarbeitet werden. Mit steigender Anzahl *verknüpfter Datenquellen* steigt auch der Eingriff in die Privatsphäre des Betroffenen.

Nicht relevant ist indes die bloße Anzahl an Datenquellen, da diese nur das Potenzial der Aggregation widerspiegeln, aber keine Auskunft zum tatsächlichen Aggregationsvorhaben zulassen. Erhebt NIKA beispielsweise Verhaltensdaten zur Nutzer:in (Quelle 1), müssen diese nicht zwangsläufig auch mit deren Patient:innenakte (Quelle 2) verknüpft werden. Soll dies nachträglich doch noch geschehen, so setzt dies in den meisten Fällen gemäß Art. 6 Abs. 4 DSGVO die Einholung einer neuen Einwilligung voraus. Zweck und Informationsgehalt der neuen Einwilligung könnten dann, unter Berücksichtigung des neuen Aggregationsvorhabens, mithilfe der Matrix entsprechend neu bewertet werden.

Ein schlichter Reinigungs-Roboter, dessen Einsatzbereich die Bodenreinigung ist, nutzt in der Regel weniger Sensorik als ein sozialer Roboter, dessen Einsatzbereich im Gesundheitswesen, z. B. der Altenpflege, liegt. Wie die Grafik von MiRo zeigt (Abb. 1), kommen hier allein sechs Sensoren zum Einsatz, die potenziell 24 Stunden am Tag,

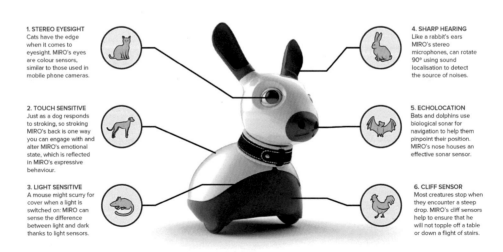

1. STEREO EYESIGHT
Cats have the edge when it comes to eyesight. MIRO's eyes are colour sensors, similar to those used in mobile phone cameras.

2. TOUCH SENSITIVE
Just as a dog responds to stroking, so stroking MIRO's back is one way you can engage with and alter MIRO's emotional state, which is reflected in MIRO's expressive behaviour.

3. LIGHT SENSITIVE
A mouse might scurry for cover when a light is switched on: MIRO can sense the difference between light and dark thanks to light sensors.

4. SHARP HEARING
Like a rabbit's ears MIRO's stereo microphones, can rotate 90° using sound localisation to detect the source of noises.

5. ECHOLOCATION
Bats and dolphins use biological sonar for navigation to help them pinpoint their position. MIRO's nose houses an effective sonar sensor.

6. CLIFF SENSOR
Most creatures stop when they encounter a steep drop. MIRO's cliff sensors help to ensure that he will not topple off a table or down a flight of stairs.

Abb. 1 MiRo's Sensoren (consequentialrobotics.com)

sieben Tage die Woche, Daten verarbeiten. Hier besteht ein weitaus höheres Potenzial zur Datenaggregation. Das Problem hierbei besteht vor allem darin, dass mehrere Datenpunkte ein genaueres Bild über die Lebensumstände und -gewohnheiten, Präferenzen und Überzeugungen, etc. der verdateten Personen (Nutzende und Dritte) ermöglichen. Zu berücksichtigen ist dabei auch, dass durch die Verknüpfung zweier allgemeiner Daten, wie beispielsweise Größe und Gewicht, schnell ein Gesundheitsdatum (BMI) werden kann. Die Verknüpfbarkeit der Daten sollte somit auch bei der Beurteilung der Datenkategorie beachtet werden.

Im Bereich der sozialen Robotik ist die Notwendigkeit der Personalisierung besonders hoch. NIKA muss zum einen in der Lage sein, Akteure in seinem Nahfeld zu erkennen (Bild-/Gesichtserkennung), um besondere Personen wie Nutzer:innen, Pflegekräfte und Angehörige durch die Verarbeitung von Videodaten zweifelsfrei zu identifizieren. Eine persönliche Ansprache der Nutzer:in ist nur möglich, wenn deren biometrische Daten mit ihrem Namen verknüpft werden. Dadurch wird die Privatsphäre der Nutzer:innen stärker beeinträchtigt als durch die des Reinigungsroboters, der mglw. nur Wärme- oder Laserdaten zur Abstandskontrolle verarbeitet.

Zum anderen soll NIKA in der Lage sein, Nutzer:innenprofile anzulegen. Neben der Kamera kann NIKA weitere Sensoren für die Gewinnung von Daten nutzen. Beispielsweise werden Mikrophone zur Spracherkennung eingesetzt, welche über die Erstellung eines Sprachprofiles auch zur Nutzer:innenidentifikation verwendet werden können. Wird dieses Sprachprofil mit anderen personenbezogenen Daten wie bspw. den visuellen biometrischen Daten, den Ergebnissen aus dem „Gedächtnistraining", den von NIKA nebenbei aufgezeichneten täglichen Routinen oder aber den individuellen mit dem Roboter stattfindenden Interaktionen verknüpft und in einem Nutzer:innenprofil gespeichert, so besteht hier eine engmaschige Dokumentation des Privatlebens in den eigenen vier Wänden und damit ein erheblicher Eingriff in die Privatsphäre.

Eine Verarbeitung mit vielen verknüpfbaren Datenquellen fordert daher den konkretesten Zweck, in der Matrix operationalisiert durch starke Gewichtungen oder Mindeststandards. Betrifft die Verarbeitung hingegen nur eine Datenquelle ohne Verknüpfungsmöglichkeiten, ist die Angabe eines weniger konkreten Zwecks/weniger Informationen bzw. eine niedrige Gewichtung ausreichend.

3.1.4 Erhebungsdauer und -umfang (Big Data)

Für die Ermittlung der Eingriffstiefe ist weiterhin relevant, über welchen Zeitraum hinweg wie viele Daten erhoben werden. Eine Verarbeitung weniger Daten, die nur einmalig und für einen kurzen Zeitraum stattfindet, greift zumeist weniger tief in die Privatsphäre der Betroffenen ein als eine umfangreiche Verarbeitung, die über mehrere Jahre hinweg und rund um die Uhr stattfindet.

Ein Roboter im häuslichen Umfeld könnte den Gesundheitszustand einer Nutzer:in das ganze Jahr permanent überwachen und dabei sowohl Daten zu ihren sportlichen

Aktivitäten, Ernährung und Schlafgewohnheiten aufzeichnen. Im Gegensatz dazu analysiert ein Roboter im Krankenhaus ggf. nur für einen Tag die Bewegungsdaten der Patient:innen, um bei längerer Inaktivität eine Überprüfung des Gesundheitszustandes zu initiieren. Je länger der Roboter Daten über die Betroffenen erfasst, desto größer ist der Eingriff in deren Privatsphäre.

3.1.5 Speicherdauer

Erfasst der Roboter Daten über einen Zeitraum von bspw. 3 Jahren, könnte er diese Daten entweder 3 Jahre lang speichern oder aber auch nur eine Sekunde/Minute/Stunde/etc., um sie entsprechend auszuwerten. Je länger der Roboter etwas über die Nutzer:innen weiß, desto größer ist der Eingriff in die Privatsphäre. Die resultierende Punktzahl steigt daher mit der Speicherdauer.

3.1.6 Empfänger:innen (Anzahl)

Je mehr Datenempfänger:innen es gibt, desto mehr Personen erhalten potenziell Einblick in die personenbezogenen Daten. Mit jeder Empfänger:in steigt die Unsicherheit für alle verdateten Personen darüber, "wer was wann und bei welcher Gelegenheit über sie weiß" (BVerGE 65, 1). Entsprechend wird eine Verarbeitung in Abhängigkeit von der Anzahl der Empfänger:innen in der Matrix jeweils gewichtet.

3.1.7 Anonymisierung

Gibt es die Möglichkeit der Anonymisierung der Daten, so stellt die Verarbeitungstätigkeit ab dem Zeitpunkt der Anonymisierung keinen Eingriff in die informationelle Selbstbestimmung der Nutzenden mehr dar. Allerdings ist die Anonymisierung selbst bereits eine Datenverarbeitung, die u.U. einer Einwilligung und damit einer Zweckangabe bedarf. Dazu kommt die Möglichkeit der De-Anonymisierung, die mit zunehmender Datenverarbeitungsdauer, Anzahl der Datenquellen und -empfänger:innen exponentiell steigt (Narayanan und Shmatikov 2008; Li et al. 2020). Aus diesem Grund ist eine effektive Anonymisierung nicht einfach zu realisieren und zumindest aus juristischer Sicht nach wie vor umstritten (siehe Kapitel von Markus Spitz). Dies sollte sich unseres Erachtens auch bei der Erstellung der Matrix niederschlagen.

Keinen Unterschied sollte es machen, ob die Anonymisierung am Anfang oder erst am Ende einer über mehrere Jahre andauernden Erhebung geschieht. Es wird ein Verarbeitungsvorgang von Anfang bis Ende betrachtet und in der Matrix bewertet. Wird am Ende des Vorgangs eine Anonymisierung durchgeführt, so hat dies eine positive Auswirkung auf die resultierende Gewichtung bzw. Kategorie. Auch wenn die Anonymisierung also erst nach mehreren Jahren stattfindet, bleibt diese positive Auswirkung bestehen, da die drei Jahre nicht-anonymer Datenverarbeitung schon durch das Kriterium der Speicherdauer (und ggf. der Erhebungsdauer und des -umfangs) einen negativen Einfluss auf die resultierende Kategorie haben.

Ähnlich verhält es sich mit der Möglichkeit der De-Anonymisierung, die mit der Menge der Daten exponentiell steigt. Im Rahmen der jeweils relevanten Kategorien wie

"Aggregation/Datenquelle", "Speicherdauer", "Empfänger:innen" findet dieser Faktor Berücksichtigung. Da die Möglichkeit der De-Anonymisierung jedoch den meisten Nutzer:innen nicht ausreichend bewusst ist und die Gefahr einer De-Anonymisierung wie schon angedeutet mit zunehmender Speicherdauer, Anzahl der Datenquellen und -empfänger:innen exponentiell steigt, ist hier eine Diskontierung der Gewichtung des Kriteriums "Anonymisierung" über einem bestimmten Grenzwert zu überlegen. Damit könnten bspw. die positiven Gewichtungen einer Anonymisierung bei steigender Datenmenge und Verbreitung im gleichen Umfang herabgesetzt werden, in dem die Gefahr der De-Anonymisierung steigt.

Noch zu erörtern ist, ob auch die Art der algorithmischen Datenverarbeitung gerade mit Blick auf machine learning und tiefe neuronale Netze als eigenständiges Kriterium mit aufgenommen werden sollte. Leider können wir die Frage, inwieweit die Art und Quelle der Entscheidungsfindung (menschliche Entscheidungsträger:innen vs. automatisierte Entscheidungsmechanismen) einen Einfluss auf die Einwilligung in die Datenverarbeitung – und damit auf die Konkretheit der Zweckangabe – hat bzw. haben sollte, im Rahmen dieses Aufsatzes nicht weiterverfolgen.

3.2   Resultierende Zustimmungsmodi

Die Aggregation der Optionen innerhalb der einzelnen Kriterien kann dabei, wie oben schon angedeutet, mittels verschiedener Aggregationsfunktionen erfolgen. Einfache *numerische Gewichtungen* haben den Vorteil, dass hierbei die Kriterien untereinander vergleichbar werden. Je nachdem, wie mit welchen Werten die einzelnen Optionen eines Kriteriums gewichtet werden, entstehen so unterschiedliche Priorisierungen. Der Nachteil besteht darin, dass ein besonders gutes Rating in einer Kategorie ein sehr negatives Rating in einer anderen Kategorie aufwiegen kann. Somit ließe sich also z.B. die Datenerhebung besonders schützenswerter Daten durch eine geringe Anzahl an Datenquellen (besonders Sensoren) ausgleichen. Dies kann u.U. zu nicht wünschenswerten Ergebnissen führen.

Eine andere Aggregationsfunktion setzt bestimmte *Mindeststandards* für eine bestimmte Kategorie fest. So könnte bspw. beim Anlegen eines Nutzer:innenprofils nicht mehr Kategorie 2 erreicht werden. Umgekehrt könnte zum Erreichen von Kategorie 1 die Anonymisierung zwingend erforderlich sein. Diese Aggregationsfunktion hat den Vorteil, dass einzelne sehr erhebliche Eingriffe nicht durch andere positive Ergebnisse wieder wettgemacht werden können. Umgekehrt fehlt es dafür an der Vergleichbarkeit zwischen den einzelnen Kriterien. Daher plädieren wir für eine Kombination aus beiden Aggregationsmodellen. Andere Modelle sind natürlich möglich und Teil eines gesellschaftlich-gesetzgeberischen Aushandlungsprozesses.

Im Ergebnis führt die Aggregation der verschiedenen Kriterien zu einem Ergebnis, welches das jeweilige Datenverarbeitungssystem in eine bestimmte Kategorie (in unserem Bsp. K1-4) einteilt, die jeweils unterschiedliche Zweckangabebedingungen sowie einen unterschiedlichen Informationsgehalt der Einwilligung nach sich zieht (Tab. 1):

In unserem Beispiel stellt Kategorie 1 einen geringen Eingriff in die Privatsphäre dar und fordert daher nur die Angabe de:r Verantwortlichen sowie die "einfache" Zweckangabe. Kategorie 2 stellt einen moderaten Eingriff in die Privatsphäre dar und fordert sowohl eine "einfache" Zweckangabe, Angaben zu:r Verantwortlichen und zur Datenkategorie als auch die wiederholte Einholung der Einwilligung. Kategorie 3 stellt einen hohen Eingriff in die Privatsphäre dar und würde neben einer konkreten Zweckangabe, der Angabe de:r Verantwortlichen, der Datenkategorie, des Widerrufsrechts der Einwilligung, die Wiederholung der Einwilligung noch ein Dialog-Verfahren erforderlich machen. Kategorie 4 stellt einen sehr hohen Eingriff in die Privatsphäre des Betroffenen dar und er fordert zusätzlich zu den schon genannten Bedingungen die Berücksichtigung der Rahmenbedingungen.

Eine *konkrete Zweckangabe* macht einen höheren Grad an Präzision und Konkretheit der Beschreibung erforderlich. Die Zweckangabe "zum Zweck der Nutzer:innenidentifikation" beispielsweise gibt keinen Aufschluss darüber, welche Daten verarbeitet werden, wie lange diese gespeichert werden, ob sie ggf. mehrfach ausgewertet werden, ob dafür die Bildung eines Nutzer:innenprofils vorgesehen ist und welche Risiken mit der Verfolgung des Zwecks einhergehen. Daher sollte bei der konkreten Zweckangabe auf eben diese Punkte eingegangen werden: Es sollte angegeben werden, ob die Daten mehrfach ausgewertet, dauerhaft gespeichert oder gar Nutzer:innenprofile gebildet werden sollen.

Die *Wiederholung der Einwilligung* (Re-consent) muss bei einem intensiven Eingriff in die Privatsphäre häufiger erfolgen als bei einem geringen Eingriff und stellt so sicher, dass Betroffene an schwerwiegende Eingriffe wiederholt erinnert werden und sie diese überdenken können, ohne selbst mittels Widerruf aktiv werden zu müssen (aA Martini 2014, der eine zeitliche Begrenzung der Einwilligung bei Big Data Verarbeitungen vorschlägt).

Das *Dialog-Verfahren* soll die Belastung der Betroffenen durch das Mehr an Informationen ausgleichen. Vorstellbar ist, dass der Roboter den Betroffenen mündlich

Tab. 1 Privacy-Interference-Matrix

	Zweckangabe	Wiederholung der Einwilligung	Dialogverfahren	Rahmen-bedingungen	Informationsgehalt
K1	einfach	-			Zweck und Verantwortlicher
K2	einfach	1×/Jahr			+ Datenkategorie
K3	konkret	1×/Monat	×		+ Widerrufbarkeit
K4	konkret	1×/Woche	×	×	+ Risiken bei Datentransfer

(und ggf. zusätzlich schriftlich) strukturierte Informationen rund um die Einwilligung erteilt und sich im Rahmen eines Dialoges die Verständlichkeit der Informationen bestätigen lässt, ggf. Fragen der Betroffenen dazu beantwortet und abschließend die Einwilligung einholt.

Durch die *Berücksichtigung der Rahmenbedingungen*, die bei der Einholung der Einwilligung vorliegen, soll vermieden werden, dass die Betroffenen ihre Einwilligung erteilen, ohne dieser tatsächlich Aufmerksamkeit zu schenken, weil – wie unter 2.1 dargestellt – ihr "cognitive load" durch mehrere gleichzeitige Tasks so erhöht ist, dass sie den ihnen präsentierten Informationen kaum Aufmerksamkeit schenken können.

Werden Daten in großem Umfang miteinander verknüpft bzw. verarbeitet (Big Data), so könnte, unabhängig von der resultierenden Kategorie, die Verwendung eines Kaskadenmodelles bzw. ein zweistufiges Verfahren für die Einwilligung vorgesehen werden. Wie es bereits bei Einwilligungen im Forschungsbereich gehandhabt wird, könnten auch hier die Betroffenen in einem ersten Schritt der Verarbeitung der Daten zustimmen. In einem zweiten Schritt könnten sie dann der Verwendung der Ergebnisse der Datenanalyse für einen bestimmten Zweck zustimmen oder sie verweigern (Schulz 2018). Im letztgenannten Fall müssten anschließend die Analyseergebnisse gelöscht werden.

4   Ergebnisse für NIKA

Für die Interaktion mit NIKA ergeben sich hieraus mehrere Erkenntnisse, die für die Gestaltung der informierten Einwilligung wichtig sind. Zunächst einmal wird deutlich, dass die tägliche Interaktion schon einen erheblichen Eingriff in die Privatsphäre insbesondere von Nutzenden, aber auch Dritten, mit sich bringt. Die Aufzeichnung biometrischer Daten wie Gesicht oder Stimme zur Personenerkennung, deren dauerhafte Speicherung in einem Nutzer:innenprofil, sowie die sensorische Orientierung im häuslichen Umfeld – und damit im privaten Bereich der Nutzenden – erfordern für sich genommen, aber besonders in der Kombination (Datenquellen, Aggregierbarkeit der Daten) eine sehr spezifische Zweckangabe. Diese müsste, um den "cognitive load" der ohnehin vulnerablen Gruppe älterer Nutzenden nicht unnötig zu erhöhen, in einem ersten Schritt mindestens in ruhiger Umgebung und u.U. mittels eines "Kaskadenmodells" erfolgen, d.h. in inkrementellen Schritten im spezifischen Kontext der jeweiligen Zwecke.

Ganz besonderes Augenmerk ist darauf zu richten, wenn nicht nur NIKA selbst die gesammelten Daten zur Orientierung und Interaktion verarbeitet, sondern diese an weitere Datenempfänger:innen wie Pflegekräfte, Therapeut:innen oder Ärzt:innen weitergibt. Da NIKA nolens volens viele Lebensgewohnheiten der Nutzenden dauerhaft aufnimmt (Ess-, Trink-, und Schlafgewohnheiten, sportliche Aktivitäten etc.), lassen sich diese medizinisch relevanten Daten leicht zu sensiblen – d. h. vor allem medizinischen – Daten aggregieren und sogar in diachroner Perspektive im Längsschnitt Gesundheitsentwicklungen verfolgen. Hier müssen sehr klare Zweckangaben zur Datensammlung erfolgen, die auch regelmäßig erneuert werden müssen (Re-consent).

Darüber hinaus wird deutlich, dass auch innerhalb der eigenen Wohnung unterschiedlich sensible Bereiche bestehen. Die Sphärentheorie macht deutlich, dass Badezimmer oder Toilette als Intimsphäre besonders zu schützen und hier u.U. gesonderte Einwilligungen einzuholen sind. Während aus einer Usability-Design-Perspektive die "seamless interaction" (Hassenzahl 2008) ein zentrales Designziel darstellt, wird mittels der Privacy-Interference-Matrix sichergestellt, dass mit der Konkretisierung der Zweckangabe ein weiteres Designziel ebenbürtig hinzutritt: Design for Privacy (Fronemann et al. 2021). Durch die Minimierung potenzieller Ablenkungen und Störungen, aber auch durch eine disruptive Durchbrechung der "seamless interaction", um Aufmerksamkeit zu generieren, konkrete Zweckangaben zu machen und eine informierte Einwilligung einzuholen, schließt die Matrix nicht nur eine juristische Lücke, sondern erweitert gleichzeitig das traditionelle Designziel in der Mensch-Maschine-Interaktion.

Literatur

Ammicht Quinn, R (2019) Zwischen Fürsorge und Kontrolle. Ethische Überlegungen zu Techniken für ein gutes Alter. EthikJournal 5(1):1–20

Behrendt H, Loh W, Matzner T, Misselhorn C (Hrsg) (2019) Privatsphäre 4.0. Metzler, Stuttgart

Borchers JO (2000) A pattern approach to interaction design. In: Proceedings of the 3rd international conference on designing interactive systems: processes, practices, methods, and techniques, S 369–378

Cavoukian A (2011) Privacy by design. The 7 Foundational Principles. https://www.google.com/url?sa=t&rct=j&q=&esrc=s&source=web&cd=2&ved=2ahUKEwibiYqd7I3eAhXH_qQKHZOLAggQFjABegQIBxAC&url=https%3A%2F%2Fwww.ipc.on.ca%2Fwp-content%2Fuploads%2FResources%2FPbDReport.pdf&usg=AOvVaw3RcmBfwcjjE1k2ILAmHHx-. Zugegriffen: 17 Okt. 2018

Charland LC (2008) Decision-Making Capacity. https://plato.stanford.edu/entries/decision-capacity/, Zugegriffen: 15. Nov. 2018

Calo R (2012) Robots and privacy. In Lin P, Abney K, Bekey GA (Hrsg) Robot ethics. The ethical and social implications of robotics. MIT Press, Cambridge, S 187–202

Darling K (2017) Who's Johnny? Anthropomorphic framing in human-robot interaction, integration, and policy. In: Lin P, Abney K, Jenkins R (Hrsg) Robot Ethics 2.0. New challenges in philosophy, law, and society. Oxford Univ Press, S 173–188

Der Bayerische Landesbeauftragte für Datenschutz (2018) Die Einwilligung nach der DSGVO, S 5. https://www.datenschutz-bayern.de/datenschutzreform2018/einwilligung.pdf. Zugegriffen: 7. Okt. 2020

Deutsche Gesellschaft für Medizinische Informatik, Biometrie und Epidemiologie e. V. (gmds) und Gesellschaft für Datenschutz und Datensicherheit e. V. (GDD) (2017) Datenschutzrechtliche Anforderungen an die medizinische Forschung unter Berücksichtigung der EU-Datenschutz-Grundverordnung (DS-GVO), S 11. https://www.gesundheitsdatenschutz.org/download/forschung_ds-gvo.pdf. Zugegriffen: 7. Okt. 2020

DIN EN ISO 9241-11 (2018) Ergonomics of human-system interaction. Usability – Definitions and concepts. https://www.iso.org/standard/63500.html. Zugegriffen: 2. Okt. 2020

DIN EN ISO 9241-110 (2020). Ergonomics of human-system interaction — Part 110: Interaction principles. https://www.iso.org/standard/75258.html. Zugegriffen: 2. Okt. 2020

Drury JL, Hestand D, Yanco HA, Scholtz J (2004) Design guidelines for improved human-robot interaction. In CHI'04 extended abstracts on human factors in computing systems, S 1540

Dworkin G (1988) The theory and practice of autonomy. Cambridge University Press, Cambridge

Elgin C (2017) True enough. MIT Press, Cambridge

EDPB (2020) European Data Protection Board – Guidelines 05/2020 on consent under Regulation 2016/679. https://edpb.europa.eu/sites/edpb/files/files/file1/edpb_guidelines_202005_consent_en.pdf. Zugegriffen: 29. Sept. 2020

Europäische Kommission (2020) Weissbuch. Zur Künstlichen Intelligenz – ein europäisches Konzept für Exzellenz und Vertrauen, S 24. https://ec.europa.eu/info/sites/info/files/commission-white-paper-artificial-intelligence-feb2020_de.pdf. Zugegriffen: 7. Okt. 2020

Eyal N (2011) Informed consent. https://plato.stanford.edu/entries/informed-consent/. zuletzt aktualisiert am 16. Jan. 2019, zuletzt geprüft am 15. Nov. 2018

Frankfurt H (1987) Identification and wholeheartedness. In: Schoeman F (Hrsg) Responsibility, character, and the emotions: new essays in moral psychology. Cambridge University Press, Cambridge, S 27–45

Fronemann N, Loh W, Pollmann K (2021) Should my robot know what's best for me? In: AI & Society, Online First

Gorin M (2014) Towards a theory of interpersonal manipulation. In: Coons C, Weber M (Hrsg) Manipulation. Theory and practice. Oxford Univ. Press, Oxford, S 73–97

Hauser A, Haag I (2019) Einwilligungen. In: Hauser A, Haag I (Hrsg) Datenschutz im Krankenhaus- mit allen Neuerungen durch die DSGVO. Deutsche Krankenhausverlagsgesellschaft mbH, Düsseldorf, S 39

Habermas J (2009) Vorlesungen zu einer sprachtheoretischen Grundlegung der Soziologie. In Habermas J (Hrsg) Sprachtheoretische Grundlegung der Soziologie. Suhrkamp (Philosophische Texte, 1), Frankfurt a. M. S 29–156

Hassenzahl M (2008) User experience (UX). Towards an experiential perspective on product quality. In ACM International Conference Proceeding Series 339. https://doi.org/10.1145/1512714.1512717

Kahn PH, Freier NG, Kanda T et al (2008) Design patterns for sociality in human-robot interaction. In: Proceedings of the 3rd ACM/IEEE international conference on Human robot interaction, S 97–104

Kant I (AA V) Kritik der praktischen Vernunft. Akademie-Ausgabe Band V, Berlin 1903

Korsgaard CM (2009) Self-constitution. Agency, identity, and integrity. Oxford University Press, Oxford

Li H, Chen Q, Zhu H, Di M, Wen H, Shen XS (2020) Privacy leakage via de-anonymization and aggregation in heterogeneous social networks. IEEE Trans Dependable Secure Comput 17(2):350–362. https://doi.org/10.1109/TDSC.2017.2754249

Litman-Navarro K (2019) We Read 150 Privacy Policies. They Were an Incomprehensible Disaster. In: New York Times, 12.Mai 2019. https://www.nytimes.com/interactive/2019/06/12/opinion/facebook-google-privacy-policies.html. Zugegriffen: 16. Sept. 2019

Loe J, Robertson CT, Winkelman DA (2015) Cascading consent for research on biobank specimens. Am J Bioethics 15(9):68–70

Loh W (i. Ersch.) Level Up? Zur Gamifizierung von Fitness- und Gesundheits-Apps. In: Ring-Dimitriou (Hrsg) Aktives Altern im digitalen Zeitalter, Springer

Maclean A (2009) Autonomy, informed consent and medical law. A relational challenge. Cambridge University Press, Cambridge

Martini M (2014) Big Data als Herausforderung für den Persönlichkeitsschutz und das Datenschutzrecht. In: DVBl 2014, S 1486

Matejek M, Mäusezahl S (2019) Gewöhnliche vs. sensible personenbezogene Daten. Zeitschrift für Datenschutz, S 551–556

Moos F, Schefzig J, Arning M (Hrsg) (2018) Die neue Datenschutz-Grundverordnung. Praxishand-buch, 1. Aufl, Deutscher Fachverlag GmbH, Berlin., C.5.Rn. 175

Narayanan A, Shmatikov V (2008) Robust de-anonymization of large sparse datasets. In: Proceedings of the 2008 IEEE symposium on security and privacy. Oakland CA, 18.05.2008. Institute of Electrical and Electronics Engineers; Computer Society; International Association for Cryptologic Research. IEEE, Piscataway, S. 111–125

O'Connor Y, Rowan W, Lynch L, Heavin C (2017) Privacy by design. Informed consent and inter-net of things for smart health. Procedia Comput Sci 113:653–658

Parfit D (1984) Reasons and persons. Clarendon, Oxford

Pollmann K (2019) Behavioral design patterns for social, assistive robots. In: Mensch und Computer Workshopband

Rost M, Nast R, Elger BS, Shaw D (2020) Trust trumps comprehension, visceral factors trump all: a psychological cascade constraining informed consent to clinical trials: a qualitative study with stable patients. Research Ethics. https://doi.org/10.1177/1747016120914335

Rudinow J (1978) Manipulation. Ethics 88(4):338–347

Scheutz M (2012) The inherent dangers of unidirectional emotional bonds between humans and social robots. In: Lin P, Abney K, Bekey GA (Hrsg) Robot ethics. The ethical and social implications of robotics. MIT Press, Cambridge, S 205–222

Schulz (2018) Bedingungen für die Einwilligung. In: Gola (Hrsg) Datenschutz-Grundverordnung – Kommentar, 2. Aufl, Art. 7 Rn. 35

Steinrötter B (2020) Datenschutzrechtliche Implikationen beim Einsatz von Pflegerobotern. Früh-zeitig eingeholte Einwilligungen als Schlüssel für zulässige Geriatronik-Anwendungen. In: ZD 2020, S 336–340

Susser D, Rössler B, Nissenbaum H (2019) Technology, autonomy, and manipulation. Internet Policy Rev 8(2):1–22

Tidwell J (2010) Designing interfaces. Patterns for effective Interaction Design. O'Reilly Media Inc, Canada

Turkle S (2010) In good company? On the threshold of robotic companions. In Wilks Y (Hrsg) Close engagements with artificial companions. Key social, psychological, ethical and design issues. John Benjamins, Philadelphia, S 3–10

Wood A (2014) Coercion, manipulation, exploitation. In: Coons C, Weber M (Hrsg) Manipulation. Theory and practice. Oxford Univ. Press, Oxford S 17–50

Sozialwissenschaftliche Perspektiven

Studienübergreifende Harmonisierung datenschutzrechtlicher und ethischer Gesichtspunkte in Patientenunterlagen: Eine Praxisanalyse

Monika Kraus, Matthias Nauck, Dana Stahl, Arne Blumentritt, Gabriele Anton, H.-Erich Wichmann und Annette Peters

M. Kraus (✉) · G. Anton · H.-E. Wichmann · A. Peters
Institut für Epidemiologie, Helmholtz Zentrum München, Deutsches Forschungszentrum für Gesundheit und Umwelt, München, Deutschland
E-Mail: monika.kraus@helmholtz-muenchen.de

G. Anton
E-Mail: gabriele.anton@helmholtz-muenchen.de

H.-E. Wichmann
E-Mail: wichmann@helmholtz-muenchen.de

A. Peters
E-Mail: peters@helmholtz-muenchen.de

M. Nauck
Institut für Klinische Chemie und Labormedizin, Universitätsmedizin Greifswald, Greifswald, Deutschland
E-Mail: matthias.nauck@med.uni-greifswald.de

D. Stahl · A. Blumentritt
Unabhängige Treuhandstelle, an der Universitätsmedizin Greifswald, Greifswald, Deutschland
E-Mail: Dana.Stahl@uni-greifswald.de

A. Blumentritt
E-Mail: arne.blumentritt@uni-greifswald.de

A. Peters
Institute for Medical Information Processing, Biometry and Epidemiology, Ludwig-Maximilians-Universität München, München, Deutschland

© Der/die Autor(en) 2022
G. Richter et al. (Hrsg.), *Datenreiche Medizin und das Problem der Einwilligung*,
https://doi.org/10.1007/978-3-662-62987-1_9

167

1   Einleitung

In diesem Erfahrungsbericht beschreiben wir einen konkreten Anwendungsfall der Nutzung und Einreichung einer studien- und standortübergreifenden Infrastruktur bei zahlreichen Ethikkommissionen unter den Bedingungen, die kurz vor und nach vollumfänglichem verbindlich werden der DSGVO gegeben waren. Dieser Anwendungsfall hat unter anderem die studienübergreifende Harmonisierung datenschutzrechtlicher und ethischer Gesichtspunkte in Patientenunterlagen zum Ziel. Alle Daten sind aus der praktischen Arbeit entnommen. Einige davon sind laufend in aktueller Form im Einsatz zur regelgerechten Durchführung einer Daten- und Biomaterial-Infrastruktur im Kontext klinischer Studien – der klinisch-wissenschaftlichen Forschungsplattform des DZHK e. V. (DZHK e. V. 2017, 2019b).

Vom DZHK e. V. überwiegend finanzierte multizentrische klinische Studien nutzen verpflichtend die klinische Forschungsplattform (Abb. 1) zur Erhebung und Speicherung von medizinischen Daten in zentralen Datenbanken und zum Management der zweckoffenen Basis-Biomaterialsammlung. Zu diesem Zweck wird die Software secuTrial® genutzt, die von der Universitätsmedizin Göttingen als einem der Partner der klinischen Forschungsplattform betrieben wird. Für das Bilddatenmanagement steht Trial Connect zur Verfügung sowie die Software CentraXX für das Biomaterialmanagement.

Das Ziel dieser Forschungsplattform ist die Sekundärnutzung standardisiert erhobener Studiendaten. Das zentrale Identitätsmanagement als Pseudonymisierungsdienst sowie das Consent-Management erfolgen durch eine unabhängige Treuhandstelle. Diese hat niemals Zugang zu den medizinischen Patientendaten so wie die Komponenten der

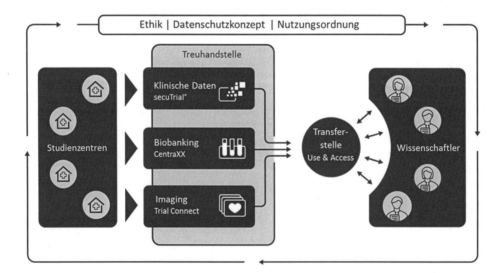

Abb. 1 Aufbau und Aufgabenbereiche der einzelnen IT-Partner innerhalb der Klinischen Forschungsplattform des DZHK. Der Bereich „Ethik" wird durch das Ethik-Projekt als Teil der Forschungsplattform vertreten

Datenhaltung niemals Zugang zu identifizierenden Patientendaten haben. Auf diese Weise ist eine strenge Aufrechterhaltung der informationellen Gewaltenteilung gewährleistet. Um die Abbildung dieses Systems in den Patientenunterlagen umzusetzen und die Inhalte der Patientenunterlagen für die Treuhandstelle elektronisch abbildbar zu machen, vervollständigt das Ethik-Projekt als Teilprojekt die klinische Forschungsplattform. Flankiert wird die Forschungsplattform von Dokumenten und Prozessen, die der Einhaltung von regulierenden Grundsätze dienen. Dabei handelt es sich um SOPs, eine Nutzungsordnung, ein Datenschutzkonzept, ein Ethik-Konzept und weitere Use and Access Prozesse. Diese regulieren sowohl die Seite der Daten- und Biomaterialerhebung als auch die Seite der Herausgabe der dadurch entstandenen Ressourcen für Forschungszwecke. Die zur Verfügung gestellten IT-Systeme werden bereits von 19 multizentrischen klinischen Studien in über 100 Studienzentren im Inland sowie weiterer Studienzentren im europäischen Ausland genutzt.

Ein Erklärvideo steht unter folgender Adresse zur Verfügung https://www.youtube.com/watch?v=270VuBvzcj0&feature=youtu.be (DZHKe. V. 2019a).

Für die regulierte, aber zweckoffene Nutzung von Bioproben und Daten wurde ein Antrags- und Zugangsprozess (Scheel et al. 2019; Zeller et al. 2014; DZHKe. V. 2018) zu den gespeicherten medizinischen Daten und Bioproben für weitere medizinische Forschungsprojekte implementiert.

Die Basis für die Umsetzung des Systems bilden die Nutzungsordnung, das Datenschutzkonzept und ein Ethik-Konzept. Letzteres enthält außerdem Muster-Patienteninformations- und Einwilligungsunterlagen (Patient Information and Consent „PIC") mit bereits integriertem Informationstext zur Datenspeicherung in der Forschungsplattform des DZHK und der breiten Nutzung dieser für wissenschaftliche Forschungsprojekte. Teil der Forschungsplattform ist außerdem die zweckoffene Basis-Biomaterialsammlung des DZHK. Die Informationen zur Datenspeicherung und Biomateriallagerung sowie die Voraussetzungen zur Nutzung dieser für Forschungsprojekte werden in den Patientenunterlagen abgebildet, um dem Patienten dies im Sinne einer informierten Einwilligung transparent darzustellen. Das führt zur Notwendigkeit der Harmonisierung von Patienteninformations- und Einwilligungsunterlagen und kann gewährleistet werden, indem die Muster-PICs des DZHK Ethik-Konzeptes genutzt und studienspezifisch angepasst werden. Aufgabe des verpflichtend hinzuzuziehenden Ethik-Projektes ist es, zu überprüfen, ob alle Voraussetzungen zur Nutzung der klinischen Forschungsplattform in den Patientenunterlagen abgebildet sind sowie die studienübergreifenden Strukturen und Prozesse bei Nachfragen durch Ethikkommissionen und andere involvierte Parteien zu erklären. Um die Umsetzung der genannten Inhalte zu gewährleisten, unterstützt das Ethik-Projekt die Studien außerdem bei Ethikeinreichungen.

Entsprechend ergänzte Patienteninformations- und Einwilligungsunterlagen (PIC) der DZHK-Studien wurden seit 2013 bereits von über 50 Ethikkommissionen deutschlandweit positiv begutachtet.

Die PICs der Basis-Biomaterialsammlung werden in der Regel als ergänzende Dokumente zur klinischen Studie im gleichen Einreichungsprozess den jeweils beteiligten Ethikkommissionen zur Verfügung gestellt.

2 Ziel

Das Ethik-Projekt als Teilprojekt der klinischen Forschungsplattform ist täglich mit den Anforderungen konfrontiert, die eine deutschlandweit heterogene und derzeit zersplitterte Landschaft der ethischen und datenschutzrechtlichen Bewertung von klinischen Studien hervorruft. In diesem regulatorisch anspruchsvollen Umfeld ist es eine besondere Herausforderung ein standardisiertes Datenmanagement- und Zugangs-System zu unterstützen, das eben diese Studien überspannt und sich auf mehr als 100 Studienzentren erstreckt. Das derzeitige Bewertungssystem führt dazu, dass multizentrische Forschungsvorhaben bei multiplen Stellen eingereicht werden müssen (v. a. bei einer Beratungspflicht nach Berufsrecht). Sich daraus ergebende zahlreiche lokale Änderungsforderungen und -wünsche stellen ein teils standardisiertes, teils harmonisiertes System wie das hier beschriebene vor schwer bis kaum lösbare Herausforderungen. Übergreifende Strukturen wie dieses scheinen an der unterschiedlichen Bewertung von Vorhaben durch Ethikkommissionen und unterschiedlichen Auslegungen des Datenschutzes zu scheitern.

Obwohl i. d. R. individuelle lokale Lösungen mit den zuständigen Ethikkommissionen vor Ort gefunden werden können, ist dieser Prozess für eine Struktur wie der des DZHK extrem aufwendig. Um diesen Eindruck mit qualitativen und quantitativen Untersuchungen aus der Alltags-Praxis des Ethik-Projektes zu untermauern wurden Analysen der Einreichungsprozesse aus den Jahren 2017 und 2018 sowie Inhalte und Anzahl der von Ethik-Projekt und Treuhandstelle verwalteten Einwilligungsversionen der klinischen Studien und der Biomaterialsammlung durchgeführt.

3 Analysen und Ergebnisse

Im ersten Schritt wurden die Inhalte von Ethikvoten anhand einer Verschlagwortung und Kategorisierung strukturiert. Die Vielzahl an unterschiedlichen Fragestellungen führte zur Idee eine Analyse durchzuführen , welche Anpassungen von Standardprozessen als Reaktionen auf Rückmeldungen von Ethikkommissionen bis November 2019 notwendig waren. Bezüglich einzelner Standardprozesse, nämlich der Speicherzeitbegrenzung, des Widerrufsprozesses und der Weitergabe von Daten für die Forschung liegen für den gemeinsamen Betrieb der Forschungsplattform die Information in textbasierten Tabellen vor. Diese wurden für die Analysen extrahiert und betrachtet. Anschließend wurden die Anpassungen und daraus folgende Konsequenzen untersucht.

Woraufhin von Interesse war, wie viele Versionen von Einwilligungsunterlagen in Folge der Änderungen durch das Ethik-Projekt und die Treuhandstelle für die 19 Studien des DZHK und die Biomaterialsammlung verwaltet werden müssen.

3.1   Auswertung Ethikvoten

3.1.1 Methode

Aufgrund der Komplexität eines derartigen Systems beantwortete das Ethik-Projekt bei 17 von 19 Studien vor der Ausstellung eines finalen Ethik-Votums Anfragen der erstberatenden oder federführenden Ethikkommissionen, um deren Zustimmung zur Nutzung der klinischen Forschungsplattform des DZHK zu erhalten. Um einen Überblick darüber zu gewinnen, welche Inhalte bei diesen deutschlandweiten Einreichungen mit Ethikkommissionen diskutiert wurden, wurden die Inhalte von 43 Ethikvoten aus den Jahren 2017 und 2018 vom Ethik-Projekt des DZHK ausgewertet und kategorisiert (Anzahl bearbeitete Voten 2017: 21; 2018: 22).

Bei den Ethikvoten handelte es sich um Schreiben von Ethikkommissionen, die versehen waren mit Nachfragen zu die klinische Forschungsplattform betreffenden Prozessen. Ethikvoten ohne Anfragen zur Forschungsplattform wurden nicht berücksichtigt.

Die analysierten Ethikvoten stammten von 16 unterschiedlichen Ethikkommissionen und betrafen 11 verschiedene multizentrische DZHK Studien. Alle Studien nutzen die klinische Forschungsplattform des DZHK in vollem Umfang.

In einem ersten Schritt der Analyse wurden Schlagworte auf Basis folgender Kriterien vergeben:

- Jeder Absatz der ein Thema umschreibt ergibt ein Schlagwort
- Klar formulierte Umsetzungshinweise ergeben jeweils ein eigenes Schlagwort

Beispiel:

„Warum müssen die Daten der randomisierten Hauptstudie in personenbeziehbarer Form auf unbestimmte Zeit gespeichert werden (siehe Datenschutzerklärung, Einwilligungserklärung Seite 2)? Nach dem Prinzip der Datensparsamkeit müssen Daten anonymisiert werden, sobald der Forschungszweck dies zulässt."

→ Vergabe des Schlagwortes Speicherbegrenzung und Einordnung in die Kategorie 2

Es wurden 43 Ethikvoten inhaltlich analysiert, indem Schlagworte nach den oben definierten Kriterien vergeben wurden. Die Gesamtzahl der vergebenen Schlagworte betrug 173, das heißt ein Schreiben wurde durchschnittlich mit vier Schlagworten versehen. Die Anzahl der Schlagworte war allerdings sehr heterogen verteilt zwischen den Ethikvoten (zwischen einem und 11 Schlagworten).

Anschließend wurden die Schlagworte in sechs Kategorien zusammengefasst, die inhaltlich und bezüglich der formulierten Antworten in Ethikvoten häufig in Zusammenhang standen.

Dies umfasste jeweils folgende Bereiche, die eine Kategorie ergaben (Tab. 1).

Tab. 1 Beschreibung der Kategorien und deren Inhalte

Kategorie	Bezeichnung	Inhalte	Anzahl Schlagworte		
			gesamt	2017	2018
1	Datenverarbeitung in der Klinischen Forschungsplattform	Struktur der klinischen Forschungsplattform/ Informationelle Gewaltenteilung/Anonymisierung/ Pseudonymisierung	22	15	7
2	Speicherdauer und Zweckbestimmung	Daten-/Biomaterialspeicherdauer, Zweckbestimmung	26	12	14
3	Widerruf und Datenlöschung	Widerrufsprozesse, Prozess der Datenlöschung	21	11	10
4	Governance und Nachnutzung, Rückmeldung	Governance der Daten- und Biomaterialsammlung, Datenweitergabe, Nachnutzung von Daten und Biomaterialien, Zufallsbefunde, genetische Untersuchungen	21	14	7
5	EU-DSGVO und Drittländer	EU-DSGVO Weitergabe von Daten in unsichere Drittländer	35	9	26
6	Prozess der Einreichung (sowie Formatierung und Formulierung)	Gesonderte Unterlagen oder gesonderte Ethikeinreichung Biomaterialsammlung, Mustertexte, „Prozess Ethikeinreichung"	36	21	15
7	keine	Nicht den Kategorien 1 bis 6 zuzuordnen	12	6	6
Gesamt			173	88	85

3.1.2 Ergebnis

Bei Betrachtung der Jahre 2017 und 2018 zusammen in Abb. 2 (lila Balken) zeigt sich eine relativ gleichmäßige Verteilung der Schlagwörter auf die Kategorien 1 bis 4 mit jeweils 21 bis 26, sowie die Kategorien 5 und 6 mit 35 bzw. 36 Schlagwörtern (siehe auch Tab. 1 Anzahl Schlagworte ges.).

Ein anderes Bild ergibt sich nach Aufteilung der Schlagwortvergabe nach Jahren:

Eine Verschiebung von eher generellen Fragen bezüglich der Prozesse wie Datenmanagement (Kategorie 1), Governance/Nachnutzung (Kategorie 4) und Einreichungsprozessen (Kategorie 6) im Jahr 2017 (Abb. 2, blaue Balken), hin zu Fragen und Anmerkungen, die spezifischer die DSGVO betreffen (Kategorie 5) im Jahr 2018 (Abb. 2, rote Balken), ist deutlich erkennbar. Zu bemerken ist auch, dass Schlagworte zu Speicherdauer und Zweckbestimmung (Kategorie 2) sowie zu Widerruf und Datenlöschung (Kategorie 3) in den Voten der zwei Jahre etwa gleich häufig vergeben wurden.

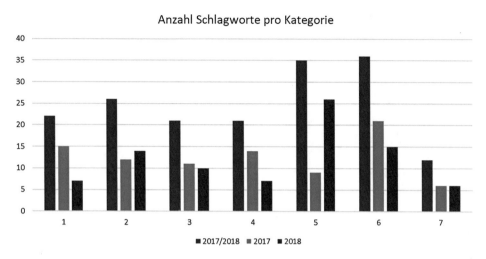

Abb. 2 Anzahl der Schlagworte pro Kategorie. Die x-Achse stellt die Kategorien 1–7 dar, auf der y-Achse ist die absolute Anzahl der vergebenen Schlagwörter pro Kategorie angegeben

3.2 Betrachtung von Prozessanpassungen

Als Folge der zahlreichen Rückfragen von Ethikkommissionen und Forderungen nach Anpassungen war es mitunter notwendig, individuelle Lösungen mit einzelnen Ethikkommissionen zu finden. Das führte in nicht wenigen Fällen zu Formulierungsänderungen in Patientenunterlagen, was wiederum Änderungen in den Prozessen der klinischen Forschungsplattform nach sich zog.

Unter einem Prozess ist in diesem Zusammenhang die regelkonforme technische und organisatorische Umsetzung einzelner Bearbeitungsschritte zu verstehen, die zu einem definierten Ergebnis führt. (z.B. die Löschung von Daten zu einem festgelegten Zeitpunkt).

Daher wurde eine Analyse bezüglich ausgewählter notwendiger Prozessanpassungen durchgeführt, betreffend das Daten- und Biomaterialmanagement.

3.2.1 Vorgehen

Beispielhaft wurden die Inhalte der Patientenunterlagen aus 19 DZHK-Studien (Stand November 2019) bezüglich der Formulierungen zu den Punkten

- Speicherzeitbegrenzung (s. Tab. 2)
- Widerruf (s. Tab. 3) und Recht auf Löschung (s. Tab. 4)
- Weitergabe von Daten für die Forschung (s. Tab. 5)

überprüft. Die Analysen wurden aus bereits bestehenden Tabellen erstellt, die für den regulären Betrieb der klinischen Forschungsplattform als gemeinsame Schnittstelle des Ethik-Projektes mit der Treuhandstelle dienen.

Für die Darstellung wurden sie in die Übersichtstabellen 2 bis 5 überführt.

Der Standardprozess (nicht farblich hervorgehoben) wurde den aus inhaltlichen Anpassungen folgenden Prozessanpassungen gegenübergestellt (farblich hervorgehoben in Tab. 2 bis 5).

3.2.2 Ergebnisse

Im Folgenden werden die Ergebnisse bezüglich der unter Abschn. 3.2.1 genannten Punkte einzeln betrachtet.

Speicherzeitbegrenzung

Das standardmäßig etablierte Vorgehen des DZHK beinhaltet die unbefristete Speicherung von standardisiert erhobenen Patientendaten und die unbefristete Lagerung von standardisiert gewonnenen und prozessierten Bioproben, bis diese aufgebraucht sind. Die Einwilligung dazu bleibt bis zu einem Widerruf des Patienten bestehen. Das Vorgehen ist mit den notwendigen Zugangsbestimmungen zur Nachnutzung (verbindliche Nutzungsordnung, Zugangskomitee, Einbeziehung einer Ethikkommission für Nachnutzungsprozesse) im Sinne des Broad Consent von Seiten des Arbeitskreises medizinischer Ethikkommissionen (AKEK) seit mehreren Jahren etabliert und wurde in der Handreichung für Ethikkommissionen niedergeschrieben (Empfehlung für die Bewertung forschungsbezogener Biobanken durch Ethik-Kommissionen 2016). Das DZHK führt dieses Vorgehen seit 2013 durch.

Dem Standardprozess entgegenstehende inhaltliche Anpassungen in Patientenunterlagen nach Forderungen und/oder Hinweisen von Ethikkommissionen und als Konsequenz daraus erfolgte Prozessanpassungen werden in Tab. 2 dargestellt:

Tab. 2 Auswertung der Inhalte von 75 PICs aus 19 DZHK Studien (Stand Nov 2019) zum Punkt Speicherzeitbegrenzung

Inhaltliche Anpassungen in Patientenunterlagen nach Forderungen und Hinweisen von Ethikkommissionen	Prozessanpassungen als Konsequenz aus den Inhaltlichen Anpassungen in Patientenunter-lagen
Speicherung formuliert für „…mindestens 10 Jahre…"	Keine Anpassung erforderlich
Speicherung auf 10 Jahre begrenzt	Nach 10 Jahren Löschung
Speicherung bis 15 Jahre nach Ende der Studie, dann Löschen sofern nicht optional eine unbefristete Speicherung eingewilligt wurde	15 Jahre nach Ende der Studie Löschung, verknüpfung mit optionaler unbefristeter Speicherung
Speicherung bis eine weitere Verwendung nicht mehr beabsichtigt ist	Überprüfung der Daten notwendig, wann?
Lagerung von Biomaterialien auf 25 Jahre begrenzt	Biomaterialien müssen nach 25 Jahren vernichtet werden

Zur Erreichung eines uneingeschränkt positivem Ethikvotums für alle Standorte und Studienzentren wurden folgende Prozessanpassungen durchgeführt:

- die Löschung von Daten 10 bzw. 15 Jahre nach Ende der Studie sowie die Vernichtung von Biomaterialien 25 Jahre nach Ende der Studie wurde hinterlegt.
- eine Speicherung für „mindestens 10 Jahre" verlangt keine Prozessänderung, da es sich um eine reine Formulierungsänderung handelt. Es ist kein Höchstzeitraum angegeben.

Widerruf

Der Standardprozess des Widerrufs stellt sich im DZHK folgendermaßen (in Teilprozesse untergliedert) dar:

1. Vernichtung der Bioproben
2. Anonymisierung von Daten
3. Sperrung von Daten für die Weitergabe an Forschungsprojekte

Standardmäßig wird bei einem vollständigen Widerruf der Teilnahme eines Patienten an einer DZHK-Studie und an der DZHK Basis-Biomaterialsammlung die Vernichtung der Bioproben durchgeführt. Auch die Anonymisierung von Daten und die Sperrung dieser für die Weitergabe an Forschungsprojekte (laut Nutzungsordnung des DZHK) wird umgehend initiiert. Eine Nutzung ist damit nur noch für die Qualitätssicherung erlaubt. Es ist vorgesehen, anonymisierte Daten in regelmäßigem Turnus zu überprüfen und, wenn diese nicht mehr für die Qualitätssicherung notwendig sind, zu löschen.

Tab. 3 Auswertung der Inhalte von 75 PICs aus 19 DZHK Studien (Stand Nov 2019) zum Punkt Widerruf

Inhaltliche Anpassungen in Patientenunterlagen nach Forderungen und Hinweisen von Ethikkommissionen	Prozessanpassungen als Konsequenz aus den Inhaltlichen Anpassungen in Patientenunterlagen
AMG	keine Anonymisierung, ggf. muss ein Teil der Bioproben erhalten bleiben
Patient kann optional angeben ob Daten gelöscht oder anonymisiert werden	Spezifizierte Übermittlung des Widerrufes, nämlich mit Angabe welche Version durch den Patienten ausgewählt wurde
Datenweitergabe ist auch nach Widerruf in anonymisierter Form möglich	Keine Sperrung anonymisierter Daten für die Weitergabe (wird derzeit nicht durchgeführt)
Datenweitergabe ist, als Option für den Patienten, nach Widerruf in anonymisierter Form möglich	spezifizierte Übermittlung des Widerruf, nämlich mit Angabe welche Version durch den Patienten ausgewählt wurde

Neben diesem Standardvorgehen bestehen folgende Versionen durch Änderung von Formulierungen in Patientenunterlagen:

Bei AMG-Studien wurde bisher von der Formulierung abgewichen. Hier wird aufgrund der gesetzlichen Archivierungs-/Nachweispflicht von einer Anonymisierung abgesehen (AMG i.V.m GCP-V §13 und ICH-GCP § 8). Dies ist bei vier DZHK-Studien der Fall und soll nicht weiter diskutiert werden, da es sich um eine arzneimittelrechtliche Vorsichtsmaßnahme handelt, die der Patientensicherheit dient. Inwiefern es diesbezüglich im Zuge der weiteren Etablierung der DSGVO Änderungen geben wird, ist uns derzeit noch nicht bekannt.

Bei Nicht-AMG Studien mussten folgende inhaltlichen Änderungen durchgeführt werden, um ein uneingeschränkt positives Ethikvotum zu bekommen:

- Inkludierung einer optionalen Angabe für eine Entscheidung durch den Patienten, ob Daten gelöscht oder anonymisiert werden sollen.
- Inkludierung einer optionalen Angabe für eine Entscheidung durch den Patienten, ob eine Datenweitergabe auch nach Widerruf in anonymisierter Form möglich ist

Einige Unterlagen enthalten außerdem folgenden Inhalt:

- Die Datenweitergabe ist nach Widerruf in anonymisierter Form möglich

Sobald in den Unterlagen Auswahlmöglichkeiten für den Patienten enthalten sind, ist eine spezifizierte Übermittlung des Widerrufes, nämlich mit Angabe, welche Version durch den Patienten ausgewählt wurde, notwendig.

Recht auf Löschung

Im Rahmen der Widerrufsmöglichkeiten wurde auch das seit Einführung der DSGVO mit größerem Gewicht bedachte Recht auf Löschung betrachtet. Seit Inkrafttreten der DSGVO ist jedem Patienten ein Recht auf Löschung seiner personenbezogenen Daten („Recht auf Vergessenwerden") einzuräumen (DSGVO Art.17, hier besonders zu beachten Art.17(1)b)).

Jedoch wurden Einschränkungen des Rechts auf Löschung bereits in der Vergangenheit bezüglich der Verhältnismäßigkeit und des Aufwandes der Löschung formuliert (Kai 2020). Auch wurden Formulierungen zu Ausnahmen von der Löschpflicht bei Datenspeicherung und –nutzung aus Gründen des öffentlichen Interesses im Bereich der öffentlichen Gesundheit und zu wissenschaftlichen Forschungszwecken in der DSGVO niedergeschrieben (DSGVO Art.17(3)c und d).

Von Seiten des Ethik-Projektes wurden die Studien unterstützt, schnellstmöglich die Betroffenenrechte nach DSGVO in den PICs zu ergänzen. Die Formulierung wurde allerdings aufgrund der zum Zeitpunkt der Erstellung/ Überarbeitung der Patientenunterlagen noch unklaren Interpretation der Gesetzestexte unterschiedlich gehandhabt, was zu unterschiedlichen Formulierungen des Rechtes der Datenlöschung in den Patientenunterlagen der DZHK-Studien führte.

Der Prozess der Datenlöschung wird derzeit individuell nach formloser Meldung des Wunsches des Patienten an Studienzentrum oder Treuhandstelle durchgeführt.

Tab. 4 Auswertung der Inhalte von 75 PICs aus 19 DZHK Studien (Stand Nov 2019) zum Punkt Recht auf Löschung von Daten

Inhaltliche Anpassungen in Patientenunterlagen nach Forderungen und Hinweisen von Ethikkommissionen	Prozessanpassungen als Konsequenz aus den Inhaltlichen Anpassungen in Patientenunterlagen
Umsetzung des Rechtes auf Löschung "auf Verlangen"	Umgehende Umsetzung der Datenlöschung
Umsetzung des Rechtes, „wenn die Daten nicht mehr notwendig sind"	1. Überprüfung der Daten und deren Notwendigkeit. 2. Ggf. Hinterlegung des Löschungsgesuches 3. Löschung wenn Notwendigkeit nicht mehr gegeben
"Grundsätzliche" Umsetzung des Rechtes	Umgehende Umsetzung der Datenlöschung
Umsetzung des Rechtes auf Löschung "nach der gesetzl. Aufbewahrungsfrist"	1. Hinterlegung des Löschungsgesuches 2. Löschung nach Fristende

Bereits eine umgehende Löschung der Daten bei Widerruf stellt eine Prozessanpassung dar (siehe oben, Tab. 3).

Folgende Versionen des Löschungsprozesses nach individueller Meldung bestehen derzeit durch die Formulierungen in Patientenunterlagen:

Eine Umsetzung dieses Rechtes „auf Verlangen" kann ebenso individualisiert behandelt werden. Eine andere Formulierung sieht vor, das Recht einzuräumen, die Daten erst zu löschen „wenn die Daten nicht mehr notwendig sind", wohingegen sogar die Formulierung der „grundsätzlichen" Umsetzung des Rechtes auf Löschung zu finden ist. Diese beiden Optionen widersprechen sich. Auch eine Umsetzung dieses Rechtes „nach der gesetzlichen Aufbewahrungsfrist" wird angeboten.

Wird vom Patienten das Recht auf Löschung wahrgenommen, muss derzeit individuell geprüft werden welche Daten zwingend gelöscht werden müssen, wo sich technische und organisatorische Limitierungen ergeben oder ob eine Löschung überhaupt durchgeführt werden darf (unter anderem bei AMG-Studien, wo die Löschung „nach der gesetzlichen Aufbewahrungsfrist" greift). In der Regel kann davon ausgegangen werden, dass nach aufwändiger Prüfung jedes Einzelfalles, in den meisten Fällen eine Löschung möglich ist.

Weitergabe von Daten für die Forschung

Standardmäßig ist für pseudonymisierte medizinische Datensätze mit Einwilligung zur Studienteilnahme und zur weitergehenden biomedizinischen Forschung mit den erhobenen medizinischen Daten eine Datenweitergabe für die Forschung generell möglich und muss nicht gesondert abgefragt werden. Flankierende Maßnahmen wurden implementiert, sodass es sich um eine reguläre Weitergabe auf Antrag nach einem etablierten Auswahl- und Bewertungsprozess handelt. Die Formulierungen zur Weitergabe von Daten und Bioproben an Wissenschaftler für Forschungsprojekte haben sich historisch in der Erarbeitungsphase der Antrags- und Auswahlprozesse für die Datennutzung entwickelt.

Die erweiterten Informationspflichten bei Weitergabe von Daten außerhalb der EU sollte für die PICs aller 100 Studienzentren bis zum 25.05.2018 umgesetzt werden. Aufgrund der Use and Access Struktur betrifft dies die klinische Forschungsplattform im Besonderen, weniger jedoch die spezifische klinische Studie. Die bereits beschriebenen einzelnen Abweichungen zwischen und innerhalb der Studien führten dazu, dass die Umsetzung dieser Informationspflichten in Patientenunterlagen nicht zentral durchgeführt werden konnte, sondern von den Studien selbst zu leisten war. Folglich werden zwar in der Regel die nach dem 25.05.2018 einwilligenden Patienten über den Umgang mit der Weitergabe von pseudonymisierten Daten und Biomaterialien außerhalb der EU und außerhalb von Staaten mit Angemessenheitsbeschluss, sowohl mit Sicherheitsmaßnahmen (Standardvertragsklauseln der EU) als auch ohne aufgeklärt. Die Umsetzung, vor allem aus dem frühen Jahre 2018, ähnelt jedoch einem Flickenteppich.

In eine Weitergabe ohne Sicherheitsmaßnahmen/Garantien in Drittländer kann standardmäßig optional eingewilligt werden.

Tab. 5 Auswertung der Inhalte von 75 PICs aus 19 DZHK Studien (Stand Nov 2019) zum Punkt Weitergabe von Daten für die Forschung

Inhaltliche Anpassungen in Patientenunterlagen nach Forderungen und Hinweisen von Ethikkommissionen	Prozessanpassungen als Konsequenz aus den Inhaltlichen Anpassungen in Patientenunterlagen
Weitergabe optional möglich	Abfrageschritt, ob eine Weitergabe überhaupt möglich ist, im Prozess zu ergänzen
[a] EU+Länder mit Angemessenheitsbeschluss	Einschränkung auf Weitergabe in Länder der o.g. Kategorie
[b] EU+Länder mit Angemessenheitsbeschluss oder Vertrag mit Standardvertragsklauseln	Zusätzlicher Abfrageschritt, ob die Weitergabe in Fällen unter Einsatz der EU-Standardvertragsklauseln möglich, ist zu ergänzen
[c] Keine Einschränkungen (immer optional)	Zusätzlicher Abfrageschritt zu Zeile 1 (oben), ob die Weitergabe in Drittländer ohne Garantien möglich, ist zu ergänzen

Herkunft der Formulierungen:
[a] „Ausland mit mgl. niedrigerem Datenschutzniveau" (aus den im Zeitraum der Rekrutierung jeweils aktuellen Musterdokumenten des AKEK übernommen)
[b] „Dies schließt unter Umständen auch die Weitergabe für Forschungsprojekte in Ländern außerhalb der EU ein. Dies ist generell zulässig, wenn ein Angemessenheitsbeschluss der Europäischen Kommission vorliegt oder behördlich genehmigte Datenschutzklauseln angewendet werden" (neuere Formulierung aus den Musterunterlagen für Biobanken des AKEK, Version 3.0 gemäß Beschluss vom 09.11.2018)
[c] „…außerhalb der EU auch in den Fällen zu, in denen kein Angemessenheitsbeschluss der Europäischen Kommission vorliegt und keine behördlich genehmigten Datenschutzklauseln angewendet werden." (neue Formulierung aus Musterunterlagen für Biobanken des AKEK, Version 3.0 gemäß Beschluss vom 09.11.2018)

Auch zur Weitergabe von Daten für die biomedizinische Forschung wurden die Formulierungen in Patientenunterlagen durch Formulierungs- und Prozessvorgaben von Ethikkommissionen beeinflusst. Daher wurde in einer Studie (alle Studienzentren) sowie in standortspezifischen PIC-Versionen zweier weiterer Studien (einzelne Studienzentren) eine Weitergabe von Daten für die Forschung mit einem eigenen Informations- und Einwilligungsformular abgebildet. In eine Datenweitergabe kann folglich für weitere Forschungsprojekte gesondert eingewilligt und damit auch gesondert widerrufen werden. Diese Widerrufsmöglichkeit kann keine Anonymisierung von Daten nach sich ziehen, da der Datensatz für die Studie weiterhin zur Verfügung stehen muss. Die Einführung dieser Aufteilung stellte daher einen neuen Prozess dar, der zuverlässig implementiert werden musste.

Die Abfrage der Weitergabemöglichkeiten in Drittländer ohne Sicherheitsmaßnahmen/ Garantien von Daten für Forschungsprojekte zog außerdem die Implementierung eines eigenen Abfrageprozesses nach sich, durch den die Spezifizierung der Weitergabemöglichkeiten abgebildet werden kann und Proben nur an entsprechende Partner herausgegeben werden dürfen.

3.3 Anzahl der Versionen von Einwilligungsunterlagen im DZHK

Im Rahmen der DZHK-Studien werden für über 100 Studienzentren deutschlandweit (Stand Q4/2019) Einwilligungsunterlagen zentral erfasst, um den Einwilligungsstatus jedes Studienteilnehmers und Biomaterialspenders in Echtzeit vorliegen zu haben. Damit ist gewährleistet, dass Daten und Biomaterialien nur für weitere Forschungsprojekte freigegeben werden, wenn der Patient dem zugestimmt und nicht widerrufen hat.

Für 19 klinische Studien (davon 2 Kohortenstudien), die alle in standardisierter Form und auf Basis der gleichen Grundsätze die klinische Forschungsplattform des DZHK nutzen, wurden von der Treuhandstelle des DZHK mit Stand November 2019 75 verschiedene elektronische Einwilligungsversionen verwaltet.

Vom Ethik-Projekt des DZHK wurden bis zu diesem Zeitpunkt bereits 122 Einwilligungsversionen erarbeitet, von denen 47 entweder aufgrund von Auflagen oder Hinweisen der Ethikkommissionen bereits vor dem ersten Einsatz überarbeitet wurden und daher nicht zum Einsatz kamen.

4 Beobachtungen und Diskussion

Unsere Beobachtungen verdeutlichen, dass seit Einführung der DSGVO von Seiten der Ethikkommissionen vermehrt Unsicherheiten bezüglich einer Reihe von datenschutzrechtlichen und sich daraus ergebenden ethischen Fragen bestehen. Alle der Schlagwort-Analyse zugrunde liegenden Fragestellungen von Ethikkommissionen konnten beantwortet werden. Bedenken konnten wir in der Regel ausräumen. Somit war es nach mitunter ausführlicher Stellungnahme, bis auf eine Ausnahme, immer möglich, eine gemeinsame Lösung mit der jeweiligen Ethikkommission auszuarbeiten.

Eine Limitierung der Analyse der Ethikvoten ergibt sich zwar durch die Art der Auswertung, die trotz der beschriebenen Kriterien als subjektiv einzustufen ist. Dennoch stellt sich die Frage, ob es gerechtfertigt ist, innerhalb einer klinischen Studie einem Patienten an Standort A andere Informationen und Einwilligungsmodule zur klinischen Forschungsplattform zur Verfügung zu stellen als einem Patienten an Standort B, dem Patienten an Standort C wiederum andere. Der Patient einer anderen Studie am gleichen Standort bekommt wieder andere Informations- und Einwilligungsunterlagen zu diesen Punkten, da die erstberatende Ethikkommission eine andere war. Alle Daten und Biomaterialien werden letztendlich in der gleichen IT-Struktur gespeichert und unter den gleichen streng regulierten Bedingungen für Forschungsvorhaben zur Verfügung gestellt.

Die mit einzelnen Ethikkommissionen ausgearbeiteten Lösungen stellen sich folglich so heterogen dar, dass eine große Anzahl verschiedener Versionen von PICs verwaltet werden muss.

Diese führen zu Änderungen und Ergänzungen in bereits etablierten Prozessen sowie zur Ergänzung neuer Prozesse. Die Einhaltung dieser definierten Prozesse ist essentiell wichtig, um rechtskonform zu arbeiten. Dies betrifft neben Sorgfalts- und Nachweispflichten auch die Umsetzung von Patientenrechten, wie zum Beispiel eine regelkonforme und transparente Durchführung eines Widerrufes. Unklare und sich ändernde Rahmenbedingungen, verstärkt durch das Inkrafttreten der EU-Datenschutzgrundverordnung, führen zu einer Anzahl an Einzellösungen, die die standardisierte Verwaltung und Prozessierung von Daten und Biomaterialien erschwert und viele Ressourcen bindet.

Die Analyse zeigt, wie hoch der Verwaltungsaufwand bereits ist. Bezüglich einzelner Sachverhalte, in der akademischen Forschung unter anderem die Kooperation mit Partnern aus Nicht EU-Drittländern ohne Angemessenheitsbeschluss, stellt sich die Frage, ob die Nachnutzung von medizinischen Daten nicht sogar eklatant behindert, schlimmstenfalls sogar verhindert wird. Im DZHK etablieren sich seit 2019 die ersten Nachnutzungsprojekte, sodass bis heute erst wenige Erfahrungswerte erworben werden konnten. Andere in Deutschland bekannte übergreifende Forschungsplattformen wie die Medizininformatik-Initiative (MI-I), die German Biobank Alliance (GBA) oder Infrastrukturen anderer Deutscher Zentren der Gesundheitsforschung (DZG) agieren entweder in einem anderen Umfeld - wie der Nutzung von klinischen Behandlungsdaten - oder überspannen jeweils nur Teilbereiche der von der klinischen Forschungsplattform des DZHK umfassten Bereiche mit einem zentralen System. Uns sind daher keine derart übergreifenden Plattformen vergleichbarer Größenordnung bekannt.

Für eine öffentlich geförderte Infrastruktur ist es stark erschwerend viele unterschiedliche Prozesse für den gleichen Sachverhalt (z. B. Widerruf) vorzuhalten. Das Akzeptieren eines bereits positiv bewerteten Standardprozesses durch weitere involvierte Ethikkommissionen wäre wünschenswert, um eine standardisierte Durchführung auch in der Zukunft gewährleisten zu können.

Durch die häufige Notwendigkeit Prozesse anzupassen, ergibt sich eine hohe Komplexität und Vielschichtigkeit unseres IT-Systems. Eine geringe Komplexität dieser würde außerdem Datenschutzaspekte dahin gehend unterstützen, dass die Durchführung jedes Einzelfalles einer Datenlöschung oder eines Widerrufes durchführbar bleibt. So besteht die Gefahr, sich auf die Unverhältnismäßigkeit des Aufwandes (BDSG §35(1)) berufen zu müssen, sofern es nicht mehr möglich wäre, dem Teilnehmerwillen nachgehen zu können indem der Datensatz zu jeder Anfrage adäquat geprüft wird.

Auch in welchem Umfang das Recht auf Löschung dem Patienten für Datenerhebungen im Rahmen der wissenschaftlichen Forschung zu gewähren ist, ist nicht vollständig geklärt. Eine Löschung ist dann vorzusehen, wenn die „...Daten für die Zwecke, für die sie erhoben oder auf sonstige Weise verarbeitet wurden, nicht mehr notwendig [sind]." (EU-DSGVO Art.17(1)a). Da sie im Falle einer Nutzung für Forschungsprojekte in einem Forschungsverbund in der Regel noch notwendig wären, gilt BDSG Artikel 17 (3) d. Dazu gehören Archivierungspflichten nach guter klinischer Praxis (GCP) und guter wissenschaftlicher Praxis ebenso wie die Erstellung von BackUps. Auch der kaum zu leistende hohe organisatorische Aufwand einer Löschung im Falle einer umfassenden Nutzung von Datensätzen für verschiedene Forschungsprojekte muss im Sinne der Verhältnismäßigkeit beachtet werden.

Wie kann jedoch einer solchen Zersplitterung einer Dateninfrastruktur, die langfristig angelegt ist, entgegengewirkt werden? Kurzfristige Einzellösungen können nicht das Ziel sein, wenn Forschungsfragestellungen, die einer großen Anzahl medizinischer Datensätze bedürfen, eher zu- als abnehmen. Die pandemische Verbreitung des SARS-CoV2 Virus, mit der Notwendigkeit Daten für die medizinische Forschung zeitnah verfügbar zu machen, unterstreicht die Erfordernis stabiler Dateninfrastrukturen für die medizinische Forschung deutlich. Welche Möglichkeiten dafür bietet die EU-DSGVO, welche Möglichkeiten die nationale Umsetzung? Welcher ethische Rahmen sollte für die Nutzung medizinischer Daten angewendet werden und welche Erwartungen hat die Bevölkerung?

Aktuell heißt es einen Konsens zu finden zu Fragen, die nicht nur für das DZHK, wie hier dargestellt, von großer Bedeutung sind. Es betrifft die gesamte akademische Forschungslandschaft, sobald eine standortübergreifende Erhebung und Nutzung von personenbezogenen Daten und Biomaterialien im biomedizinischen Forschungskontext durchgeführt werden soll. Aktuelle Bemühungen wie die der Medizininformatikinitiative zeigen mittlerweile Erfolge im Abstimmungsprozess [MII finalisierte Patienteninformation (Medizininformatik-Initiative 2020)], können aber drängende Fragen wie die datenschutzrechtlich sichere Weitergabe von Daten in Drittländer ohne Angemessenheitsbeschluss der EU, zu denen auch die USA und je nach Empfängerorganisation und Provinz auch Kanada zählen, nicht abschließend beantworten.

Obwohl die EU-DSGVO einen forschungsfreundlichen Ton hat, zeigen unsere Erfahrungen, dass die zuvor weitgehend anerkannte Nutzung des Broad Consent durch Ethikkommissionen und Datenschutzorgane wieder infrage gestellt wird. Auch der 2016 vom AKEK erstellte Mustertext räumte weitreichende Möglichkeiten der breiten wissenschaftlichen Nutzung von Bioproben und zugehöriger Daten ein (Mustertext zur Information und Einwilligung in die Verwendung von Biomaterialien und zugehörigen Daten in Biobanken empfohlen vom Arbeitskreis Medizinischer Ethik-Kommissionen (Version 2.0 gemäß Beschluss vom 10.6.2016)).

Doch obwohl die EU-DSGVO mit den Artikeln 5 (b)(e) für wissenschaftliche Forschungszwecke unter gewissen Voraussetzungen, zu denen explizit die Pseudonymisierung zählt (Art. 89 (1) [3]) ein Abweichen von den sonstigen Anforderungen an die Zweckbindung und zeitliche Speicherzeitbegrenzung zur Verarbeitung der Daten akzeptiert (Art. 9(2)j), zeigt unsere Erfahrung eher, dass eine enge Einschränkung auf eingegrenzte Forschungsgebiete innerhalb der Medizin und eine begrenzte Speicherzeit mitunter wieder gefordert wird – in unterschiedlicher Ausprägung. Die DSGVO geht davon aus, dass eine [Weiterverarbeitung… für wissenschaftliche …Forschungszwecke …] gemäß Artikel 89 Absatz 1 nicht als unvereinbar mit den ursprünglichen Zwecken („Zweckbindung") … gilt. Warum kann daher nicht wenigstens der Zweck „medizinische Forschung" als solcher angegeben werden? Vor allem, da die Literatur eine breite Unterstützung der Bevölkerung untermauert (Richter et al. 2018; Richter et al. 2020; Strech et al. 2016). Es stellt sich gar die Frage, ob ein Einwilligungsformular zur Nutzung von medizinischen Daten und Biomaterialien überhaupt der vom Daten- und Biomaterialspender gewünschte Weg der Legitimation wäre. Oder kann sogar eine Opt Out Lösung in Betracht gezogen werden? Es gibt bereits Belege für eine hohe Akzeptanz dieser Lösung (Richter et al. 2019), so dass diese Option in der künftigen Diskussion zur Umsetzung der medizinischen Forschung mit großen Datenmengen und Biomaterialien mit größerem Interesse betrachtet werden sollte.

Auch scheint unklar, ob dem Daten- und Biomaterialspender die vielfältigen (und unterschiedlichen) Auswahlmöglichkeiten in verschiedenen Patientenunterlagen für eine eigenverantwortliche Datenverwaltung überhaupt von Nutzen sind, da es neben eigenen Erfahrungen auch aus anderen Forschungsverbünden Beispiele gibt, bei denen eine Auswahl einzelner Optionen durch den Teilnehmer nur in den wenigsten Fällen stattfindet (Hoffmann 2018). Die Autoren halten es für dringend notwendig diese Fragen bundesweit einheitlich zu beantworten, um im akademischen Bereich anschlussfähig und finanzierbar zu bleiben. Obwohl auch wir stets individuelle Absprachen mit der jeweiligen Ethikkommission jedes Standortes finden konnten, können Grundsatzfragen auf Basis einer rein juristisch/datenschutzrechtlichen Bearbeitung der Gesetzestexte bis heute nicht vollständig geklärt werden. Trotz der Implementierung zahlreicher Maßnahmen im Rahmen der DZHK Infrastruktur gelingt es in diesem Umfeld nicht, eine weitgehend einheitliche Bewertung für den Einsatz der klinischen Forschungsplattform des DZHK zu erhalten.

Ein erster deutlicher Schritt könnte ein nachhaltiges Vorantreiben des Verfahrens „Koordinierte Bearbeitung multizentrischer Forschungsvorhaben durch die zuständigen Ethik-Kommissionen" (Ethikkommissionen 2018), initiiert durch den AKEK, sein. Dieses sieht vor, ähnlich dem Verfahren für den Bereich der Klinischen Prüfungen, bei denen eine federführende Ethikkommission diese Zuständigkeit übernimmt, eine koordinierende Ethikkommission zu bestellen. Diese orchestriert die berufsrechtliche Bewertung der beteiligten Ethikkommissionen und führt diese zusammen. Bei Teilnahme aller Ethikkommissionen würde dies zu einer deutlichen Erleichterung des organisatorischen Aufwandes für die Datenerhebung und Biomaterialgewinnung in übergreifenden Forschungsplattformen führen.

Literatur

DZHKe.V. (2017) Klinische Forschungsplattform für Studien. https://dzhk.de/forschung/klinische-forschung-alt/klinische-forschungsplattform. Zugegriffen: 11. Okt. 2020

DZHKe. V. (2018) Transparenz und Fairness bei der Nutzung von Daten und Biomaterial. https://dzhk.de/forschung/klinische-forschung/nutzung-von-daten-und-biomaterialien-use-and-access. Zugegriffen: 11. Okt. 2020

DZHKe. V. (2019a) Erklärfilm Klinische Forschungsplattform des DZHK. https://www.youtube.com/watch?v=270VuBvzcj0&feature=youtu.be. Zugegriffen: 11. Okt. 2020

DZHKe. V. (2019b) Klinische Forschungsplattform (CRP). https://dzhk.de/forschung/klinische-forschung/klinische-forschungsplattform/. Zugegriffen: 11. Okt. 2020

Empfehlung für die Bewertung forschungsbezogener Biobanken durch Ethik-Kommissionen (2016) S 6

Ethikkommissionen AM (2018) Koordinierte Bearbeitung multizentrischer Forschungsvorhaben durch die zuständigen Ethik-Kommissionen. https://www.akek.de/index.php?option=com_content&view=category&layout=blog&id=47&Itemid=153&lang=de. Zugegriffen: 11. Okt. 2020

Hoffmann WS, D. (2018) Empirische Analyse modularer Einwilligungen: Welche Differenzierungen sind zur Abbildung des Teilnehmerwillens notwendig? In. 10. TMF-Jahreskongress

Kai K (2020) Art. 17 DS-GVO: Besteht eine Pflicht zur Löschung von Daten aus Backups? In: ZD-Aktuell

Medizininformatik-Initiative (2020) Arbeitsgruppe Consent Mustertext Patienteneinwilligung

Richter G, Borzikowsky C, Lesch W, Semler SC, Bunnik EM, Buyx A, Krawczak M (2020) Secondary research use of personal medical data: attitudes from patient and population surveys in The Netherlands and Germany. Eur J Hum Genet. https://doi.org/10.1038/s41431-020-00735-3

Richter G, Borzikowsky C, Lieb W, Schreiber S, Krawczak M, Buyx A (2019) Patient views on research use of clinical data without consent: legal, but also acceptable? Eur J Hum Genet 27(6):841–847. https://doi.org/10.1038/s41431-019-0340-6

Richter G, Krawczak M, Lieb W, Wolff L, Schreiber S, Buyx A (2018) Broad consent for health care-embedded biobanking: understanding and reasons to donate in a large patient sample. Genet Med 20(1):76–82. https://doi.org/10.1038/gim.2017.82

Scheel H, Dathe H, Franke T, Scharfe T, Rottmann T (2019) A privacy preserving approach to feasibility analyses on distributed data sources in biomedical research. Stud Health Technol Inform 267:254–261. https://doi.org/10.3233/shti190835

Strech D, Bein S, Brumhard M, Eisenmenger W, Glinicke C, Herbst T, Jahns R, von Kielmansegg S, Schmidt G, Taupitz J, Troger HD (2016) A template for broad consent in biobank research. Results and explanation of an evidence and consensus-based development process. Eur J Med Genet 59(6–7):295–309. https://doi.org/10.1016/j.ejmg.2016.04.002

Zeller THC, Umbach N, Franke J, Geier CSH, Knosalla C, Lamp S, Müller AAP, Pickardt T,
Schmidt GDT, Troidl C, Weis T, , Krebser JTB, Langner D, Hoffmanna W, Quade MLG, Lee
M, Rottmann T, Rienhoff OMK, Wichmann, H-E, Wachter R, Lesser STF, Zimmermann W-H,
Nauck M (2014) Central scientific infrastructure for clinical research in the German Centre
for Cardiovascular Research – Biobanking and Central Data Management. Vortrag, Biobank
Symposium der TMF 2014, Berlin

Sekundärnutzung klinischer Daten aus der Patientenversorgung für Forschungszwecke – Eine qualitative Interviewstudie zu Nutzen- und Risikopotenzialen aus Sicht von Expertinnen und Experten für den deutschen Forschungskontext

Anja Köngeter, Martin Jungkunz, Eva C. Winkler,
Christoph Schickhardt und Katja Mehlis

A. Köngeter (✉)
Nationales Centrum für Tumorerkrankungen (NCT), Sektion für Translationale Medizinethik,
Universitätsklinikum Heidelberg, Heidelberg, Deutschland
E-Mail: anja.koengeter@med.uni-heidelberg.de

M. Jungkunz
Nationales Centrum für Tumorerkrankungen (NCT), Sektion für Translationale Medizinethik,
Universitätsklinikum Heidelberg, Heidelberg, Deutschland
E-Mail: martin.jungkunz@med.uni-heidelberg.de

E. C. Winkler
Nationales Centrum für Tumorerkrankungen (NCT), Sektion für Translationale Medizinethik,
Universitätsklinikum Heidelberg, Heidelberg, Deutschland
E-Mail: eva.winkler@med.uni-heidelberg.de

C. Schickhardt
Nationales Centrum für Tumorerkrankungen (NCT), Sektion für Translationale Medizinethik,
Deutsches Krebsforschungszentrum (DKFZ), Heidelberg, Deutschland
E-Mail: Christoph.Schickhardt@med.uni-heidelberg.de

K. Mehlis
Nationales Centrum für Tumorerkrankungen (NCT), Sektion für Translationale Medizinethik,
Universitätsklinikum Heidelberg, Heidelberg, Deutschland
E-Mail: katja.mehlis@med.uni-heidelberg.de

G. Richter et al. (Hrsg.), *Datenreiche Medizin und das Problem der Einwilligung*,
https://doi.org/10.1007/978-3-662-62987-1_10

1   Einleitung

Der Sekundärnutzung klinischer Daten zu Forschungszwecken wird großes Potenzial für verschiedene Arten von nicht-interventionellen, datengetriebenen Studien zugeschrieben. Unter der Sekundärnutzung klinischer Daten soll im Folgenden die Sammlung und Wiederverwendung von klinischen Versorgungsdaten für Forschungs- und Lernaktivitäten verstanden werden (siehe Jungkunz et al. in diesem Sammelband). Diese Sekundärnutzung beinhaltet keine zusätzlichen physischen Eingriffe oder Interventionen zur Datengenerierung. Eine solche Nutzungsart wird zu Forschungs- oder Lernzwecken durchgeführt, um das biomedizinische Wissen und somit die medizinische Versorgung zu verbessern; jedoch bietet diese Forschung üblicherweise keinen unmittelbaren Eigennutzen für die Patient*innen, welche ihre klinischen Daten bereitstellen.

In Deutschland stellt die Sekundärnutzung klinischer Daten für Forschungs- und Lernaktivitäten (im Folgenden: Verwendung klinischer Daten zu Forschungszwecken) bisher die Ausnahme dar. Aktuell werden an der Schnittstelle der Datennutzung zwischen Forschung und Versorgung insbesondere ethische Problemstellungen im Spannungsfeld von Autonomie/informationeller Selbstbestimmung und Solidarität diskutiert (Deutscher Ethikrat 2017). Auch geltendes Recht, regulatorische Institutionen und technische Infrastrukturen scheinen den aktuellen Anforderungen einer datengetriebenen medizinischen Forschung nicht gerecht zu werden (Faden et al. 2013; Kass et al. 2013; Fiscella et al. 2015; Winkler 2017; Whicher et al. 2015; Schilsky et al. 2014). Für den nationalen Kontext kann entsprechend ein praktischer Handlungsdruck festgestellt werden, da Deutschland als Forschungsstandort „den Anschluss zu verlieren" droht (Deutsche Hochschulmedizin e. V. 2019). Die vom Bundesministerium für Bildung und Forschung geförderte Medizininformatikinitiative (Semler et al. 2018) zielt deshalb darauf ab, die Daten aus der Krankenversorgung (zunächst mit Schwerpunkt auf den Universitätskliniken) für die Forschung nutzbar zu machen, indem sie die Voraussetzungen für eine standortübergreifende Verknüpfung von Versorgungsdaten schafft.

Um den nationalen ethischen, rechtlichen und regulatorischen Rahmen entsprechend anpassen zu können, gilt es Nutzen und Risiken der Verwendung klinischer Daten zu Forschungszwecken abzuschätzen. Tatsächlich mangelt es in dieser Hinsicht aktuell an empirischer Evidenz (Budrionis und Bellika 2016; Ford et al. 2019). Zwar wurden Nutzen und Risiken in projektbezogenen und teils hypothetischen Berichten und Studien für verschiedene nationale (The Nuffield Council on Bioethics 2015; Laurie et al. 2014; Myers et al. 2008; Arbeitsgruppe Personalisierte Medizin des BAG 2017) und internationale Kontexte (Thorogood 2020) erörtert und teilweise anhand konkreter (Vor-)Fälle empirisch belegt. In dieser Form zeigen für Deutschland jedoch lediglich das vom Bundesministerium für Bildung und Forschung geförderte Gutachten „Big Data im Gesundheitsbereich" (Weichert 2018) und das vom Bundesministerium für Gesundheit geförderte Gutachten „ ‚Datenspende' – Bedarf für die Forschung, ethische Bewertung, rechtliche, informationstechnologische und organisatorische Rahmenbedingungen" (Strech et al. 2020) den möglichen Nutzen sowie individuelle, institutionelle und gesellschaftliche Risiken von Big Data Anwendungen auf, welche auch einen Teil der untersuchten Sekundärnutzung einschließt. Das Gutachten bezieht zur Generierung dieser Einschätzungen keine weiteren Akteure systematisch ein.

Für eine fundierte und gesellschaftlich akzeptierte Abwägung von Nutzen und Risiken in diesem Handlungsfeld sind allerdings die *Expertise und die Erfahrungen relevanter nationaler Akteursgruppen* aus den Bereichen Forschung, Versorgung, Medizininformatik, Patientenvertretung und Politik erforderlich, um anhand deren Handlungspraxis die oftmals auf Hypothesen und Einzelfällen beruhende Literatur zu bewerten und zu komplementieren. Nach unserer Kenntnis liegt allerdings *keine sozialempirische Studie* vor, welche die Perspektiven *verschiedener Akteure* systematisch und umfassend beleuchtet. Internationale Forschungsarbeiten informieren über relevante Themenfelder der Sekundärnutzung lediglich aus der Perspektive *einzelner Akteursgruppen:* In qualitativen und quantitativen Studien mit *Ärzt*innen* wurden vor allem Risikopotenziale und Befürchtungen in Bezug auf die kommerzielle Datennutzung, die missbräuchliche Verwendung genetischer Daten und die Re-Identifikation beschrieben (Mayo et al. 2017; Perera et al. 2011; Ipos MORI 2016; Vezyridis und Timmons 2019). *Mitglieder von Ethikkommissionen* (Salerno et al. 2017) zeigten sich bei der Verwendung klinischer Daten für Forschungszwecke insbesondere besorgt im Hinblick auf die Datenintegrität, die Umsetzung der informierten Einwilligung und den Schutz der Privatsphäre von Patient*innen. Zur Einstellung von *Patient*innen/Bürger*innen* bezüglich der Nutzung ihrer klinischen Daten für Forschungszwecke veröffentlichten Aitken et al. (2016) einen umfassenden Literaturüberblick. Kernthemen der darin untersuchten qualitativen Studien sind von Patient*innen/Bürger*innen wahrgenommene Befürchtungen wie der Verlust über die Kontrolle persönlicher Daten und möglicher Datenmissbrauch, sowie die Bedingungen für die öffentliche Akzeptanz einer Datennutzung, insbesondere in Hinblick auf den Einwilligungsprozess. Diese Überblicksarbeit weist auf ein geringes Bewusstsein der Bürger*innen bezüglich der aktuellen Nutzungspraktiken dieser Daten für Forschungszwecke hin und betont die Relevanz des wahrgenommenen gesellschaftlichen Nutzens für die Patient*innen/Bürger*innen bei deren Abwägungsprozessen bezüglich einer Datenfreigabe. *Ländervergleichende Studien* verweisen auf nationale Unterschiede und eine *relativ skeptische Haltung* in der deutschen Bevölkerung gegenüber Datennutzung im Allgemeinen und im speziellen Kontext der Biobankenforschung (European Commission2014, 2015; Hobbs et al. 2012; Gaskell et al. 2012). Lediglich *zwei sozialempirische Forschungsarbeiten mit Erhebungen in Deutschland* untersuchen die Sichtweisen von Akteuren in Bezug auf *klinische Daten* (Voigt et al. 2020; Richter et al. 2019). Zwar sind die Studien aufgrund unterschiedlicher Studiendesigns nur eingeschränkt vergleichbar, doch zeigen diese für den deutschen sozialempirischen Forschungskontext zusammenfassend ein *ambivalentes Bild* bezüglich der *Bereitschaft von Patient*innen bzw. Bürger*innen*, die Verwendung klinischer Daten für Forschungszwecke zu unterstützen. Mit Blick auf die *Abschätzung von Nutzen und Risiken* aus der Perspektive relevanter Akteursgruppen finden sich nach unserer Kenntnis *keine sozialempirischen Studien mit Erhebungen in Deutschland*.

Das **Ziel der vorliegenden Studie** ist es daher, diese ersten und zum Teil heterogenen Befunde durch einen Blick auf weitere *relevante Akteursgruppen* aus den Bereichen Forschung, Versorgung, Medizininformatik, Patientenvertretung und Politik durch eine sozialempirische Analyse zu ergänzen. Auf diese Weise soll das *breite Spektrum an Nutzen- und Risikopotenzialen* abgebildet werden. Konkret bedeutet dies, die Wahrnehmungen und Erwartungen dieser Akteursgruppen hinsichtlich der Nutzung klinischer Daten aus der Patientenversorgung für Forschungszwecke in Deutschland in Erfahrung zu bringen. Den analytischen Rahmen bilden *vier Anwendungsfelder* für die Verwendung klinischer Daten: klinische (nicht-interventionelle) Forschung, Public Health Forschung, Forschung zur Qualitätsverbesserung und explorative Verwendung (siehe Jungkunz et al. in diesem Sammelband). Durch die Analyse qualitativer Interviews beabsichtigen wir, dem Mangel an sozialempirischen Studien zur Abschätzung von Nutzen und Risiken in einem ersten Schritt relevante *Themenkomplexe* entgegenzusetzen, die von den Akteursgruppen geäußerte, *spezifische Bedarfe* im Kontext wahrgenommener Nutzen- und Risikopotenziale der Verwendung klinischer Daten zu Forschungszwecken widerspiegeln. Eine tiefergehende Diskussion dieser Punkte soll auf dringliche *Forschungsdesiderate* hinweisen.

2   Methodisches Vorgehen

Im Zentrum des Forschungsinteresses standen das explizite Fachwissen der Expert*innen, ihr implizites Erfahrungswissen sowie ihre Erwartungen gegenüber der Verwendung klinischer Daten zu Forschungszwecken. Deshalb wurde ein explorativer Zugang zum Forschungsgegenstand gewählt. Die Erhebungsmethode der qualitativen Interviews ist einerseits durch Offenheit gekennzeichnet, lässt unter der Verwendung eines Leitfadens aber auch eine gewisse Strukturierung der zu behandelnden Themenfelder zu (Flick 2017). So können die aktuelle Handlungspraxis anhand von Beschreibungen unterschiedlicher Akteure illustriert, neue Aspekte dieser Datennutzung in Erfahrung gebracht und übergeordnete Handlungsmuster identifiziert werden. Hierfür wurden *qualitative leitfadengestützte Interviews* (Bogner et al. 2014; Meuser und Nagel 2009) mit Expert*innen aus Deutschland (n = 20) und Österreich (n = 1) geführt. Um den Forschungsgegenstand adäquat abzubilden und der komplexen Akteurslandschaft gerecht zu werden, wurden zunächst auf Basis nationaler Literatur (Weichert 2018; Thiel et al. 2018; Strech 2018; Deutscher Ethikrat 2017; Deutsche Hochschulmedizin e. V. 2019; Blachetta et al. 2016) relevante Akteure aus Forschung, Versorgung, Medizininformatik, regulierenden Institutionen (Ethikkommission), Patientenvertretung und Politik identifiziert. Um die Wahrnehmungen und Erwartungen der unterschiedlichen Stakeholdergruppen differenziert darzustellen, wurde als Sampling-Strategie ein Purposive Sample[1] gewählt (Flick 2017), welche eine gezielte Auswahl von Fällen erlaubt.

---

[1] In dieser Studie wurden „typische Fälle" gewählt und auf eine maximale Variation dieser Fälle geachtet (Flick 2017).

Tab. 1. Samplestruktur: Zuordnung der interviewten Stakeholder zu Akteursgruppen

Erste Akteursgruppe (n = 13) *direkt beteiligt*	Zweite Akteursgruppe (n = 8) *mittelbar beteiligt und/oder betroffen*
Forschende Ärzt*innen/Forscher*innen (n = 5)	Nicht-forschende Ärzt*innen (n = 2)
Expert*innen für IT-Infrastrukturen (n = 8)	Vertreter*innen für Patienteninteressen (n = 2)
	Politikakteure (n = 2)
	Vertreter*innen des regulatorischen Tätigkeits-felds (n = 1)
	Vertreter einer Institution des nationalen Gesundheitssystems (n = 1)

Die identifizierten Akteure lassen sich in zwei Gruppen unterteilen (siehe Tab. 1): Die *erste Akteursgruppe* ist aktuell oder perspektivisch an der Umsetzung der Verwendung klinischer Daten für Forschungszwecke in Deutschland *direkt beteiligt bzw. betroffen*. Im Mittelpunkt dieser ersten Akteursgruppe stehen forschende Ärzt*innen/Forscher*innen und Expert*innen für IT-Infrastrukturen (n = 13). Das Sample deckt zudem alle vier vorgestellten Anwendungsfelder sowie verschiedene medizinische Fachgebiete (Onkologie, Kardiologie, Infektiologie, Allgemeinmedizin, Gerontologie, Epidemiologie) ab. Die beruflichen Positionen der Befragten sind sowohl auf der Leitungsebene von Instituten oder Abteilungen als auch auf der mittleren Hierarchieebene angesiedelt. Interview-partner der *zweiten Akteursgruppe* sind an dieser Datennutzung aktuell oder perspektivisch *mittelbar beteiligte und/oder hiervon betroffene* Akteure. Aussagen dieser Gruppe sollen die Wahrnehmungen der ersten Akteursgruppe kontextualisieren und komplementieren. Diese zweite Akteursgruppe umfasst nicht-forschende Ärzt*innen, Expert*innen des regulatorischen Tätigkeitsfelds, Vertreter*innen von Institutionen des Gesundheitssystems, Patientenvertreter*innen sowie Politikakteure (n = 8). Die erste Erhebungswelle (n = 15) des Purposive Sampling orientierte sich an festgelegten Kriterien wie die Zuordnung zu Akteursgruppen, wissenschaftlichen Fachgebieten und Anwendungsfeldern. Nach einer ersten Auswertung der Interviews und Beratung in der Arbeitsgruppe kam im Rahmen eines Theoretical Sampling[2] (Flick 2017) eine zweite Erhebungsphase (n = 6) hinzu, die es erlaubte, sowohl die Komplementarität des Samples als auch die inhaltliche Sättigung der als besonders relevant eingestuften Themenkomplexe gezielt zu erhöhen.

Der Interviewleitfaden wurde basierend auf Literaturrecherchen und Diskussionen in der interdisziplinären Arbeitsgruppe entwickelt, welche Wissenschaftler*innen aus den Disziplinen der empirischen Sozialwissenschaften, Medizinethik, Rechtswissenschaften und Medizin umfasst. Die im Interviewleitfaden erfassten Themenfelder speisten sich

---

[2]Bei dem theoretischen Sampling steht die Entwicklung einer Theorie auf Grundlage der erhobenen Daten im Vordergrund. Die Auswahl der Fälle und Untersuchungsgruppen erfolgt hierbei im Prozess der Datenauswertung (ibid.).

vornehmlich aus den vorgestellten internationalen sozialempirischen Studien und nationaler nicht-sozialempirischer Literatur.

Die Interviews fanden zwischen September und Dezember 2019 statt. Nach einer mündlichen und schriftlichen Aufklärung unterschrieben alle Interviewteilnehmer*innen eine Einwilligungserklärung zur Teilnahme an der Studie. Die Interviews dauerten durchschnittlich eine Stunde und fünf Minuten. Alle Interviews wurden von AK geführt und digital aufgezeichnet, anschließend im Wortlaut nach festen Transkriptionsregeln verschriftlicht und unter Verwendung der Software MAXQDA 2020 für qualitative Datenanalyse ausgewertet. Personenbezogene Daten und Details, die Rückschlüsse auf die Identität von einzelnen Studienteilnehmenden erlaubten, wurden im Zuge der Transkription entfernt. Die Studie wurde von der Ethikkommission der medizinischen Fakultät der Universität Heidelberg berufsrechtlich beraten, ohne dass diesbezüglich Bedenken geäußert wurden.

Im Zentrum der *qualitativen Inhaltsanalyse* nach Mayring (2008) stand die Entwicklung eines deduktiv-induktiven Kategoriensystems (Kuckartz 2018): Das Kategoriensystem wurde auf Basis der in der Literatur dargestellten Themenkomplexe deduktiv angelegt und im Zuge der Auswertung des Interviewmaterials induktiv erweitert. Im Auswertungsprozess fand zuerst eine einzelfallbezogene Analyse statt, um detailliert die Einstellungen, Meinungen, Deutungsmuster und Erfahrungen in einem spezifischen (Anwendungs-) Kontext zu rekonstruieren. Anschließend wurden bei der fallübergreifenden Betrachtung die Kategorien verdichtet und unter zentralen, teilweise neuen, Kategorien angeordnet. Die Kodierungen der Interviews erfolgten durch AK und HK. Drei der Interviews wurden doppelt kodiert, um die Plausibilität des Kategoriensystems zu prüfen. Die Ergebnisse der Auswertung wurden mehrfach in der Arbeitsgruppe diskutiert (AK, HK, KM).

3 Ergebnisse

3.1 Handlungspraktiken der Sekundärdatennutzung im Spannungsfeld zwischen Forschung und Versorgung

Bei der Rekonstruktion der aktuellen Handlungspraxis anhand des Interviewmaterials wurde deutlich, dass die *Durchführung von datenintensiven multizentrischen Verbundprojekten* in Deutschland gegenwärtig *erschwert* ist. Hierzu äußerten sich hauptsächlich Interviewpartner*innen der ersten Akteursgruppe, welche als Forscher*innen/forschende Ärzt*innen und als Expert*innen für IT-Infrastrukturen direkt an der Umsetzung der Verwendung klinischer Daten für Forschungszwecke beteiligt sind. Die meisten wiesen in diesem Zusammenhang auf *hohe administrative Aufwände durch regulatorische Fragmentierung, föderale Strukturen sowie auf daraus resultierende rechtliche Unsicherheiten* bei der Initiierung von Studien hin[3]:

---

[3] Die im Folgenden angeführten Zitate entsprechen weitestgehend dem Wortlaut der Interviewten; sie sind lediglich zugunsten der besseren Lesbarkeit angepasst worden: Pausen, inhaltsleere Füllwörter, nonverbale Gesprächssignale und Betonungen werden hier nicht mit angegeben.

„[Diese Studien] umspannen auch immer mehr Ethikkommissionen. [...] Das dauert Jahre, und das ist nicht übertrieben, bis man bei einer Studie alle Zentren an Bord hat." (ID12, Experte IT-Infrastrukturen)

„[D]as ist das Gravierende, einen Flickenteppich. [...] Wenn Sie also übergreifende Verbundstrukturen einrichten [...], die länderübergreifend sind, haben die immer mehrere, am Ende bis zu 17 Datenschutzrechtsordnungen im Spiel. [...] Das macht es natürlich außerordentlich schwierig, weil das heißt, man muss für jedes Land eine eigene Rechtslage berücksichtigen." (ID11, Vertreter des regulatorischen Tätigkeitsfelds)

„Mit diesem Bescheid [der Ethikkommissionen] fällt es viel einfacher, wenn es oft gar nicht nötig wäre zu fragen [...]. Denn [die klinischen Partner] fühlen sich stets in einer Grauzonenfalle, ob die nun kooperieren dürfen mit den Daten oder nicht. Das heißt, lieber lassen sie die Daten ohne Nutzung liegen, zum Schaden des Patienten, anstatt selber noch in Haftungsfallen zu geraten." (ID17, Experte IT-Infrastrukturen)

Ein Grund für eine Behinderung – und teilweise Verunmöglichung – von Forschung mit bereits vorhandenen Daten aus der klinischen Routine sind laut der Expert*innen häufig die aktuellen *Einwilligungspraktiken*. So müsse für die Nutzung von klinischen Daten üblicherweise eine Einwilligung für einen spezifischen Forschungszweck vorliegen bzw. eingeholt werden. Die wissenschaftliche Fragestellung und somit der Zweck könne zum Erhebungszeitpunkt jedoch häufig noch nicht spezifiziert werden, beispielsweise weil technologische Entwicklungen sich nur schwer vorhersagen lassen:

„Wenn ein Patient sagt, vor zehn Jahren, er gibt sein Tumorgewebe frei, [...] ist es dann auch in Ordnung damit Single-Cells-Sequencing zu machen, was es noch nicht gab? [...] So ähnlich denke ich auch, dass so ein Einverständnis [...] zukünftige Fragestellungen nicht komplett antizipieren kann." (ID1, Forschender Arzt/Forscher)

Vor diesem Hintergrund thematisieren einige Interviewpartner*innen implizit und explizit das Verschwimmen der Grenzen von Forschung und Versorgung und die Schwierigkeit, das eigene Forschungsfeld zu verorten. Unsicherheiten regulatorischer und rechtlicher Art – und das Anliegen diese Unsicherheiten zu klären – scheinen in jenen Forschungsgebieten ausgeprägter zu sein, die sich dem *„Graubereich"* *zwischen Forschung und Versorgung* zuordnen lassen. Dies trifft insbesondere auf die Anwendungsfelder der nicht-interventionellen klinischen Forschung und der Forschung zur Qualitätsverbesserung zu:

„Also wir machen ein molekulares Tumorboard und wenn [forschende Ärzte] ähnliche Patienten suchen... was ist mit denen passiert, wie war das Outcome, haben die noch ein zwei Jahre überlebt? Kann man da dies oder jedes Medikament nehmen? Ist das Versorgung? Ist das Forschung? Unsere Ärzte sagen, das ist Forschung. Ich würde sagen, aus meiner naiven Perspektive, das ist Versorgung." (ID2, Experte IT-Infrastruktur)

„Es ist eigentlich immer so, dass die Fragestellungen ganz klar aus der unmittelbaren Krankenversorgung kommen [...]. Natürlich gehen die dann unterschiedlich weit in die Forschung. [...] Bei uns ist das wirklich sehr eng verzahnt. Das ist dann wieder dieser Graubereich, wo ich mich immer wieder unsicher fühle." (ID18, Forschender Arzt/Forscher)

3.2   Erwartungen und Hoffnungen auf den Nutzen durch die Forschung mit klinischen Daten

Forschungs- und Lernaktivitäten

Die Expert*innen der ersten Akteursgruppe fokussierten zumeist auf *unmittelbare Nutzenpotenziale für die eigenen Forschungsgebiete.* Sie erkannten hohe Nutzenpotenziale in allen vier Anwendungsfeldern, d. h. klinische nicht-interventionelle Forschung, Public Health Forschung, Forschung zur Qualitätsverbesserung, und explorative Verwendung. Zudem wiesen die Expert*innen auf die Schnittmengen und Synergien zwischen den einzelnen Anwendungsfeldern bei der Nutzengenerierung hin. Es herrscht großes Interesse diesen ‚Datenschatz' zu heben. Einige Expert*innen sprachen allerdings weniger von Erwartungen als von der „Hoffnung" auf den zukünftigen Nutzen, da es an entsprechender Evidenz aktuell noch fehle:

> „Das Potenzial besteht in allen vier Bereichen, das ist ganz offensichtlich. Und da jetzt einen Schwerpunkt zu setzen macht auch keinen Sinn, weil die sich gegenseitig ergänzen und insofern wirklich nebeneinander betrieben werden müssen." (ID6, Vertreter für Patienteninteressen)

> „Eine Verknüpfung von Gesundheitsdaten ist natürlich grundsätzlich eine riesige Ressource ist, ein riesiger Schatz für die Forschung." (ID12, Experte IT-Infrastrukturen)

> „Man hat sehr viel Hoffnung. […] Die Evidenz dazu ist ja oft noch relativ limitiert, weil es noch so neu ist." (ID19, Politikakteur)

Einigen Expert*innen fiel es allerdings schwer die Nutzenpotenziale im Anwendungsfeld der *explorativen Verwendung* zu beurteilen. Häufig setzten die Interviewpartner*innen diese Verwendungsart mit ‚Big Data Forschung' gleich, welcher trotz einer gewissen Skepsis gegenüber „Traumversprechungen" durchaus Potenzial zugeschrieben wurde:

> „Den Nutzen zu beurteilen, das kann ich nicht. Gerade bei diesen Big Data Konzepten, sogar die Fachleute tun sich da schwer. […] Ob das jetzt so weit wie die Traumversprechungen von Big Data geht, kann ich nicht beurteilen, da bin ich auch eher skeptisch. Aber das muss ja gar nicht sein. Nutzen fängt ja nicht erst bei der Revolution an, sondern schon auf kleiner Flamme." (ID11, Vertreter des regulatorischen Tätigkeitsfelds)

Die Interviewpartner*innen erkannten einen forschungsökonomischen Nutzen im Sinne der *Datensparsamkeit.* Einmal erhobene Daten können so effizient für zukünftige Forschungszwecke (wieder-)verwendet werden.

> „Das Potenzial ist natürlich, dass man nicht nochmal Daten erheben muss. Das ist auch ein Nutzen für den Patienten. […] Also sozusagen ein Gebot der Datensparsamkeit und der Ökonomie." (ID9, Forschender Arzt/Forscher)

Die Verwendung von „Real World Data" ermögliche aus forschungsmethodischer Sicht neue Forschungsfragen zu formulieren, indem sie bisher häufig vernachlässigte

Subpopulationen wie beispielsweise Hochaltrige (> 80 Jahre) einzubeziehen vermag, und so die *gesamte Population abbilden* könne:

> „Potenziale sind natürlich, dass wir hier mit Real World Data das Krankheitsgeschehen und auch das Versorgungsgeschehen, so wie es in der tatsächlichen Praxis ist, abbilden können. Und nicht im Labor, an einer klinischen Studie sind, wo wir eine Unterrepräsentation der älteren Patienten haben." (ID9, Forschender Arzt/Forscher).

Gesundheitsversorgung

In beiden Akteursgruppen wurde regelmäßig der erhoffte mittelbare Nutzen für eine verbesserte Gesundheitsversorgung durch einen *gezielteren und schnelleren Rückfluss der Forschungsergebnisse in den Versorgungskontext* von Forscher*innen/ forschenden Ärzt*innen thematisiert, beispielsweise durch eine verbesserte Medikation bei Komorbiditäten oder durch neue Erkenntnisse, die der Qualitätsverbesserung in Krankenhäusern zu Gute kämen:

> „Also bekommt jemand, der einen Herzinfarkt hatte oder eine chronische Lungenerkrankung, das Chemotherapeutikum oder ist man da lieber schonender oder macht weniger. [...] Also Begleiterkrankungen, die die Behandlung entscheidend beeinflussen." (ID9, Forschender Arzt/Forscher)

> „Sie haben eine Aussage zur Qualität der klinischen Versorgung, sie können natürlich sehr schön auch Vergleiche machen zwischen den einzelnen Krankenhäusern, den Leistungserbringern." (ID9, Forschender Arzt/Forscher)

Eine Patientenvertreterin gab an, dass Patient*innen durch das Verfügbarmachen der eigenen klinischen Daten für die Forschung neben Hoffnungen für die eigene Gesundheit und die der Angehörigen auch eine Gelegenheit zu altruistischem und solidarischem Handeln sähen. Diese könne wiederum einen *positiven Einfluss auf den Krankheitsverlauf* ausüben und ein Zusammengehörigkeitsgefühl schaffen:

> „Damit meine Erkrankung, meine Daten, meine Therapie anderen fremden Menschen oder der Entwicklung der Therapie helfen kann." (ID10, Vertreter für Patienteninteressen)

> „[Der] Patient denkt: Vielleicht ist meine Krankheit für was gut [...]. Ich glaube das trägt viele: einfach in der Bewältigung der Krankheit." (ID10, Vertreter für Patienteninteressen)

3.3 Wahrgenommene Risikopotenziale und aktuelle Hindernisse der Sekundärdatennutzung

Neuartige Bedarfe bei der Risiko-Abwägung

Bei der Frage, wie schwerwiegend die Risiken bei der Verwendung klinischer Daten für Forschungszwecke insgesamt zu bewerten seien, divergierten die Ansichten der Interviewpartner*innen stark: So erkannten einige Expert*innen sehr große Risikopotenziale und andere schätzten diese als gering ein. Bei Letzteren gründete sich diese Einschätzung häufig auf Abwägungsprozesse, bei denen der erwartete Nutzen einbezogen wurde. So wiesen im Zuge dieser Einschätzung insbesondere die Expert*innen der direkt an Sekundärnutzung beteiligten Akteursgruppe darauf hin, dass die Risiken nicht allein zu betrachten seien: Der erwartete *Nutzen – sowohl für Forschung als auch für die Versorgung* – müsse stärker einbezogen werden. Für einen optimalen Abwägungsprozess müsse zudem das Fachwissen mehrerer Disziplinen, insbesondere von technischer Seite, berücksichtigt werden. Einige Interviewpartner*innen kritisierten in diesem Zusammenhang an der aktuellen Praxis der Risikobewertung in Deutschland, dass Datenschützer*innen die Risiken systematisch überbewerten und dieses Praxisfeld dominieren würden. Gleichzeitig wiesen einige Expert*innen auf neue, bisher nicht bedachte Risikopotenziale bei der Verwendung klinischer Daten für Forschungszwecke hin:

> „[Eine], aus meiner Sicht, viel zu konservative Interpretation dieses Gesetzes, die eigentlich eher von Datenschützern dominiert wird, als von den Anwendern. […] Da das Gesetz – die Interpretation des Gesetzes – es immer nur darum geht, Risikominimierung zu betreiben, aber nicht Patientennutzen im Vordergrund stehen zu haben." (ID1, Forschender Arzt/ Forscher)

> „Die [Risiken] einzuschätzen ist auch sehr schwierig, man braucht eigentlich auch technische Expertise." (ID11 Vertreter des regulatorischen Tätigkeitsfelds)

Die aktuellen Instrumente zur Risikofolgenabschätzung wurden hinterfragt; ebenso die erforderlichen professionellen Kompetenzen der mit einer ethischen Bewertung von Technologien beauftragten Gremien:

> „[…] Wenn man sich die Besetzung dieser Ethikkommission ansieht, […] sind das vielleicht nicht die richtigen Leute, […] die die ethischen Aspekte dieser Technologie beurteilen können. Also weder vom Datenschutz her, noch von anderen ethischen Aspekten." (ID19 Politikakteur)

Die Risikoprofile der drei Anwendungsfelder nicht-interventionelle klinische Forschung, Public Health Forschung und Forschung zur Qualitätsverbesserung wurden nur marginal unterschiedlich betrachtet. Unsicherheit herrschte bezüglich dem Anwendungsfeld der *explorativen Verwendung*: Viele Expert*innen drückten eine allgemeine Skepsis gegenüber eines möglichen Paradigmenwechsels hin zu nicht-hypothesengetriebener Forschung aus. Oftmals standen im Mittelpunkt der Überlegungen Applikationen des Maschinellen Lernens. Durch den aktuellen Mangel an Erklärbarkeit der Ergebnisse vermuteten einige Expert*innen Risiken durch die Überinterpretation von Korrelationen nicht-hypothesengetriebener Forschung. Da deren Nutzen- und Risikopotenziale im Vorfeld momentan schwer abzuschätzen seien, gelte es für das neuartige Anwendungsfeld der explorativen Nutzung traditionelle Nutzen-Risiko-Abwägungen zu überdenken:

„Aus dem Bottom-Up ,Datenklamüseln' kriegst du immer irgendwelche Korrelationen raus. Und vergisst auf Theorie und Kausalität zu schauen. Das macht was mit der medizinischen Forschung, das nicht in Ordnung ist." (ID19 Politikakteur)

„[W]enn da kein sicherer Nutzen ist, würde ich die Risikobewertung deutlich strenger machen. Das ist aber, glaube ich, etwas, wo wir alle gemeinsam interprofessionell die Regeln machen müssen, bevor es zu spät ist." (ID18 Forschender Arzt/Forscher)

Re-identifikation und Datenverlust

Alle Experten*innen stimmten darin überein, dass eine unerwünschte Re-identifzierung bei personenbezogenen Daten trotz Pseudonymisierung oder im Rahmen datenschutzrechtlicher Anstrengungen prinzipiell möglich sei, sofern dazu ein sehr hoher Aufwand betrieben wird (siehe Spitz & Cornelius in diesem Sammelband). Das Verständnis von Risiko war unter den Interviewpartnern allgemein divers. Ein Teil der Expert*innen äußerte deutliche Skepsis aufgrund der erhöhten *Re-identifikationsrisiken einzelner Datentypen sowie gegenüber Datentransfer in Drittländer,* deren datenschutzrechtliche Standards nicht dem Niveau der EU-Länder entsprechen. Unterschiedliche Haltungen fanden sich insbesondere in Hinblick auf das Teilen sensibler Daten mit *privatwirtschaftlichen Akteuren.* Deshalb seien kooperative Modelle wünschenswert.

„Wir reden viel über anonymisierte Daten und da fehlt so ein bisschen die Ehrlichkeit, einfach zuzugeben, dass man medizinische Daten, insbesondere wenn man darauf medizinisch forschen will, nicht anonymisieren kann." (ID21, Vertreter von Institutionen des Gesundheitssystems)

„[W]enn zum Beispiel eine amerikanische Gruppe die Daten analysieren will, sollte das nicht über Clouds gehen, wo es kritische Zugriffe geben kann. Sondern die Datenanalyse sollte in einem System stattfinden, das aus europäischer Sicht adäquat ist." (ID1, Forschender Arzt/Forscher)

„Wenn es eine kommerzielle Auswertungsmöglichkeit gibt, dann wird die auch in Anspruch genommen. Also insofern denke ich ist die Skepsis, die in Deutschland und Europa sehr weit verbreitet ist, auch absolut berechtigt." (ID6, Vertreter für Patienteninteressen)

„Letztendlich braucht man kooperative Modelle mit den Firmen." (ID1, Forschender Arzt/Forscher)

Generell hielten sich die Expert*innen mit Konkretisierungen und Eintrittswahrscheinlichkeiten möglicher Risiken zurück: In Anbetracht vieler Unsicherheiten könne man ebenso gut in *„Glaskugeln"* schauen. Szenarien wurden als heuristisches Konzept genutzt, um theoretische Risikopotenziale zu illustrieren. Diese bezogen sich meist auf externe Risiken wie beispielsweise das eines ,Hackerangriffs'. Solche externen Risiken wurden regelmäßig als realistisch, aber wenig wahrscheinlich eingeschätzt:

„Ich halte das Risiko von Hackerangriffen auf Gesundheitsdaten eher für gering. Vielleicht mag ich falsch liegen, man guckt ja immer in Glaskugeln." (ID21, Vertreter von Institutionen des Gesundheitssystems)

Nur punktuell wurde auf interne Risiken wie Datenverlust durch technische Pannen, Datenlecks oder interne Zugriffe ohne Berechtigung eingegangen. Schilderungen konkreter Fälle entstammten dem Versorgungskontext:

> „[D]iese Software hat eine Cloud-Lösung, vor allem die USA waren betroffen, dann ist das auf irgendeinem Server gelandet und ein Whistleblower hat offenbar davon erzählt [...]. Dann waren ein paar Millionen Datensätze einfach so, ohne Login, ohne irgendwas, ohne Schutz im Netz verfügbar." (ID2, Experte IT-Infrastrukturen)

Forschungsimmanente Risiken
Direkt an der Umsetzung der Sekundärnutzung beteiligte Forscher*innen und forschende Ärzt*innen erkannten regelmäßig Risikopotenziale in der Verwendung von Daten mit womöglich nicht ausreichender Datenqualität und/oder einer nicht adäquaten Interpretation der Ergebnisse:

> „[A]lso ich glaube, das ist noch ein weiter Weg diese klinischen Versorgungsdaten so qualitativ aufzuarbeiten, dass die wirklich für die Forschung nutzbar sind und keine Fehlschlüsse daraus gezogen werden dann." (ID12, Experte IT-Infrastrukturen)

Langfristig wurde zudem die Gefahr von *gesellschaftlichen Exklusionsmechanismen* durch benachteiligende oder diskriminatorische Effekte mittels datengetriebener medizinischer Forschung und Versorgung hervorgehoben.

> „Ich glaube die Leute haben einfach Angst um den Schutz ihrer Privatsphäre. Dass sie sich preisgeben und daraus einen Nachteil bekommen. Man gebrandmarkt oder stigmatisiert wird, dass es doch offiziell wird, welche Krankheit man hat." (ID10, Vertreter für Patient*inneninteressen)

> [Dass] eben die Hautfarbe bei bestimmten Dingen eine Rolle spielen kann, zumindest bei einem Datensatz." (ID2, Experte IT-Infrastrukturen)

Eine forschende Ärztin betonte, dass durch die Verwendung klinischer Daten für Forschungszwecke den Patient*innen keine Nachteile entstehen dürften: Sie illustrierte dies anhand des Beispiels einer mit multiresistenten Krankheitserregern infizierten Patientenpopulation, die aus diesem Grund mit einer geringeren Wahrscheinlichkeit in Rehakliniken aufgenommen worden sei. Nicht-hypothesengetriebene Forschung könne ihres Erachtens eine solche Benachteiligung vulnerabler Gruppen systematisch verstärken.

> „Wir wissen jetzt schon, [...] dass Patienten, die einen multiresistenten Erreger haben, später und schlechter in eine Reha aufgenommen werden. [...] Deshalb denke ich, dass wir da Kollateralschäden zu befürchten haben, wahrscheinlich kennen wir noch gar nicht alle, die da auftreten [...]." (ID18 Forschender Arzt/Forscher)

> „Also gerade im Machine Learning bekommen Sie ja ‚böse Sachen' im Zweifelsfall raus. [...]

Bereitschaft der Ärzt*innen und Forscher*innen klinische Daten zu sammeln und Daten zu teilen

Eine grundsätzliche Befürchtung praktizierender Ärzt*innen war ein möglicher *Mehraufwand bei der Dokumentation*, wobei ein Mehraufwand in der Akteursgruppe der nicht-forschenden Ärzt*innen als nicht akzeptabel galt. Außerdem werden organisationsübergreifenden *Benchmarking Tools* sehr kritisch betrachtet, sofern diese als externe Qualitätskontrolle für den Vergleich von Ärzt*innen oder Krankenhäusern eingesetzt würden:

„Ich muss auch dazu sagen, dass viele skeptisch sind – nicht weil sie Forschung nicht unterstützen würden – das hat einen ganz einfachen Grund: Weil das [Dokumentieren für Forschungszwecke] die Arbeit verändert, wie zum Beispiel eine andere Dateneingabe zu machen. [M]an darf nicht mehr das Programm verwenden, sondern muss das verwenden – damit sind dann Kosten verbunden." (ID14, nicht-forschender Arzt)

„Oder wir stochern in den Datenpools und können dann nachweisen, dass der Kollege, bei dem stirbt jeder fünfte Patient, der macht bestimmt schlechte Versorgung. Solche Dinge, das sind so die Ängste." (ID4, Experte IT-Infrastrukturen)

Ein Grundkonflikt bezog sich auf die fachspezifische *Kultur des Datenteilens:* So war die Sorge unter Forscher*innen und forschenden Ärzt*innen sehr groß, dass die Bereitschaft ihrer Kolleg*innen zu gering sei ‚ihre‘ aus der klinischen Routine erhobenen und aufbereiteten Daten zu teilen. Diese Daten würden von Ärzt*innen teilweise als „geistiges Eigentum" betrachtet. So wurde insbesondere von forschenden Ärzt*innen ein „Interessensausgleich" gefordert für jene, die die Daten generieren, aufbereiten und anderen Forschern zur Verfügung stellen. Des Weiteren sei je nach Fachgebiet der Forscher*innen/forschenden Ärzt*innen die Befürchtung unterschiedlich stark ausgeprägt, dass andere Wissenschaftler*innen die selbst erhobenen Daten falsch interpretieren oder den eigenen Forschungsarbeiten zuvorkommen könnten:

„Grundkonflikt ist ja immer der, dass diese Daten als Kapital angesehen werden [...]. Und wie man Interessenausgleich schafft zwischen den Personen, die direkt am Patienten arbeiten und diese Daten erheben, und denen, die einen wissenschaftlichen Benefit davon haben." (ID1, Forschender Arzt/Forscher)

„Patientendaten [werden] von vielen vielleicht noch als eine Art geistiges Eigentum betrachtet werden, was man nicht gerne teilt. Was man klassischerweise, als es noch auf Papierform war, auch aus Gründen des Berufsethos, schützen musste." (ID16, Politikakteur)

„[Die] Gefahr ist halt, dass wenn ich größere Datenpools habe, Fremde – und sei es nur der Kollege aus der Nachbarklinik – mit meinen Daten von meinen Patienten irgendwelche Paper publiziert. Und wenn möglich dann noch falsche Aussagen trifft oder zu Dingen publiziert, wo ich eigentlich dazu forsche, ohne mich vorher zu fragen. [...] Das ist auch je nach Fachgebiet sehr, sehr unterschiedlich." (ID4, Experte IT-Infrastrukturen)

Einwilligungskontext und informationelle Selbstbestimmung der Patient*innen

Die meisten Expert*innen gingen bei der Verwendung klinischer Daten für Forschungs-zwecke davon aus, dass Patient*innen hierfür in eine prospektive Datennutzung ein-willigen und dies im Kontext einer Behandlung in einer Klinik geschehe. Unter dieser Annahme befürchteten einige Interviewpartner*innen einen *Verlust an informationeller Selbstbestimmung* der Patient*innen. Grund hierfür sei beispielsweise ein nicht optimaler Einwilligungs- und Aufklärungsprozess im Versorgungskontext. Viele Expert*innen, ins-besondere praktizierende Ärzt*innen und eine Vertreterin für Patient*inneninteressen, verwiesen auf ihre Erfahrungen aus Studienkontexten. So seien Patient*innen nicht immer in der Lage informiert einzuwilligen, beispielsweise aufgrund von Disstress ausgelöst durch eine schwere Diagnose. Auch eine gefühlte „Zwangslage" im Arzt-Patienten-Verhältnis und damit zusammenhängende falsche Hoffnungen auf einen persönlichen Nutzen könne die Entscheidung beeinflussen:

„Patienten-…die sind eh gebrannt und traumatisiert von ihrer Geschichte […]. Wenn man denen dann einen Zettel gibt, wo draufsteht ‚ich gebe meine Daten frei'. Ich glaube, die unterschreiben erst mal einfach alles, ohne dass sie wirklich aufgeklärt sind." (ID10, Ver-treter für Patient*inneninteressen)

„Wenn ich krank bin, habe ich ein berechtigtes Interesse daran, dass mir geholfen wird […]. Jetzt könnte man fragen, ist das dann eine Zwangslage, in der ich mich befinde?" (ID4, Experte IT-Infrastrukturen)

Risikopotenziale auf gesellschaftlicher Ebene

Viele Expert*innen nannten Risikopotenziale auf gesellschaftlicher Ebene. So schien eine latente Befürchtung zu sein, dass die *gesellschaftliche Akzeptanz* für die angestrebte Datennutzung nicht vorhanden sei und man es nicht schaffe, die Bevölkerung mit „ins Boot zu holen". Wiederholt wurde zudem die *Angst vor dem „gläsernen Menschen"* angeführt. Expert*innen machten in diesem Zusammenhang auf den Mangel um konkretes Wissen über Wünsche und Bedürfnisse der Patient*innen aufmerksam. Dieses Wissen könne unter anderem die Konzeption von Informationsmaterialien im Ein-willigungskontext unterstützen.

„Risiken sehe ich insbesondere in der öffentlichen Akzeptanz. […] Und dafür bedürfte es eben auch eines öffentlichen Diskurses, der nicht von oben runter stattfindet, sondern auf einer horizontalen Ebene abläuft." (ID6, Vertreter für Patient*inneninteressen)

„Der ‚Gläserne Mensch'. Das ist, glaube ich, die große Sorge." (ID10, Vertreter für Patient*inneninteressen)

„Also grundsätzlich habe ich ganz große Bedenken, dass man es nicht schafft, die Bevölkerung so ins Boot zu holen, dass Benefit und Risiken vernünftig abgewogen werden können, auch von dem Einzelnen." (ID12, Experte IT-Infrastrukturen)

„Also das ist sicherlich bei der Konzeption von Projekten […] oder von Einwilligungs-formularen eine große Hürde, an einen Patienten und dessen Wünsche und Bedürfnisse ran-zukommen." (ID16, Politikakteur)

Laut Vertreter*innen für Patienteninteressen könnte das *Vertrauen der Bevölkerung in Institutionen des Gesundheitssystems* im Falle eines Datenverlusts oder eines Datenmissbrauchs erodieren. Laut Expert*innen aus unterschiedlichen Akteursgruppen seien höchstmögliche Sicherheitsstandards der Dateninfrastruktur eine Mindestvoraussetzung für gesellschaftliche Akzeptanz und Vertrauen.

> „[Auf] der anderen Seite würde [das Bekanntwerden eines Datenmissbrauchs] wahrscheinlich ganz massive Empörung in der Öffentlichkeit auslösen." (ID6, Vertreter für Patient*inneninteressen)

> „Und sehe aber auch wirklich die Notwendigkeit, dass die Leute, die dann wirklich mit den Daten und dem Datenmanagement zu tun haben, auch eine vernünftige Struktur aufbauen, dass es überhaupt keine Ansatzpunkte gibt, dass man da Ängste aufbauen müsste." (ID12, Experte IT-Infrastrukturen)

4   Diskussion und Ausblick

Das Ziel der vorliegenden empirischen Studie ist es, erstmalig die Wahrnehmungen und Erwartungen unterschiedlicher Akteursgruppen im deutschen Forschungskontext im Hinblick auf Nutzen- und Risikopotenziale der Verwendung klinischer Versorgungsdaten für Forschungszwecke darzustellen. Durch die Analyse qualitativer Interviews beabsichtigen wir, dem Mangel an sozialempirischen Studien in einem ersten Schritt Themenkomplexe zur Abschätzung von Nutzen und Risiken aus der Perspektive relevanter Akteursgruppen entgegenzusetzen. Insgesamt *sechs Themenkomplexe* bündeln thematisch die von den Akteursgruppen geäußerten spezifischen Bedarfe im Kontext wahrgenommener Nutzen- und Risikopotenziale der Verwendung klinischer Daten für Forschungszwecke: i) Regulatorische und rechtliche Hindernisse im Kontext der Sekundärnutzung, ii) fachliche und gesellschaftliche Nutzenpotenziale durch wissenschaftlichen Fortschritt und bessere Gesundheitsversorgung, iii) Risikopotenziale und Herausforderungen in Hinblick auf Datenqualität und -verarbeitung sowie diskriminatorischer Verwendung, iv) Implikationen für Praktiken der Risiko- und Nutzenabwägung, v) Informationelle Selbstbestimmung und Konditionen des Einwilligungsprozesses und vi) die Relevanz von gesellschaftlicher Akzeptanz und Vertrauen in Institutionen des Gesundheitswesens. Innerhalb dieser Themenkomplexe ermöglichte das methodische Vorgehen auf Basis explorativer Interviews mit Expert*innen bisher nicht beforschte Aspekte der Datennutzung zu identifizieren. Durch die *erstmalige systematische Analyse von vier Anwendungsfeldern* (i.e. klinische [nicht-interventionelle] Forschung, Public Health Forschung, Forschung zur Qualitätsverbesserung und explorative Verwendung) für die Verwendung klinischer Daten konnten Ähnlichkeiten und Divergenzen der Nutzen- und Risikoprofile aufgezeigt werden.

Die Diskussion setzt die vorliegenden Ergebnisse aus den Interviews mit Expert*innen in den Kontext bereits vorhandener Literatur und weist auf *Forschungsdesiderate* hin. So komplementieren diese Themenkomplexe die Gegenstandsbereiche der zentralen nicht-sozialempirischen Literatur (Weichert 2018; Laurie et al. 2014;

Myers et al. 2008; Arbeitsgruppe Personalisierte Medizin des BAG 2017; Thorogood 2020). Sie vermögen zudem zwei sozialempirische Studien bezüglich der *Bereitschaft von deutschen Patient*innen* (Voigt et al. 2020; Richter et al. 2019) durch einen Blick auf weitere Akteursgruppen zu kontextualisieren.

4.1 Regulatorische Fragmentierung, föderale Strukturen und rechtliche Unsicherheiten als Hindernis: Sekundärnutzung im Kontext einer stärkeren Integration von Forschung und Versorgung

Die Expert*innen sahen insbesondere Handlungsbedarf in den Sphären des geltenden Rechts, regulatorischer Institutionen und technischer Infrastrukturen. Dabei wurde als gemeinsames Deutungsmuster identifiziert, dass in Deutschland gegenwärtig hohe administrative Aufwände die Durchführung von datenintensiven multizentrischen Verbundprojekten erschweren. Grund hierfür seien insbesondere *regulatorische Fragmentierung, föderale Strukturen sowie daraus resultierende rechtliche Unsicherheiten (vgl. S. 190).* Hierbei verunsicherte die Forschenden häufig die als unklar eingestufte Rechtslage (siehe Schrader sowie Spitz & Cornelius in diesem Sammelband). Außerdem beanstandeten sie die aktuelle *Praxis der Risikobewertung* in Deutschland, welche laut der Expert*innen von Datenschützer*innen dominiert sei, die *Risiken systematisch und unverhältnismäßig überbewerten* würden. Diese in der vorliegenden Studie von den Expert*innen beschriebene Handlungspraxis untermauert den in der Literatur angezeigten praktischen Handlungsdruck bei der Verwendung von klinischen Daten für Forschungszwecke in Deutschland (Faden et al. 2013; Kass et al. 2013; Fiscella et al. 2015; Winkler 2017; Whicher et al. 2015; Schilsky et al. 2014; Deutscher Ethikrat 2017; Deutsche Hochschulmedizin e. V. 2019).

Fallspezifische Analysen der vorliegenden Interviews legen nahe, dass mit Blick auf *regulatorische Unsicherheiten insbesondere Forschungsgebiete mit starkem Bezug zum Versorgungskontext* betroffen sind. Konkret tritt diese Beobachtung verstärkt in den Anwendungsfeldern der nicht-interventionellen klinischen Forschung und der Forschung zur Qualitätsverbesserung zu Tage *(vgl. S. 191).* Betroffene Expert*innen forderten in diesem Zusammenhang Klärung, wie mit der kategorialen und regulatorischen Unterscheidung von Forschung und Versorgung angesichts in der Praxis existierender Graubereiche zukünftig umgegangen werden soll. Diese Ergebnisse korrespondieren mit der qualitativen Studie von Whicher et al. (2015), die einen Handlungsdruck im Bereich der Forschung zu Qualitätsverbesserung und vergleichender Wirksamkeitsstudien empirisch untermauert. *Zukünftige Studien* sollten den aktuellen Stand der fachspezifischen Integration von Forschung und Versorgung in Deutschland wissenschaftlich eruieren, um auf dieser Basis weiterführende Diskussionen in Hinblick auf aktuelle regulatorische und rechtliche Strukturen anzuregen.

4.2 Ausschöpfung fachlicher und gesellschaftlicher Nutzenpotenziale als legitimierender Faktor

Alle Akteursgruppen erwarteten oder hofften auf einen mittelbaren Nutzen für Patient*innen durch eine *verbesserte Gesundheitsversorgung* aufgrund eines gezielteren und schnelleren Rückflusses der Forschungsergebnisse in die Versorgung sowie gänzlich neue wissenschaftliche Fragestellungen *(vgl. S. 192 f.)*. Direkt an der Verwendung klinischer Daten beteiligte Expert*innen nannten abhängig von ihrem Forschungsgebiet konkrete Erwartungen oder vage Hoffnungen auf die unmittelbaren *Nutzenpotenziale für die eigenen Forschungsgebiete.* Sie erkannten zudem forschungsökonomische Nutzenpotenziale bei dieser Datennutzung, sofern diese im Sinne der *Datensparsamkeit* effizient und effektiv von der Forschung genutzt werde. Einen forschungsmethodischen Aspekt sahen einige Interviewpartner*innen unterschiedlicher Akteursgruppen in der Verwendung von „Real World Data": Das Einbeziehen der gesamten Patientenpopulation weckte die Hoffnung auf eine *bessere Versorgung selten untersuchter Studienpopulationen,* wie Hochaltrige und Ko-Morbide. Dieser Aspekt kann nicht nur ein für die Gesundheitsversorgung großes Potenzial bergen, sondern auch gesellschaftlich legitimierend wirken (Aitken et al. 2018).

Nutzenpotenziale wurden in der sozialempirischen Forschung nach unserer Kenntnis bislang *nicht als zentraler Gegenstandsbereich systematisch unter Einbeziehung verschiedener Akteursgruppen* untersucht. Um die genannten forschungsökonomischen und forschungsmethodischen Nutzenpotenziale gezielt zu fördern, sollten Studien in einem ersten Schritt die direkten und indirekten Wirkungen der Verwendung klinischer Daten für Forschungszwecke abschätzen. Insbesondere die Wirkung durch das Einbeziehen selten untersuchter Studienpopulationen kann einen wertvollen Beitrag zur Verringerung gesundheitlicher und sozio-ökonomischer Ungleichheit leisten.

4.3 Risikopotenziale und Herausforderungen in Hinblick auf Datenqualität und -verarbeitung sowie diskriminatorische Verwendung

Unter Expert*innen galt die theoretische Möglichkeit mit *personenbezogenen Daten Individuen zu re-identifizieren als unstrittig (vgl. S. 195).* Generell hielten sich die Expert*innen mit Konkretisierungen und Eintrittswahrscheinlichkeiten möglicher Risiken zurück und verwendeten Szenarien als heuristisches Konzept, um theoretische Risikopotenziale zu illustrieren. Diese konnten unterteilt werden in *externe Risiken* wie ‚Hackerangriffe', die zwar als realisierbar, aber wenig wahrscheinlich eingeschätzt wurden. Außerdem wurden *interne Risiken* wie Datenverluste durch technische Pannen genannt, wobei sich konkrete Fälle auf den Versorgungskontext bezogen. Die geschilderten Risikopotenziale bildeten das Themenspektrum sozialempirischer Studien ab, die mit einzelnen Akteursgruppen, i.e. Ärzt*innen, Mitgliedern von

Ethikkommissionen und Patient*innen/Bürger*innen, durchgeführt wurden (Aitken et al. 2016; Mayo et al. 2017; Perera et al. 2011; Ipos MORI 2016; Vezyridis und Timmons 2019; Salerno et al. 2017). Als besonders relevanter und sozialempirisch bisher kaum untersuchter Aspekt stach bei der Analyse der Interviews hervor, dass insbesondere Forscher*innen/forschende Ärzt*innen und Expert*innen für IT-Infrastrukturen große Bedenken in Hinblick auf eine *nicht ausreichende Datenqualität* zeigten. Diese könne falsche Forschungsergebnisse oder Fehlinterpretationen nach sich ziehen *(vgl. S. 196)*. Die Bedenken um eine nicht ausreichende Datenqualität wurden besonders häufig in Bezug auf das Anwendungsfeld der explorativen Verwendung geäußert, insbesondere im Rahmen von Applikationen des Maschinellen Lernens und (oft synonym verwendet) ‚Big Data' Anwendungen.

In der sozialempirischen Literatur wurde der Aspekt einer nicht ausreichenden Datenqualität und falscher Forschungsergebnisse bisher lediglich in Salerno et al. (2017) angeführt, welche die Risiken von ‚Big Data' auf Grundlage von Zusammenfassungen und verschriftlichen Diskussionen eines epidemiologischen Kongresses analysierten. Die internationalen Teilnehmer*innen äußerten ebenfalls die Befürchtung einer nicht ausreichenden Datenintegrität und daraus resultierend falscher Studienergebnisse. Die Autor*innen stellten mögliche Lösungsansätze vor, wie beispielsweise die Einführung klarer ethischer Rahmenbedingungen und kostenlose digitale Lehrangebote, die eine ethische Auseinandersetzung mit datengetriebener Forschung ermöglichen.

Nicht-forschende Ärzt*innen befürchteten einen Mehraufwand durch zusätzliche Dokumentationstätigkeiten um den Ansprüchen an die Datenqualität bei der Verwendung für Forschungszwecke gerecht zu werden *(vgl. S. 197)*. Um diese Bedenken zu adressieren, können transdisziplinäre und sozio-technologische Ansätze zielführend sein, die Ärzt*innen (und gegebenenfalls Pflegekräfte) einbinden, um gemeinschaftlich Lösungsstrategien zu entwickeln.

Ein weiterer Aspekt ist aus Sicht einiger Expert*innen die Gefahr *diskriminatorischer Effekte* dieser Datennutzung. So könnten vulnerable Subpopulationen beispielsweise mit Vorerkrankungen oder mit Stigmata behafteten Krankheitsbildern durch die angestrebte Datennutzung weitere Nachteile erfahren *(vgl. S. 196)*. Auch aus den Empfehlungen der Stellungnahme der Datenethikkommission (2018) und dem Gutachten von Weichert (2018) für das Bundesministerium für Bildung und Forschung geht für die allgemeine, also nicht spezifisch auf Sekundärnutzung bezogene, Nutzung von Applikationen des Maschinellen Lernens hervor, dass die Gefahr einer Benachteiligung einzelner Bürger*innen oder gar Subpopulationen zu berücksichtigen und zu verhindern sei. Insbesondere bei nicht ausreichender Datenqualität warnt die Stellungnahme der Datenethikkommission vor systematischen Diskriminierungen und pluralitätsfeindlichen Ergebnissen. Da Algorithmen bereits bestehende Diskriminierungen von Subpopulationen verstärken könnten, sei eine Verstärkung gesundheitlicher Ungleichheit und die *Entwicklung gesellschaftlicher Exklusionsmechanismen* möglich.

Zukünftige Forschungsvorhaben sollten auch für die Verwendung klinischer Daten für Forschungszwecke neuartige Risikopotenziale aufgrund nicht ausreichender Datenqualität oder diskriminatorischer Effekte untersuchen und kontinuierlich bewerten. Gleichzeitig sollten neuartige Herausforderungen einer möglicherweise nicht ausreichenden Datenqualität klinischer Daten frühzeitig in Fachkreisen diskutiert werden um das Vertrauen in die Datenbasis zu gewährleisten.

4.4 Bedarf an neuartigen Praktiken der Nutzen-Risiko-Abwägung

Die von Expert*innen geäußerten Bedenken weisen darauf hin, dass die aktuellen Praktiken der Nutzen- und Risikoabwägung zu überdenken sind: So lassen die beschriebenen regulatorischen Hürden multizentrischer Studien vermuten, dass aktuelle Praktiken der *Risikobewertung den Erfordernissen bei der Verwendung klinischer Daten für Forschungszwecke nicht gerecht* werden *(vgl. S. 194 f.).* Zudem ließen Bedenken in Bezug auf das Anwendungsfeld der explorativen Verwendung auf *Unterschiede in den Risikoprofilen der Anwendungsfelder* schließen. Laut einiger Expert*innen könnte zukünftig der *Nutzen höher bewertet* werden aufgrund einer vermuteten gezielteren und schnelleren Translation von Forschungsergebnissen in die Gesundheitsversorgung *(vgl. S. 193).* Regelmäßig merkten die Expert*innen an, *dass unterschiedliche Expertisen notwendig* seien, um Nutzen- und Risikopotenziale adäquat bewerten zu können *(vgl. S. 193).* In diesem Zusammenhang weist auch Weichert (2018) darauf hin, dass prospektiv bei Nutzen-Risiko-Abwägungen das *Fachwissen verschiedener Disziplinen* einbezogen werden sollte. Dies könne beispielsweise im Rahmen eines sogenannten *Use and Access Committees* geschehen, das als unabhängiges, lokal agierendes Gremium handelt, und in seine Entscheidungen technisch-organisatorische, datenschutzrechtliche und ethische Betrachtungen einfließen lässt. Auch die Stellungnahme der Big Data Ethikkommission betont die Relevanz eines integralen „ethics by, in and for design"-Ansatzes für ‚Big Data' Applikationen (Datenethikkommission 2018). Bei einer Datenweitergabe seien in diesem Zusammenhang ebenfalls rechtliche Absicherungen sowie eine „Vielzahl interner (privater) und externer (hoheitlicher) Kontrollstellen" (ibid.) zu diskutieren. Darüber hinaus sollten die Möglichkeiten einer Re-Identifizierung wiederkehrend evaluiert werden, wie Spitz in diesem Sammelband postuliert.

Vor dem Hintergrund dieser Bedarfe für Praktiken der Nutzen-Risiko-Abwägung können *zukünftige Forschungsvorhaben* gewinnbringend sein, die Vertreter*innen der relevanten Akteursgruppen einbinden um beispielsweise Heuristiken einer differenzierten Nutzen-Risiko-Abwägung zu entwickeln. Hierfür können wissenschaftlich fundierte *inter- und transdisziplinäre Ansätze* hilfreich sein, deren *Methodik die Integration unterschiedlicher Expertisen* ermöglicht. Einige Expert*innen nannten die mangelnde *Kultur des Datenteilens* der Wissenschaftler*innen und forschenden

Ärzt*innen als grundlegendes Hindernis in Hinblick auf die Verwendung klinischer Daten für Forschungszwecke *(vgl. S. 197)*. Die Untersuchung von fachspezifischen Charakteristika kann dazu beitragen deren Bedürfnisse besser zu antizipieren und *adäquate Anreizsysteme* zu entwickeln.

4.5 Informationelle Selbstbestimmung und Konditionen des Einwilligungsprozesses

Einige Expert*innen berichten, dass Patient*innen im Behandlungskontext zumeist bereitwillig Einwilligungen für eine Studienteilnahme unterschrieben *(vgl. S. 198)*. Im deutschen Forschungskontext kann dieses Ergebnis in Bezug zu zwei sozial-empirischen Arbeiten gesetzt werden. Richter et al. (2019) ermittelten in einer quantitativen Befragung von *Patient*innen eines Universitätsklinikums* (n = 700), dass ein großer Anteil (93%) kurz zuvor in die Verwendung ihrer klinischen Daten für Forschungszwecke tatsächlich eingewilligt hatten. Voigt et al. (2020) zeigen hingegen in einer repräsentativen quantitativen Studie im Rahmen einer *Online-Befragung von Bürger*innen* (n = 1506), dass die hypothetische Bereitschaft, genetische und medizinische Daten – klinische Daten wurden also nicht separat von genetischen Daten untersucht – für die Forschung verfügbar zu machen, mit 56% relativ gering ist. Die Ergebnisse sind aufgrund unterschiedlicher Studiendesigns nur eingeschränkt vergleichbar. So wird in der Studie von Voigt et al. (2020) nach der Bereitschaft gefragt *genetische und medizinische* Daten für Forschungszwecke zur Verfügung zu stellen. Da mit genetischen Daten ein stärkerer Wunsch nach Kontrolle der Datenfreigabe assoziiert wird (Shah et al. 2019), kann dieser Aspekt zu einer geringeren Bereitschaft in dieser Studie geführt haben. Diesem Effekt zuträglich ist die in der Studie von Richter et al. (2019) direkte Betroffenheit als Patient*in im Behandlungskontext (im Vergleich zu Bürger*innen) und einer damit möglicherweise einhergehenden erhöhten Bereitschaft klinische Daten für Forschungszwecke freizugeben. Die Aussagen von Expert*innen der vorliegenden Studie legen nahe, dass diese ambivalenten Ergebnisse über diese Einflüsse hinaus durch die *klinische Belastungssituation* der befragten Patient*innen im Behandlungskontext zu erklären seien *(vgl. S. 198)*. So wiesen einige Expert*innen auf einen aktuell nicht optimalen *Einwilligungs- und Aufklärungsprozess im Behandlungskontext* hin: Patient*innen seien oftmals nicht in der Lage informiert einzuwilligen aufgrund einer „Zwangslage" im Arzt-Patienten-Verhältnis oder Disstress ausgelöst durch eine schwere Diagnose. Außerdem könnten Patient*innen im Behandlungskontext den Eindruck gewinnen, dass die Bereitstellung ihrer Daten für die eigene Behandlung von Vorteil sei – eine (gewöhnlich) unbegründete/falsche Hoffnung, die in der Fachliteratur unter dem Schlagwort ‚Therapeutic Misconception' diskutiert wird (Nobile et al. 2013).

Bei Patient*innen kann dieser nicht optimale Einwilligungs- und Aufklärungsprozess im Behandlungskontext deren Wahrnehmung des Rechts auf *informationelle Selbstbestimmung* beeinträchtigen. Auf die Relevanz der Wahrnehmung dieses Rechts weisen Vezyridis und Timmons (2019) hin, die in einer qualitativen Untersuchung vermuten, dass der ausdrückliche Widerspruch zahlreicher Bürger*innen im Fall des care.data Programms in Großbritannien als ein Ausdruck der fehlenden Möglichkeit ihr Recht auf informationellen Selbstbestimmung wahrzunehmen zu werten sei. Die Bürger*innen wurden im Vorfeld weder in Entscheidungen in Hinblick auf Datenverwendung eingebunden noch wurde ihnen die Möglichkeit einer Einwilligung eingeräumt. Voigt et al. (2020) stellen auf Grundlage ihrer Untersuchungen die These auf, dass insbesondere der Wille deutscher Bürger*innen stark ausgeprägt sei die eigene informationelle Selbstbestimmung auszuüben. Deshalb sollten *zukünftige Forschungsvorhaben* empirisch im deutschen Behandlungskontext prüfen, i) ob und wie der Einwilligungs- und Aufklärungsprozess die geschilderten Reaktionen („Zwangslage", Disstress, ‚Therapeutic Misconception‘) bei Patient*innen herbeiführen als auch ii) ob und wie diese Reaktionen anschließend auf die individuelle Wahrnehmung des Rechts auf informationelle Selbstbestimmung einwirken. Diese Ergebnisse können weitreichende Implikationen für die zukünftige Ausgestaltung des Einwilligungsprozesses in Deutschland nahelegen. So können zukünftige Studien untersuchen, inwiefern in Deutschland ein aktiver Akt der Einwilligung oder eine auf Kaskadenmodellen (Petersen 2018; Mertz et al. 2016) basierende Datenfreigabe akzeptabel sind. Ebenfalls sind *alternative Einwilligungskontexte außerhalb klinischer Belastungssituationen* eingehend zu prüfen, wie es beispielsweise durch das Modell der Datenspende (Krutzinna und Floridi 2019; Strech et al. 2020) ermöglicht würde.

Einen weiteren Beitrag zur informationellen Selbstbestimmung der Bürger*innen kann die wissenschaftliche Prüfung und sich anschließende Verbesserungen der *Verständlichkeit von Informationsmaterialien* leisten. So zeigten Voigt et al. (2020), dass ein individuelles *Verständnis* von Genetik die Wahrscheinlichkeit erhöhe genetische Daten der Forschung zur Verfügung zu stellen. Es ist zu untersuchen, inwiefern im Kontext der Sekundärnutzung das *Wissen um Datenverarbeitungsprozesse sowie informationstechnologische Kompetenzen* eine Bedingung dafür darstellen, klinische Daten der Forschung zur Verfügung zu stellen und darüber hinaus das Recht auf informationelle Selbstbestimmung wahrzunehmen zu können.

4.6　Die Relevanz von gesellschaftlicher Akzeptanz und Vertrauen in Institutionen des Gesundheitswesens

Viele Expert*innen befürchteten, dass die *gesellschaftliche Akzeptanz* unter Bürger*innen für die Verwendung klinischer Daten nicht ausreiche und vermuteten zudem ein fragiles Vertrauen aufseiten der Bevölkerung *(vgl. S. 198 f.)*. Öffentlichen Diskursen schrieben sie das Potenzial zu, *Vertrauen in die Institutionen des Gesundheitswesens* zu schaffen und zu stabilisieren. Vor dem Hintergrund nahezu *fehlender wissenschaftlichen Erkenntnisse um die grundlegenden Einstellungen und Präferenzen deutscher Bürger*innen* gegenüber der Verwendung ihrer klinischen Daten für

Forschungszwecke, können *zukünftige Forschungsvorhaben* einen wertvollen Beitrag leisten, indem sie *fundamentalen Motive und Befürchtungen* der Bürger*innen untersuchen und legitimierende Aspekte der Verwendung klinischer Daten für Forschungszwecke identifizieren. Der Literaturüberblick von Aitken et al. (2016) sowie zahlreiche weitere internationale Studien (Vezyridis und Timmons 2019; Kelley et al. 2015; Krahe et al. 2019) weisen auf die Bereitschaft von Individuen hin, ihre klinischen Daten für Forschungszwecke zur Verfügung zu stellen, sofern sie Vertrauen in *Datennutzer*innen, Gesundheitsinstitutionen und Data Governance Modelle* besitzen. In diesem Zusammenhang hat die Untersuchung des *Vertrauens deutscher Bürger*innen* das Potenzial *legitimierende Aspekte dieser Datennutzung und Kernpunkte ausstehender gesellschaftlicher Debatten* zu Tage fördern. Hierbei können qualitative Methoden wie Tiefeninterviews oder Fokusgruppen spezifische Sinnzusammenhänge im nationalen Kontext aufdecken, um repräsentative quantitative Studien vorzubereiten (Aitken et al. 2018).

Konsistent mit den Forderungen von Kraft et al. (2016) kann dieses grundlegende Wissen überdies Hinweise liefern, ob und auf welche Weise Patientenpräferenzen in die konkrete Ausgestaltung der Verwendung klinischer Daten zu Forschungszwecken einfließen können. So werden hierfür zwar Formen der *Bürgerbeteiligung* empfohlen (McCoy et al. 2018; European Commission's Scientific Panel for Health (SPH) 2016; Aitken et al. 2019; Strech 2018; The Nuffield Council on Bioethics 2015), doch die Umsetzung birgt einerseits praktische und konzeptuelle Herausforderungen (Strech 2018; Degelsegger und Torgersen 2011); zudem ist eine Bürger- oder Patientenbeteiligung in Hinblick auf die Forschungsnutzung von klinischen Daten in Deutschland aktuell kaum ausgeprägt. Im Bereich der Biobankforschung konnten allerdings bereits durch ‚Public and Patient Involvement' Forschungsdesiderate bearbeitet und Informationsmaterialien entwickelt werden (Strech et al. 2016).

Um eine nachhaltige Vertrauensbildung und die gesellschaftlich akzeptierte Verwendung klinischer Daten für Forschungszwecke zu ermöglichen, sollten deshalb auf der Grundlage empirischen Wissens um Patientenpräferenzen sowohl legitimierende Aspekte der Datennutzung als auch ausstehende gesellschaftliche Debatten identifiziert werden. Es gilt darüber hinaus Strategien zu entwickeln, welche die Partizipation von Patient*innen/Bürger*innen in konkreten Umsetzungsprozessen ermöglichen.

5   Limitationen

Die vorliegende Studie weist folgende Limitationen auf: Die Hälfte der befragten Expert*innen war mit Projekten der Medizininformatikinitiative assoziiert, wodurch Sichtweisen abgebildet werden konnten, die konkret mit der Etablierung von Strukturen zur Verwendung klinischer Daten zu Forschungszwecken befasst sind. Da die Forschungsgebiete dieser Expert*innen eine relativ etablierte Verwendung klinischer Daten und möglicherweise aktuell überproportional hohe Nutzenchancen aufwiesen, könnten die vorliegenden Ergebnisse eine Überbewertung von Nutzenaspekten abbilden.

Die gewählte Sampling Strategie mit maximaler Variation der Interviewpartner ermöglichte es, das Spektrum an Nutzen- und Risikopotenzialen sowie gemeinsame Deutungsmuster der Akteursgruppen darzustellen. Sie limitierte jedoch die Informationsdichte bezüglich spezifischer Forschungsgebiete und Anwendungsfelder der datengetriebenen medizinischen Forschung und Anwendungsfelder.

Danksagung Dieses Manuskript wurde im Rahmen des DFG geförderten Projekts „Learning from Clinical Data (LinCDat)" erstellt. Ein besonderer Dank gilt allen Expert*innen, ohne deren Teilnahme an den Interviews dieser Beitrag nicht hätte entstehen können. Wir möchten uns auch bei unseren juristischen Projektpartnern Prof. Dr. Kai Cornelius und Markus Spitz (Universität Heidelberg) bedanken. Ebenso danken wir Hellen Kachler (Nationales Centrum für Tumorerkrankungen, Heidelberg) für die Unterstützung bei der Transkription und Auswertung des Interviewmaterials.

Gefördert durch die Deutsche Forschungsgemeinschaft (DFG) – 406103282

Literatur

Aitken M, de St. Jorre J, Pagliari C, Jepson R, Cunningham-Burley S (2016) Public responses to the sharing and linkage of health data for research purposes: a systematic review and thematic synthesis of qualitative studies. BMC Med Ethics 17(1):73. https://doi.org/10.1186/s12910-016-0153-x

Aitken M, Tully MP, Porteous C, Denegri S, Cunningham-Burley S, Banner N, Black C, Burgess M, Cross L, Van Delden J, Ford E, Fox S, Fitzpatrick N, Gallacher K, Goddard C, Hassan L, Jamieson R, Jones KH, Kaarakainen M, Willison JD (2019) Consensus Statement on Public Involvement and Engagement with Data-Intensive Health Research. Int J Population Data Sci 4:1–6. https://doi.org/10.23889/ijpds.v4i1.586

Aitken M, Porteous C, Creamer E, Cunningham-Burley S (2018) Who benefits and how? Public expectations of public benefits from data-intensive health research. Big Data Soc 5(2):1–12. https://doi.org/10.1177/2053951718816724

Arbeitsgruppe Personalisierte Medizin des BAG (2017) Aktuelle Entwicklungen in der datengetriebenen Medizin und die damit verbundenen Herausforderungen und Aufgaben für das BAG. In: Schweizerische Eidgenossenschaft. Bundesamt für Gesundheit BAG, Bern

Blachetta F, Bauer M, Poerschke K, Bieber N, Solbach T, Leppert F, Greiner W, Bernnat R (2016) Weiterentwicklung der eHealth-Strategie: Studie im Auftrag des Bundesministeriums für Gesundheit. In: Strategy &| PwC

Bogner A, Littig B, Menz W (2014) Interviews mit Experten: eine praxisorientierte Einführung. Springer-Verlag, Wiesbaden

Budrionis A, Bellika JG (2016) The learning healthcare system: where are we now? A systematic review. J Biomed Inform 64:87–92. https://doi.org/10.1016/j.jbi.2016.09.018

Datenethikkommission (2018) Empfehlungen der Datenethikkommission für die Strategie Künstliche Intelligenz der Bundesregierung

Degelsegger A, Torgersen H (2011) Participatory paternalism: citizens' conferences in Austrian technology governance. Sci Pub Policy 38(5):391–402

Deutsche Hochschulmedizin e. V. (2019) Mehrwert digitaler Daten für Versorgung und Forschung sicherstellen – Politik muss jetzt handeln, Berlin

Deutscher Ethikrat (2017) Big Data und Gesundheit – Datensouveränität als informationelle Frei-heitsgestaltung

BETTER RESEARCH FOR BETTER HEALTH – A vision for health and biomedical research from the Scientific Panel for Health (2016)

European Commission (2014) Special Eurobarometer 419: Public perceptions of science, research and innovation. In: Directorate-General for Research and Innovation, European Commission Brussels

European Commission (2015) Special Eurobarometer 431 "Data protection". In: Directorate-General for Research and Innovation, European Commission Brussels

Faden RR, Kass NE, Goodman SN, Pronovost P, Tunis S, Beauchamp TL (2013) An ethics framework for a learning health care system: a departure from traditional research ethics and clinical ethics. Hastings Cent Rep 43(s1):16–27

Fiscella K, Tobin JN, Carroll JK, Hua H, Ogedegbe G (2015) Ethical oversight in quality improvement and quality improvement research: new approaches to promote a learning health care system. BMC Med Ethics 16(1):1–6. https://doi.org/10.1186/s12910-015-0056-2

Flick U (2017) Qualitative Sozialforschung: Eine Einführung Rowohlts enzyklopädie im Rowohlt Taschenbuch Verlag, Reinbek bei Hamburg

Ford E, Boyd A, Bowles JKF, Havard A, Aldridge RW, Curcin V, Greiver M, Harron K, Katikireddi V, Rodgers SE, Sperrin M (2019) Our data, our society, our health: a vision for inclusive and transparent health data science in the United Kingdom and beyond. Learn Health Syst 1-12. https://doi.org/10.1002/lrh2.10191

Gaskell G, Gottweis H, Starkbaum J, Gerber MM, Broerse J, Gottweis U, Hobbs A, Helén I, Paschou M, Snell K, Soulier A (2012) Publics and biobanks: Pan-European diversity and the challenge of responsible innovation. Eur J Hum Genet 21:14–20. https://doi.org/10.1038/ejhg.2012.104

Hobbs A, Starkbaum J, Gottweis U, Wichmann H, Gottweis H (2012) The privacy-reciprocity connection in biobanking: comparing German with UK strategies. Public Health Genomics 15(5):272–284

Ipos MORI (2016) The One-Way Mirror: Public attitudes to commercial access to health data – Report prepared for the Wellcome Trust

Kass NE, Faden RR, Goodman SN, Pronovost P, Tunis S, Beauchamp TL (2013) The research-treatment distinction: a problematic approach for determining which activities should have ethical oversight. The Hastings Center report Spec No:4-15. https://doi.org/10.1002/hast.133

Kelley M, James C, Alessi Kraft S, Korngiebel D, Wijangco I, Rosenthal E, Joffe S, Cho MK, Wilfond B, Lee SS (2015) Patient perspectives on the learning health system: the importance of trust and shared decision making. Am J Bioeth 15(9):4–17. https://doi.org/10.1080/15265161.2015.1062163

Kraft SA, Cho MK, Constantine M, Lee SS, Kelley M, Korngiebel D, James C, Kuwana E, Meyer A, Porter K, Diekema D, Capron AM, Alicic R, Wilfond BS, Magnus D (2016) A comparison of institutional review board professionals' and patients' views on consent for research on medical practices. Clinical trials (London, England) 13(5):555–565. https://doi.org/10.1177/1740774516648907

Krahe M, Milligan E, Reilly S (2019) Personal health information in research: perceived risk, trustworthiness and opinions from patients attending a tertiary healthcare facility. J Biomed Inform 95:1–10. https://doi.org/10.1016/j.jbi.2019.103222

Krutzinna J, Floridi L (2019) The ethics of medical data donation. Springer, London

Kuckartz U (2018) Qualitative Inhaltsanalyse. Beltz Juventa, Weinheim Basel

Laurie G, Stevens L, Jones KH, Dobbs C (2014) A review of evidence relating to harm resulting from uses of health and biomedical data. In: Bioethics NCo (Hrsg) Scoping Study

Mayo RM, Summey JF, Williams JE, Spence RA, Kim S, Jagsi R (2017) Qualitative study of oncologists' views on the CancerLinQ Rapid Learning System. J Oncol Pract 13(3):176–184. https://doi.org/10.1200/JOP.2016.016816

Mayring P (2008) Qualitative Inhaltsanalyse. Grundlagen und Techniken. Beltz, Weinheim

McCoy MS, Jongsma KR, Friesen P, Dunn M, Neuhaus CP, Rand L, Sheehan M (2018) National Standards for Public Involvement in Research: missing the forest for the trees. J Med Ethics 44(12):801–804. https://doi.org/10.1136/medethics-2018-105088

Mertz M, Jannes M, Schlomann A, Manderscheid E, Rietz C, Woopen C (2016) Digitale Selbstbestimmung. Cologne Center for Ethics, Rights, Economics, and Social Sciences of Health (ce. In: Cologne Center for Ethics R, Economics, and Social Sciences of Health (ceres) (Hrsg), Köln

Meuser M, Nagel U (2009) Das Experteninterview—konzeptionelle Grundlagen und methodische Anlage. In: Methoden der vergleichenden Politik-und Sozialwissenschaft. S 465−479, Springer

Myers J, Frieden TR, Bherwani KM, Henning KJ (2008) Ethics in public health research: privacy and public health at risk: public health confidentiality in the digital age. Am J Public Health 98(5):793–801. https://doi.org/10.2105/ajph.2006.107706

Nobile H, Vermeulen E, Thys K, Bergmann MM, Borry P (2013) Why do participants enroll in population biobank studies? A systematic literature review. Expert Rev Mol Diagn 13(1):35–47. https://doi.org/10.1586/erm.12.116

Perera G, Holbrook A, Thabane L, Foster G, Willison DJ (2011) Views on health information sharing and privacy from primary care practices using electronic medical records. Int J Med Inform 80(2):94–101. https://doi.org/10.1016/j.ijmedinf.2010.11.005

Petersen C (2018) Through patients' eyes: regulation, technology, privacy, and the future. Yearb Med Inform 27(01):10–15. https://doi.org/10.1055/s-0038-1641193

Richter G, Borzikowsky C, Lieb W, Schreiber S, Krawczak M, Buyx A (2019) Patient views on research use of clinical data without consent: legal, but also acceptable? Eur J Hum Genet 27(6):841–847

Salerno J, Knoppers BM, Lee LM, Hlaing WM, Goodman KW (2017) Ethics, big data and computing in epidemiology and public health. Ann Epidemiol 27(5):297–301

Schilsky RL, Michels DL, Kearbey AH, Yu PP, Hudis CA (2014) Building a rapid learning health care system for oncology: the regulatory framework of CancerLinQ. J Clin Oncol 32(22):2373–2379. https://doi.org/10.1200/jco.2014.56.2124

Semler SC, Wissing F, Heyder R (2018) German medical informatics initiative. Methods Inf Med 57(S 01):e50−e56. https://doi.org/10.3414/me18-03-0003

Shah N, Coathup V, Teare H, Forgie I, Giordano GN, Hansen TH, Groeneveld L, Hudson M, Pearson E, Ruetten H, Kaye J (2019) Motivations for data sharing-views of research participants from four European countries: a DIRECT study. Eur J Human Genetics: EJHG 27(5):721–729. https://doi.org/10.1038/s41431-019-0344-2

Strech D (2018) Normative Governance der Big Data Forschung. Forschung Politik Strategie Management 2+3:53-58

Strech D, Bein S, Brumhard M, Eisenmenger W, Glinicke C, Herbst T, Jahns R, von Kielmansegg S, Schmidt G, Taupitz J (2016) A template for broad consent in biobank research. Results and explanation of an evidence and consensus-based development process. Eur J Med Genetics 59(6–7):295–309

Strech D, Kielsmansegg S, Zenker S, Krawczak M, Semler S (2020) Wissenschaftliches Gutachten „Datenspende" – Bedarf für die Forschung, ethische Bewertung, rechtliche, informationstechnologische und organisatorische Rahmenbedingungen. In. Bd 1.1. Bundesministerium für Gesundheit, Berlin

The Nuffield Council on Bioethics (2015) The collection, linking and use of data in biomedical research and health care: ethical issues

Thiel R, Deimel L, Schmidtmann D, Piesche K, Hüsing T, Rennoch J, Stroetmann V, Stroetmann K (2018) #SmartHealthSystems – Digitalisierungsstrategien im internationalen Vergleich. In: Stiftung B (Hrsg)

Thorogood A (2020) International Data Sharing and Rare Disease: The Importance of Ethics and Patient Involvement. In: He Wu Z (Hrsg) Rare Diseases. IntechOpen, S 177–193

Vezyridis P, Timmons S (2019) Resisting big data exploitations in public healthcare: free riding or distributive justice? Sociol Health Illn 41(8):1585–1599

Voigt TH, Holtz V, Niemiec E, Howard HC, Middleton A, Prainsack B (2020) Willingness to donate genomic and other medical data: results from Germany. Eur J Human Genetics, 1–10

Weichert T (2018) Big Data im Gesundheitsbereich. In: Bundesministerium für Bildung und Forschung

Whicher D, Kass N, Faden R (2015) Stakeholders' views of alternatives to prospective informed consent for minimal-risk pragmatic comparative effectiveness trials. J Llaw Med Ethics J Am Soc Law Med Ethics 43(2):397–409. https://doi.org/10.1111/jlme.12256

Winkler E (2017) Big Data in Forschung und Versorgung: ethische Überlegungen und Lösungsansätze. Frankf Forum Diskurse 3:22–31

Daten teilen für die Forschung: Einstellungen und Perspektiven zur Datenspende in Deutschland

Wiebke Lesch, Gesine Richter und Sebastian C. Semler

1 Hintergrund und Einleitung

1.1 Fragmentierte Datenbestände behindern Forschungsdatennutzung

Medizinische Daten fallen an vielen Stellen im Gesundheitswesen an. Sie entstehen in Krankenhäusern, Arztpraxen, bei Heil- und Pflegediensten, Psychologen, Apotheken, Krankenkassen und privaten Versicherungen oder werden durch Patienten selbst erfasst. Könnte man diese Daten für die medizinische Forschung nutzen – auch Sekundärdatennutzung genannt – wäre damit ein immenser Erkenntnisgewinn zur Entwicklung neuer diagnostischer und therapeutischer Möglichkeiten verbunden. Mithilfe der Sekundärdatennutzung könnte beispielsweise in der klinischen Forschung die Machbarkeit von Studien besser bewertet werden, indem Rückschlüsse darüber gezogen werden, ob zu bestimmten Krankheitsbildern ausreichend viele Studienteilnehmer verfügbar sind. Potenziell geeignete Patienten könnten dann kontaktiert werden. Für die epidemiologische Forschung könnten im Sinne von Big Data Versorgungsdaten nach Trends, Mustern und Risikofaktoren untersucht werden und auf dieser Basis gezielt epidemiologische Studien

W. Lesch (✉) · S. C. Semler
Technologie- und Methodenplattform für die vernetzte medizinische Forschung e. V., Berlin, Deutschland
E-Mail: Wiebke.Lesch@tmf-ev.de

S. C. Semler
E-Mail: Sebastian.Semler@tmf-ev.de

G. Richter
Institut für Experimentelle Medizin, Universität Kiel, 24105 Kiel, Deutschland
E-Mail: gesine.richter@iem.uni-kiel.de

© Der/die Autor(en) 2022
G. Richter et al. (Hrsg.), *Datenreiche Medizin und das Problem der Einwilligung*,
https://doi.org/10.1007/978-3-662-62987-1_11

aufgesetzt werden, die diese Thesen evaluieren. Auch die Versorgungsforschung würde von der Sekundärdatennutzung profitieren. Sie nutzt reale Daten aus der medizinischen Versorgung, um Prozesse, Dienstleistungen und Richtlinien der Krankenversorgung zu bewerten. Obwohl eine Vielzahl verschiedener Datenquellen aus dem ersten und zweiten Gesundheitsmarkt existieren, die für die wissenschaftliche Sekundärdatennutzung in der klinischen und epidemiologischen Forschung sowie für die Versorgungsforschung von herausragendem Nutzen sein würden, liegen die Daten zu wenig strukturiert, zu wenig standardisiert und vor allem viel zu fragmentiert vor. Unterschiedliche Zuständigkeiten, z. B. in den verschiedenen Sektoren des Gesundheitswesens und zwischen Bund und Ländern, und ein fragmentierter Rechtsrahmen behindern einen durchgängigen Blick auf Patientenverläufe, Versorgungsprozesse und Meldedaten. So können patientenbezogene Daten aus technischen und aus datenschutzrechtlichen Gründen nicht über die Grenzen von Standorten hinweg verknüpft werden. Eine wichtige Aufgabe in Deutschland besteht deshalb darin, zeitnah die rechtlichen und infrastrukturellen Voraussetzungen für die wissenschaftliche Nutzung möglichst vieler medizinischer Datenbestände zu schaffen. Die Innovationsoffensive „Daten für Gesundheit" der drei Bundesministerien für Gesundheit (BMG), Wirtschaft (BMWI) sowie Bildung und Forschung (BMBF) sieht deshalb in seiner Roadmap als prioritäre Handlungsfelder unter anderem den Strukturausbau zur digitalen Vernetzung der Gesundheitsforschung, die Erhöhung der Datenverfügbarkeit und der Datenqualität, die bessere Datenverknüpfung mit höheren Sicherheitsstandards sowie die Entwicklung klarer Anwendungsperspektiven für die Gesundheitsdaten (Bundesministerium für Bildung und Forschung 2020). Dies schließt insbesondere die Verknüpfung der Daten ein, welche aktuell durch datenschutzrechtliche Hürden erschwert bzw. verhindert wird. Gerade die Verknüpfung der Daten aus unterschiedlichen Datenbeständen birgt das Potenzial, wissenschaftlichen Wert zu schaffen.

1.2   Initiativen zur Datenintegration

1.2.1 Deutschland

Die Medizininformatik-Initiative (MII) schafft gegenwärtig in Deutschland die Voraussetzungen dafür, Routinedaten der klinischen Versorgung deutschlandweit für die medizinische Forschung verfügbar zu machen (Medizininformatik-Initiative 2020, Semler et al. 2018). Ziel der vom Bundesministerium für Bildung und Forschung geförderten Initiative ist die Verbesserung von Forschungsmöglichkeiten und der Patientenversorgung durch innovative IT-Lösungen. Diese sollen den Austausch und die Nutzung von Daten aus Krankenversorgung, klinischer und biomedizinischer Forschung über die Grenzen von Institutionen und Standorten hinweg ermöglichen. In mehreren großen Konsortien arbeiten alle Einrichtungen der Universitätsmedizin in Deutschland an über 30 Standorten gemeinsam mit Forschungseinrichtungen, Unternehmen, Krankenkassen und Patientenvertretern zusammen, um die Rahmenbedingungen für diesen Datenaustausch zu schaffen. Erkenntnisse aus der Forschung sollen somit direkt den Patienten zu Gute kommen. Die Gesundheitsdaten der Bürger sind für die medizinische Forschung von großem Wert. Um das Potenzial dieser Daten für die Gesundheitsforschung ausschöpfen zu können, bedarf es einerseits weitreichender Investitionen in die Verfügbarkeit, Verknüpfbarkeit und Verwertbarkeit dieser Daten. Andererseits ist ein entsprechender rechtlicher und ethisch vertretbarer Rahmen notwendig bezüglich der sogenannten Governance, d. h. eine Regelung wer was mit den Daten tun darf und wer darüber entscheidet. Datenschutz und Datensicherheit haben dabei höchste Priorität.

1.2.2 Internationale Ansätze

International wurden in verschiedenen Ländern Datenintegrationsinitiativen gestartet, von denen hier beispielhaft Australien und Finnland vorgestellt werden.

Australien

2018 wurde in Australien die digitale Gesundheitsakte „My Health Records" von der australischen Regierung eingeführt (Australian Government 2020). MyHealthRecord ermöglicht es Patienten, unter eigener Kontrolle wichtige Gesundheitsinformationen mit Ärzten, Krankenhäusern und anderen Gesundheitsdienstleistern zu teilen (Deloitte 2016). MyHealthRecord ersetzt nicht die Krankenakte, sondern ergänzt sie in Form eines online verfügbaren Datenbestands z. B. zu Allergien, Medikation, Vorerkrankungen und Labortestergebnissen. Daten aus MyHealthRecord sollen ab 2020 für Forschungszwecke pseudonymisiert herausgegeben werden, nachdem die Arbeiten zur Schaffung der dafür notwendigen, technischen und organisatorischen Voraussetzung, insbesondere hinsichtlich des Datenschutzes und der Governance, abgeschlossen sind. Die Patienten werden der Forschungsnutzung ihrer Daten widersprechen können.

Finnland

Mit dem am 1. Mai 2019 in Finnland in Kraft getretenen Gesetz zur Sekundärdatennutzung wird ab dem Jahr 2020 FINDATA als „One-Stop-Agency" einen Forschungszugang zu Sozial- und Gesundheitsdaten für Forschende ermöglichen (Ministry of Social Affairs and Health 2019). FINDATA ist als zentrale nationale Behörde für die Verwaltung und Herausgabe von Sozial- und Gesundheitsdaten der finnischen Bevölkerung gegründet worden und berät hinsichtlich der Datenverfügbarkeit, stellt zentral elektronische Erlaubnisse bereit und ermöglicht in einer geschützten virtuellen Umgebung die pseudonymisierte Datennutzung. Hierzu bedient FINDATA sich interoperabel vernetzter Datenbanken der einzelnen Datenhalter. Die Datenhoheit liegt dabei im Rahmen der nationalen Gesetzgebung bei den öffentlich-rechtlichen Datenhaltern. FINDATA wird dem Ministerium für Soziales und Gesundheit (Ministry of Social Affairs and Health) unterstellt und eine eigenständige juristische Person sein, die Teil des Nationalen Instituts für Gesundheit und Soziales (National Institute of Health and Welfare) ist.

Die Intention hinter FINDATA ist es, dass Europa im Wettbewerb mit den USA und Asien gefordert ist, einen eigenen Forschungsdatenraum zu schaffen, dessen Stärke darin besteht, dass er vom berechtigten Vertrauen der Bürgerinnen und Bürger lebt. Hierzu bedarf es in enger Abstimmung mit dem privaten Sektor der Entwicklung einer Europäischen Leitlinie für die „faire" Datennutzung basierend auf den sogenannten FAIR-Prinzipien (Wilkinson et al. 2016, Europäische Kommission 2020). Ein solches Vertrauenslabel für faire Datennutzungen wünschen sich laut einer Umfrage von SITRA zufolge auch 63 % der Deutschen (Parikka 2019).

2 Einwilligung in die Forschungsdatenspende

Um vorhandene medizinische Datenbestände in Deutschland überhaupt nachnutzen zu können, müssen zunächst die rechtlichen und infrastrukturellen Voraussetzungen betrachtet werden. Der verfassungsrechtliche Rahmen verspricht einerseits das Recht auf informationelle Selbstbestimmung (GG Art. 2 Abs. 1), gleichzeitig garantiert er auch die Wissenschaftsfreiheit (GG Art. 5 Abs. 3). Darüber hinaus reguliert ein europaweit einheitlicher Rechtsrahmen für die Verarbeitung personenbezogener medizinischer Daten die Forschungsdatennutzung. Nach Artikel 6 der allgemeinen EU-Datenschutzverordnung (Verordnung 2016/679 EU, EU-GDPR), welche im Mai 2018 in Kraft trat, ist die Verarbeitung personenbezogener medizinischer Daten nur erlaubt, wenn die betroffene Person in die Verarbeitung eingewilligt hat oder die Verarbeitung (d. h. die Forschung) im öffentlichen Interesse ist, sowie unter Bedingungen erfolgt, die im Recht der EU oder der Mitgliedstaaten festgelegt sind. Eines der wichtigsten Ziele der EU-GDPR ist es, den Bürgern Kontrolle über ihre Daten zu gewähren, die im Forschungskontext insbesondere durch die Erteilung ihres Einverständnisses Ausübung findet.

In Deutschland sind die gesetzlichen Regeln fragmentiert, was die Rechtslage unüberschaubar und ihre praktische Umsetzung schwierig macht. Sämtliche Regeln beinhalten jedoch, dass eine Datennutzung ohne Einwilligung der Betroffenen nur im Ausnahmefall und auf der Grundlage einer Güterabwägung erlaubt ist (Strech et al. 2020).

Eine Datennutzung muss im Regelfall also durch eine informierte Einwilligung der betroffenen Personen legitimiert sein, d. h. sie müssen im Voraus über den Zweck, die Art der Nutzung, die Risiken und den Nutzen der betreffenden Studie informiert werden und in der Lage sein, über ihre Teilnahme freiwillig und ohne Zwang zu entscheiden. Nun liegt es häufig in der Natur der Sekundärdatennutzung, dass zum Zeitpunkt der Einwilligung nicht alle potenziellen Nutzungszwecke der Daten bekannt und absehbar sind. Wegen dieser unbestimmten zukünftigen Datennutzung werden in der medizinischen Forschung zunehmend Einwilligungen erbeten, die umfassender und allgemeiner formuliert sind, auch „Broad Consent" genannt. Internationale Gremien der Gesundheitsforschung, darunter die World Medical Association und das Council for International Organizations of Medical Sciences/World Health Organization, haben die Umsetzung einer breiten Einwilligung als eine akzeptable Alternative gebilligt.

Die MII hat sich mit dem sogenannten „Broad Consent" bewusst für eine aktive informierte Einwilligung der Patientinnen und Patienten als Rechtsgrundlage für die Forschung mit Routinedaten der medizinischen Versorgung entschieden. Die Konferenz der unabhängigen Datenschutzbeauftragten des Bundes und der Länder hat am 15. April 2020 einem von der MII erarbeiteten bundesweit einheitlichen Mustertext für die Patienteneinwilligung zugestimmt. Auf diesen hatten sich alle an der MII beteiligten Universitätsklinikstandorte zuvor verständigt. Die Akzeptanz der Einwilligungsdokumente ermöglicht der medizinischen Forschung nun, auf Basis der EU-Datenschutzgrundverordnung (DSGVO) bundesweit eine breite Einwilligung in die Nutzung pseudonymisierter klinischer Daten einzuholen. Das ist eine wichtige Voraussetzung für eine Vielzahl von Forschungsvorhaben zur Optimierung der Patientenversorgung und der personalisierten Medizin bis hin zur Entwicklung von KI-basierten Entscheidungshilfen.

Mit dem „Broad Consent" geben die Patientinnen und Patienten ihre informierte Einwilligung, dass ihre Gesundheitsdaten aus der Routineversorgung für einen Zeitraum von fünf Jahren in pseudonymisierter Form für die Forschung ausgewertet werden dürfen. Nach Ablauf dieser fünf Jahre muss erneut eine Einwilligung eingeholt werden. Wie das logistisch funktionieren kann und inwieweit das den Wünschen und Vorstellungen der Bürgerinnen und Bürger entspricht, ist bisher nicht geklärt. Studien im internationalen Raum haben gezeigt, dass über die Präferenzen hinsichtlich der Einwilligung der Betroffenen selbst wenig bekannt ist (Xafis et al. 2019, Howe et al. 2018).

Die Medizininformatik-Initiative schafft für die Öffentlichkeit außerdem ein Onlineportal, in dem sich Patientinnen und Patienten darüber informieren können, welche konkreten medizinischen Forschungsvorhaben mit den über diesen „Broad Consent" verfügbar gemachten Daten durchgeführt werden („Transparenzportal" der MII).

Um die Akzeptanz der deutschen Bevölkerung gegenüber einer Datenspende für die Forschung und die Präferenzen für verschiedene Formen der Einwilligung zu untersuchen, hat die Technologie- und Methodenplattform für die vernetzte medizinische Forschung (TMF e. V.) im August 2019 eine Befragung in der deutschen Bevölkerung durchgeführt, die wir im Folgenden näher vorstellen.

3 Daten teilen für die Forschung – was die Deutschen denken

Bürgerinnen und Bürger setzen sich zunehmend bewusster mit der Verwendung ihrer Daten auseinander. Deshalb ist es unumgänglich, die Bedürfnisse und Einstellungen der Öffentlichkeit zu berücksichtigen, wenn man über angemessene Formen der Einwilligung in die Sekundärdatennutzung für die medizinische Forschung diskutiert. Die Innovationsinitiative „Daten helfen heilen" der Bundesregierung betont, dass es neuer Wege bedarf, „um die Bereitschaft der Menschen, sich an Gesundheitsforschung zu beteiligen, zu unterstützen und zu fördern. Entscheidend wird dabei sein, dass

Patientinnen und Patienten, Forschende und das Gesundheitspersonal den Daten verarbeitenden Stellen ein hohes Maß an Vertrauen entgegenbringen" (Bundesministerium
für Bildung und Forschung 2020).

Internationale Studien und Untersuchungen zeigen zunächst eine grundsätzlich
positive Grundhaltung der Menschen gegenüber medizinischer Forschung, die mit einer
hohen Bereitschaft einhergeht, medizinische Daten für die Forschung bereitzustellen
(Kalkman et al. 2019, Garrison Nanibaa et al. 2016, Stockdale at al. 2018). Diese Bereitschaft ist jedoch meist an Bedingungen geknüpft. Die in den Studien am häufigsten
genannten Gründe, medizinische Forschung zu unterstützen, sind zumeist altruistischer
Natur (Nobile et al. 2016). Konkret genannt werden meist der Wille, zur Entwicklung
besserer medizinischer Therapien beizutragen (Shabani et al. 2014, Mazor et al. 2017),
zukünftige Patientengenerationen zu unterstützen oder der Wunsch, nach einer positiv
erlebten Behandlung selbst etwas zurückgeben zu wollen (Richter et al. 2019). Letztendlich sind für viele befragte Menschen der Wunsch und die Hoffnung entscheidend, dass
ihre Daten zu einer besseren Gesundheitsversorgung beitragen.

Durch die im Rahmen der Medizininformatik-Initiative durchgeführte Befragung
sollte ein erstes Stimmungsbild in der deutschen Bevölkerung ermittelt werden,
unter welchen Bedingungen die Bürger bereit wären, ihre Gesundheitsdaten mit
der medizinischen Forschung zu teilen. Weiterhin sollte ermittelt werden, wem die
Menschen ihre Gesundheitsdaten für Forschungszwecke zur Verfügung stellen würden
und wie häufig die Bürger um Erlaubnis gefragt werden möchten.

Die bevölkerungsrepräsentative standardisierte Befragung wurde zwischen dem
13. bis 18. August 2019 vom Forschungsinstitut forsa Politik- und Sozialforschung
GmbH im Auftrag der TMF – Technologie- und Methodenplattform für die vernetzte
medizinische Forschung e. V. für die Medizininformatik-Initiative durchgeführt (TMF
e. V. 2019). Befragt wurden 1.006 erwachsene deutsche Bürger ab 18 Jahren unter Verwendung des Online-repräsentativen Befragungspanels forsa.omninet mit einer Fehler-
toleranz von +/–3 Prozentpunkten.

Die Umfrage umfasste vier Fragen:

(1) Einstellung zur Datenspende aus digitalen Gesundheitsakten,
(2) Gründe für die Ablehnung der Datenspende (offene Frage),
(3) mögliche Begünstigte der Datenspende und
(4) Dauer der Forschungsnutzung nach Datenspende.

3.1 Großer Rückhalt gegenüber einer Datenspende für die Forschung

Die Befragung der TMF e. V. zeigte, dass die Bürgerinnen und Bürger gegenüber der
Verwendung ihrer digitalen Gesundheitsdaten für die medizinische Forschung grundsätzlich positiv eingestellt sind. Mehr als drei Viertel (79 %) der Deutschen wären bereit,

ihre persönlichen Gesundheitsdaten für die Durchführung medizinischer Forschungsprojekte zur Verfügung zu stellen (Abb. 1).

In der positiven Grundhaltung gegenüber dem Teilen der eigenen Gesundheitsdaten gibt es keine signifikanten Unterschiede in den verschiedenen Altersgruppen und
Regionen (Ost- und Westdeutschland). Männer waren gegenüber einer Datenspende mit
84 % etwas positiver eingestellt als Frauen (75 %). Besonders überraschend war das
Ergebnis, dass gesunde Menschen eine ebenso hohe Bereitschaft zum Datenteilen auf-
weisen wie chronisch Kranke (Abb. 2).

Ähnlich positive Ergebnisse hat eine Befragung der data4life-Initiative des Hasso-
Plattner-Instituts zum Thema Forschungsunterstützung und Offenheit für die Datenspende im Frühjahr 2020 ergeben. Anlass der Befragung war die Corona-Pandemie.
73 % der deutschen Bevölkerung könnte sich vorstellen, ihre Gesundheitsdaten für die
Corona-Forschung digital zu spenden. Die Verbesserung der Therapie und Diagnose
(63 %), die Vorbeugung von Krankheiten (57 %) und schnellere Erkenntnisse (54 %)
waren die am häufigsten genannten Gründe für die Datenspende (data4life 2020).

Diejenigen Befragten, die eher nicht oder auf keinen Fall damit einverstanden wären,
dass ihre persönlichen Gesundheitsdaten anonym und unentgeltlich für die medizinische
Forschung zur Verfügung gestellt werden, wurden anschließend in einer offenen Frage
nach den Gründen dafür gefragt. Mit Abstand am häufigsten (60 %) wird als Grund
gegen eine solche Datenspende die Angst vor Datenmissbrauch bzw. vor der Nichtein-
haltung des Datenschutzes genannt. Als weitere Gründe gegen die Zurverfügungstellung

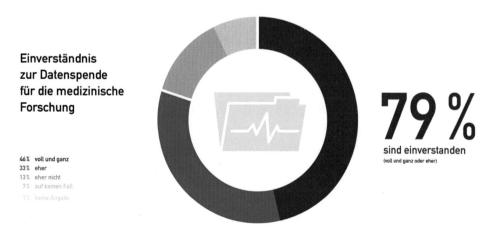

Abb. 1 Einverständnis zur Datenspende für die medizinische Forschung (n = 1.006), Befragte
ab 18 Jahren in Deutschland, Antwort auf die Frage: Einmal angenommen, in Zukunft würden
Ihre persönlichen Gesundheitsdaten, wie z. B. Ihre Krankheitsgeschichte, Untersuchungsergebnisse, Röntgenbilder etc. in einer digitalen Gesundheitsakte online gespeichert werden. Wären Sie
in diesem Falle einverstanden, dass Ihre persönlichen Gesundheitsdaten anonym und unentgeltlich für die medizinische Forschung zur Verfügung gestellt werden, damit zukünftig Krankheiten
besser erkannt und neue Behandlungen entwickelt werden können? (Quelle: TMF e. V. 2019)

Einverständnis zur Datenspende für die medizinische Forschung

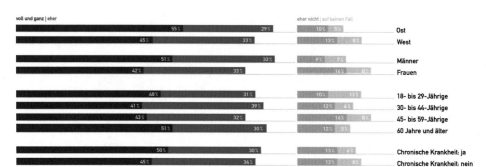

Abb. 2 Einverständnis zur Datenspende für die medizinische Forschung nach Region, Geschlecht, Alter, Erkrankungsstatus (n = 1.006), Befragte ab 18 Jahren in Deutschland, Antwort auf die Frage: Einmal angenommen, in Zukunft würden Ihre persönlichen Gesundheitsdaten, wie z. B. Ihre Krankheitsgeschichte, Untersuchungsergebnisse, Röntgenbilder etc. in einer digitalen Gesundheitsakte online gespeichert werden. Wären Sie in diesem Falle einverstanden, dass Ihre persönlichen Gesundheitsdaten anonym und unentgeltlich für die medizinische Forschung zur Verfügung gestellt werden, damit zukünftig Krankheiten besser erkannt und neue Behandlungen entwickelt werden können? (Quelle: TMF e. V. 2019)

ihrer persönlichen Daten werden sowohl das Recht an den eigenen Daten (20 %) genannt, als auch der Nutzen ihrer persönlichen Gesundheitsdaten für die Forschung selbst (13 %) angezweifelt.

Die in der TMF-Befragung ermittelten Zustimmungswerte entsprechen ungefähr vergleichbaren Erhebungen in anderen Ländern. So erbrachte eine entsprechende Umfrage in der Bevölkerung der Niederlande eine Akzeptanzquote von 70.5 % für die Nachnutzung von Gesundheitsdaten für die medizinische Forschung, dabei sogar 92,3 % mit ausdrücklicher Nutzung eines „Broad Consent" (Richter et al. 2020). Eine etwas ältere repräsentative Umfrage in der Bevölkerung Kaliforniens zeigte Ähnliches: 76,2 % der Befragten würden dort einer Nutzung ihrer Gesundheitsdaten für die Forschung zustimmen – obwohl mehrheitlich Risiken für die Privatheit und Sicherheit der Daten durch die Digitalisierung im Gesundheitswesen ganz allgemein gesehen werden. Interessanterweise ist hierbei die Zustimmungsquote zu einem Data Sharing im Forschungszusammenhang sogar größer als im Rahmen der Gesundheitsversorgung (76,2 % vs. 57,5 %), und eine sehr große Mehrheit wünscht hierfür explizit Einwilligungsbasiertheit (95,5 %) und Kontrollmöglichkeiten in Bezug auf die Datennutzung (Kim et al. 2015).

3.2 Patienten würden langfristige Datennutzung unterstützen

Danach gefragt, wie bzw. wie lange ihre persönlichen Gesundheitsdaten nach ihrer Datenspende für die medizinische Forschung genutzt werden dürften, sprechen sich 73 % der befragten Deutschen für eine langfristige Nutzung von mindestens fünf Jahren aus. 56 % antworten, dass ihre Gesundheitsdaten zeitlich unbegrenzt für die medizinische Forschung genutzt werden dürften. Nur 27 % wollen bei jedem einzelnen Forschungsprojekt nach ihrem Einverständnis gefragt werden (Abb. 3).

Die Ergebnisse lassen Rückschlüsse darauf zu, wie Ansätze und konkrete Modelle für ein an den Interessen und Bedürfnissen des Datenspenders orientiertes Einwilligungs- und Nutzungsverfahren für medizinische Daten im Forschungskontext gestaltet werden könnten.

Beim Alter, der regionalen Herkunft und dem Gesundheitsstatus sind keine signifikanten Unterschiede im Antwortverhalten festzustellen. Bei den Männern war der Anteil derjenigen, die ihre Daten langfristig für die medizinische Forschung zur Verfügung stellen würden, etwas höher (79 %) als bei den Frauen (65 %) (Abb. 4).

3.3 Befragte unterscheiden zwischen öffentlicher und kommerzieller Forschung

97 % der befragten Personen, die damit einverstanden sind, dass ihre persönlichen Gesundheitsdaten für die medizinische Forschung genutzt werden, würden ihre Daten Wissenschaftlern an Universitäten und öffentlichen Forschungseinrichtungen zur Verfügung stellen. Hingegen würde nur eine Minderheit (17 %), darunter jüngere häufiger

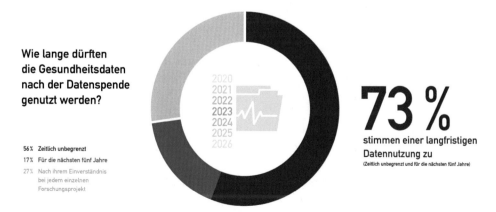

Abb. 3 Dauer der zeitlichen Nutzung der Gesundheitsdaten (n = 793), Antworten auf die Frage: Wie lange dürften Ihre persönlichen Gesundheitsdaten nach Ihrer Datenspende für die medizinische Forschung genutzt werden? (Quelle: TMF e. V. 2019)

Wie lange dürften die Gesundheitsdaten nach der Datenspende genutzt werden?

Zeitlich unbegrenzt | Für die nächsten fünf Jahre

Nach ihrem Einverständnis
bei jedem einzelnen Forschungsprojekt

54%	20%	26% Ost
56%	16%	27% West
60%	19%	20% Männer
51%	14%	34% Frauen
53%	19%	28% 18- bis 29-Jährige
59%	13%	26% 30- bis 44-Jährige
57%	16%	26% 45- bis 59-Jährige
53%	19%	27% 60 Jahre und älter
55%	16%	29% Chronische Krankheit: ja
56%	17%	26% Chronische Krankheit: nein

Abb. 4 Dauer der zeitlichen Nutzung der Gesundheitsdaten nach Region, Geschlecht, Alter, Erkrankungsstatus (n = 793), Antworten auf die Frage: Wie lange dürften Ihre persönlichen Gesundheitsdaten nach Ihrer Datenspende für die medizinische Forschung genutzt werden? (Quelle: TMF e. V. 2019)

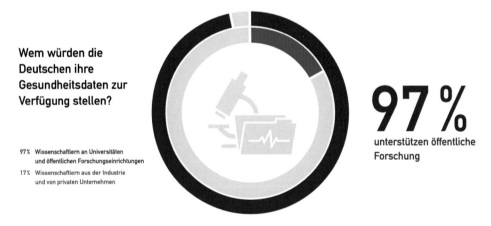

Wem würden die Deutschen ihre Gesundheitsdaten zur Verfügung stellen?

97% Wissenschaftlern an Universitäten und öffentlichen Forschungseinrichtungen

17% Wissenschaftlern aus der Industrie und von privaten Unternehmen

97% unterstützen öffentliche Forschung

Abb. 5 Nutzer einer Datenspende für die medizinische Forschung (Mehrfachnennung möglich) (n = 793), Antworten auf die Frage: Wem würden Sie Ihre persönlichen Gesundheitsdaten für die medizinische Forschung zur Verfügung stellen? (Quelle: TMF e. V. 2019)

als ältere Befragte, ihre Gesundheitsdaten mit Wissenschaftlern aus der Industrie und von privaten Unternehmen, wie z. B. Arzneimittelherstellern oder Biotechnologieunternehmen, teilen (Abb. 5).

Diese zurückhaltende Position gegenüber der Nutzung medizinischer Daten durch Forscher in kommerziellen Unternehmen findet sich auch in den Ergebnissen internationaler Befragungen wieder. Eine niederländische Patientenbefragung aus dem Jahr 2019 fragte Patienten nach ihrer Haltung gegenüber der Sekundärnutzung medizinischer Daten für andere als akademische Forschungszwecke wie z. B. die

Arzneimittelentwicklung kommerzieller Organisationen. Während 28,8 % der Befragten voll und ganz einverstanden wären, würden 42,3 % ihre Erlaubnis vom Empfänger und dem Zweck der Datennutzung abhängig machen (Richter et al. 2020).

Eine amerikanische Studie des PwC Health Research Institute aus dem Jahr 2020, welche anlässlich der COVID-19 Pandemie durchgeführt wurde, deutet ebenfalls auf ein Vertrauensgefälle gegenüber Akademia und Industrie, selbst wenn es –wie in dieser Befragung und im Unterschied zu den beiden vorangegangen beschriebenen Befragungen mit unspezifischer Nutzung – um einen spezifischen Forschungszweck geht: 84 % der Befragten würden mit ihrem eigenen Arzt Daten für die medizinische Forschung zu COVID-19 teilen, 75 % mit einem lokalen Krankenhaus und lediglich 50 % mit einem Arzneimittelhersteller (PwC Health Research Institute 2020).

Die beobachtete niedrig ausgeprägte Bereitschaft der Bürger, Daten mit der Arznei-mittelindustrie zu teilen, stellt die Forschungslandschaft vor Herausforderungen. An der Entwicklung neuer Diagnostika oder Therapeutika sind zahlreiche Akteure aus dem privaten und öffentlichen Sektor beteiligt. Die meisten Studien werden in Kooperation zwischen nicht-kommerziellen und kommerziellen Einrichtungen durchgeführt. Die Befragungsdaten zeigen, dass hier Vermittlungsarbeit zu leisten ist, um Verständnis und Vertrauen beim Bürger zu schaffen.

4   Schlussfolgerungen und Ausblick

Digitale Gesundheitsdaten aus der Versorgung stellen eine wichtige Grundlage für Innovationen in der Medizin dar. Die systematische Nutzung dieser Daten, unter anderem für Big Data- und KI-Anwendungen im Sinne eines lernenden Gesundheits-systems, wird dazu beitragen, dass Therapien weiterentwickelt und Krankheiten besser und zielgerichteter im Sinne einer personalisierten Medizin geheilt werden können. Jedoch wirft die wachsende Vielfalt und Entgrenzung von Daten und die Möglichkeit ihrer De- und Rekontextualisierung für die medizinische Forschung viele regulatorische, ethische und soziale Fragen auf (Richter et al. 2020). Diese Fragen erfordern eine gesellschaftliche Auseinandersetzung mit der Zukunft der datenreichen Medizin, die sich nicht nur auf neue Einwilligungsmodelle oder Partizipationsformate beschränken lässt. Eine wichtige Voraussetzung für den Erfolg der datenreichen Medizin ist die Bereitschaft der Menschen, ihre Daten für die Forschung zur Verfügung zu stellen. Diese Bereitschaft hängt vom Vertrauen der Bevölkerung in die Institutionen, Personen und Prozesse ab, die die Gesundheitsdaten erheben, verarbeiten und auswerten (Bundesministerium für Bildung und Forschung 2020).

Je mehr digitale Gesundheitsdaten für die medizinische Forschung genutzt werden können, desto wirkungsvoller können diese Daten zur Verbesserung der Gesund-heit der Bevölkerung beitragen. Gleichzeitig wird es für den einzelnen Bürger immer schwieriger, den Zugang zu seinen Daten zu überblicken und zu steuern. Angesichts dieser Entwicklung hat der Deutsche Ethikrat in seiner Stellungnahme „Big Data und

Gesundheit" aus dem Jahr 2017 das Konzept einer projektübergreifenden „Daten-spende" für die medizinische Forschung eingeführt (Deutscher Ethikrat 2017). Eine „Datenspende" ist dabei zunächst einmal ein offener Begriff. Grundsätzlich setzt die Verarbeitung personenbezogener medizinischer Daten zu Forschungszwecken in der EU voraus, dass der Patient eingewilligt hat oder die Datennutzung gesetzlich wegen öffentlichen Forschungsinteresses erlaubt ist. Die rechtskonforme Nutzung bereits existierender, in der Regel für Versorgungszwecke erhobener, medizinischer Daten für Forschungszwecke ist grundsätzlich auf drei Arten denkbar: Erstens können die Patientinnen und Patienten in eine Datennutzung einwilligen. Zweitens kann der Gesetz-geber auf Grundlage von Artikel 9 Abs. 2j EU-Datenschutzgrundverordnung (DSGVO) eine Forschungsdatennutzung unabhängig vom Willen der Patientinnen und Patienten erlauben. Davon machen beispielsweise die Landeskrankenhausgesetze und einige Registergesetze, aber auch die Datenschutzgesetze Gebrauch. Darunter fällt auch die Forschung mit den Sozialdaten der Krankenkassen, die über das Datentransparenzver-fahren des SGB V ausgewählten Nutzungsberechtigten zur Verfügung stehen. Drittens könnte man auch einen Mittelweg gehen, indem man auf eine gesetzliche Erlaubnis zurückgreift, aber trotzdem dem Betroffenen die Entscheidung überlässt – sei es, dass man ihn um seine Zustimmung fragt ("Opt-In") oder ihm die Möglichkeit eines Wider-spruchs gibt ("Opt-Out") (Strech et al. 2020).

Bei jedweder Einwilligung mittels „Opt-In" stellt sich im Rahmen herkömm-licher Verfahren zur Einwilligungseinholung als problematisch dar, dass die Ein-willigung in die Datenspende während einer Behandlung im Krankenhaus im Kontext einer medizinischen Behandlung erfolgt. Neben den vielfach beschriebenen Problemen der „therapeutic misconception" (Appelbaum et al. 2004) oder der „diagnostic misconception" (Nobile et al. 2016) ist es ethisch problematisch, dass die Aufnahme-fähigkeit der Datenspender in dieser Situation naturgemäß reduziert ist. Gleichermaßen steht das aufklärende klinische Personal in dieser Situation unter erheblichem Zeitdruck. Wie in der Literatur vielfach diskutiert wäre es empfehlenswert, die Entscheidung über die Datenspende vom klinischen Kontext, wenn nicht gar generell von der Situation des Erkranktseins zu trennen und im normalen Alltagsleben zu verankern.

Grundvoraussetzung für eine datenreiche Medizin ist ein hohes Niveau der Daten-sicherheit – das beginnt damit, dass es nur um pseudonymisierte Datenbestände geht, der Forscher also den Patienten nicht identifizieren kann. Ähnlich wichtig sind Ver-trauen, Transparenz und Information. Die Bürger müssten über das Konzept der Daten-spende informiert sein und einen Widerspruch jederzeit und leicht ausüben können. Hier wäre beispielsweise über ein nationales Patientenportal nachzudenken, das über Forschungsvorhaben informiert und wo ein Widerspruch hinterlegt werden könnte. Die Innovationsinitiative „Daten für Gesundheit" kündigt in seiner Roadmap eine solche Informations- und Kommunikationsplattform für die datengestützte Gesundheits-forschung an, auf der Informationen zu Forschungsvorhaben, Datenspendemöglichkeiten und Ergebnisse vorgestellt werden sollen (Bundesministerium für Bildung und Forschung 2020).

Trotz der großen Bereitschaft und der positiven Grundeinstellung der Bürgerinnen und Bürger, die Gesundheitsforschung mit Daten zu unterstützen, sind diese an Bedingungen geknüpft. Kalkman et al. haben die Rahmenbedingungen zusammengefasst in den Dimensionen „value, privacy, minimising risks, data security, transparency, control, information, trust, responsibility and accountability" (Kalkman et al. 2019). Die Dimensionen wurden auf Basis systematischer Reviews und Befragungen anderer Dateninitiativen ermittelt (Tab. 1).

Als Mittel zur Legitimation der Verwendung medizinischer Daten in der Sekundärforschung wird in Deutschland in der Medizininformatik-Initiative mit dem „Broad Consent" eine Politik verfolgt, die auf eine breite Einwilligung bei gleichzeitiger

Tab. 1 Bedingungen für das Teilen von Gesundheitsdaten nach Kalkman et al. 2019

Value	Forschung auf Basis gespendeter Daten sollte im öffentlichen Interesse sein und die Werte der Datenspender reflektieren.
Privacy, risks, and data security	Datenschutz, Wahrung der Privatsphäre und die Minimierung von Risiken beim ‚Data sharing' müssen oberste Prinzipien sein.
Transparency and control	Die Erwartung der Datenspender an Transparenz lässt sich durch die Bereitstellung folgender Informationen erfüllen: – die Art der Forschung, die durchgeführt werden soll, – wer die Studie/das Forschungsprojekt durchführt, – Informationen darüber, wie und mit wem Daten ausgetauscht werden, – Informationen über die Governance der datenverwaltenden Stelle und der Sicherheitsvorkehrungen, sowie zur Datenverwaltung, – Bedingungen für den Datenzugang, – Transparenz über Partnerschaften mit der Industrie, – Information der Datenspender über die Datennutzung und die Studienergebnisse, – Möglichkeiten der Kontrolle und des Widerspruchs seitens der Datenspender
Information and trust	Patientenedukation und Informationen, unter anderem in Form öffentlicher Kampagnen, müssen sicherstellen, dass Datenspender ausreichend verstehen, was mit ihren Daten passiert und wie diese verwendet werden. Vertrauen wird vor allem der primären Kontaktinstitution entgegengebracht.
Responsibility and accountability	Unabhängige Use and Access Committees, bestehend aus Vertretern aller Stakeholdergruppen, sollten über die Sekundärdatennutzung entscheiden. Sanktionen, Strafen und Konsequenzen bei Datenmissbrauch müssen transparent und klar geregelt sein.

einheitlich reglementierter Kontrolle der Datennutzungen durch unabhängige Dritte (Ethikkommissionen, Use & Access Committees) setzt. Allerdings erfordert die Schaffung immer komplexerer Infrastrukturen für die Datenintegration aus unterschiedlichen Quellen perspektivisch eine Weiterentwicklung der Einwilligungsverfahren. Obwohl es Einigkeit über die Voraussetzungen für einen verantwortungsvollen und damit ethisch akzeptablen Datenaustausch zu geben scheint, wie dem Schutz der Privatsphäre, der Risikominimierung, der Datensicherheit, der Transparenz sowie der Information und des Vertrauens der Öffentlichkeit, ist wenig über die konkrete Haltung der betroffenen Bürgerinnen und Bürger selbst bekannt.

Die Umfrage der TMF e. V. liefert erste Einblicke in die Haltung der betroffenen Öffentlichkeit in Deutschland auf dem Weg zu einer umfassenden Nutzung der Sekundärforschung ihrer Daten im Rahmen einer „Opt-Out"-Politik („Datenspende"). Zwei Ergebnisse dieser Umfrage sind wesentlich für die Diskussion um die Ausgestaltung und Form der Datenspende: Neben der allgemeinen breiten Bereitschaft der Bevölkerung, die Daten in Form einer Datenspende der medizinischen Forschung zur Verfügung zu stellen, ist die Haltung gegenüber zukünftigen Nutzern wesentlich für die weitere Diskussion. Während Universitäten und öffentliche Forschungseinrichtungen großes Vertrauen genießen, wird die Nutzung der Daten für die kommerzielle Forschung kritischer gesehen. Diese Ressentiments gegenüber der wissenschaftlichen Nutzung der gespendeten Daten durch kommerzielle Institutionen sind nicht nur im Forschungsalltag schwer zu berücksichtigen, wo die Zusammenarbeit zwischen öffentlich finanzierter und kommerzieller Forschung längst Realität ist. Vielmehr wird dies mittlerweile auch von vielen Finanzierungsorganisationen gefördert. Gerade das Beispiel der häufig aus dem akademischen Umfeld ausgegründeten Start-Ups macht deutlich, wie schwierig die Grenze zu ziehen ist. Medikamente, Impfstoffe oder personalisierte Therapien werden schon heute nur in enger Kooperation zwischen öffentlich geförderter Grundlagenforschung, privatwirtschaftlicher Produktentwicklung und akademischer klinischer Forschung entwickelt werden.

Das Versprechen der datengetriebenen medizinischen Innovation braucht eine Kultur des Datenteilens. Voraussetzung hierfür ist ein gesellschaftlicher Diskurs, in den neben den Stakeholdern aus Wissenschaft und Industrie auch die betroffenen Patientinnen und Patienten ihre Ansprüche an Transparenz, Kontrolle und Nutzen der geplanten Datennutzung einbringen können. Im Zentrum muss die Datenhoheit der Bürgerinnen und Bürger stehen, die das letzte Wort darüber haben, in welcher Form ihre Daten für heutige und zukünftige Forschungsfragen verwendet werden dürfen.

Förderhinweis

Diese Arbeit ist im Rahmen des Projekts „Medizininformatik-Initiative – Teilprojekt Koordinationsstelle der Medizininformatik-Initiative" entstanden. Dieses wird unter dem Förderkennzeichen 01ZZ1805 durch das Bundesministerium für Bildung und Forschung gefördert.

Literatur

Appelbaum PS, Lidz CW, Grisso T (2004) Therapeutic misconception in clinical research: frequency and risk factors. IRB 26(2):1–8. PMID: 15069970. https://doi.org/10.1016/s0277-9536(03)00338-1

Australian Government, Office of the Australian Information Commissioner (2020) My Health Record. https://www.oaic.gov.au/privacy/other-legislation/my-health-record/. Zugegriffen: 21. Okt. 2020

Bundesministerium für Bildung und Forschung (2020) Innovationsinitiative "Daten für Gesundheit" Roadmap für eine bessere Patientenversorgung durch Gesundheitsforschung und Digitalisierung. https://www.bmbf.de/de/daten-helfen-heilen-12503.html. Zugegriffen: 23. Okt. 2020

Data4life (2020) Pulscheck Deutschland zu COVID-19 und Datenspende. https://www.data4life.care/de/corona/umfrage/#survey. Zugegriffen: 21. Okt. 2020

Deloitte (2016) International review Secondary use of health and social care data and applicable legislation. Available via SITRA. https://www.sitra.fi/en/publications/international-review-secondary-use-health-and-social-care-data-and-applicable/. Zugegriffen: 23. Okt. 2020

Deutscher Ethikrat (2017) Big Data und Gesundheit – Datensouveränität als informationelle Freiheitsgestaltung. Stellungnahme. Available via Deutscher Ethikrat. https://www.ethikrat.org/fileadmin/Publikationen/Stellungnahmen/deutsch/stellungnahme-big-data-und-gesundheit.pdf. Zugegriffen: 28. Juli 2020

Europäische Kommission (2020) Eine europäische Datenstrategie. Mitteilung der Kommission an das europäische Parlament, den Rat, den europäischen Wirtschafts- und Sozialausschuss und den Ausschuss der Regionen. COM(2020) 66 final, 19.02.2020. https://ec.europa.eu/info/sites/info/files/communication-european-strategy-data-19feb2020_de.pdf

Garrison Nanibaa A, Sathe NA, Antommaria AHM et al (2016) A systematic literature review of individuals' perspectives on broad consent and data sharing in the United States. Genet Med 18(7):663–671. https://doi.org/10.1038/gim.2015.138 Epub 2015 Nov 19

Howe N, Giles E, Newbury-Birch D, McColl E (2018) Systematic review of participants' attitudes towards data sharing: a thematic synthesis. J Health Serv Res Policy 23(2):123–133. https://doi.org/10.1177/1355819617751555

Kalkman S, van Delden J, Banerjee A et al (2019) Patients' and public views and attitudes towards the sharing of health data for research: a narrative review of the empirical evidence. J Med Ethics. pii: medethics-2019-105651. https://doi.org/10.1136/medethics-2019-105651

Kim KK, Joseph JG, Ohno-Machado L (2015) Comparison of consumers' views on electronic data sharing for healthcare and research. J Am Med Inform Assoc 22:821–830. https://doi.org/10.1093/jamia/ocv014

Mazor KM, Richards A, Gallagher M et al (2017) Stakeholders' views on data sharing in multicenter studies. J Comp Eff Res 6(6):537–547. https://doi.org/10.2217/cer-2017-0009 Epub 2017 Aug 14

Medizininformatik-Initiative (2020) Über die Initiative. https://www.medizininformatik-initiative.de/de/ueber-die-initiative. Zugegriffen: 22. Juli 2020

Ministry of Social Affairs and Health (2019) New act enables effective and secure use of health and social data. https://stm.fi/en/artikkeli/-/asset_publisher/uusi-laki-mahdollistaa-sosiaali-ja-terveystietojen-tehokkaan-ja-tietoturvallisen-kayton. Zugegriffen: 1. Juli 2020

Nobile H et al (2016) Participants' accounts on their decision to join a Cohort Study with an attached biobank: a qualitative content analysis study within two german studies. J Empir Res Hum Res Ethics 11(3):237–249. https://doi.org/10.1177/1556264616657463

Parikka H (2019) A finnish model for the secure and effective use of data. Lessons learned from Sitra's Isaacus project. Available via SITRA. https://www.sitra.fi/en/publications/a-finnish-model-for-the-secure-and-effective-use-of-data/ Zugegriffen: 23. Okt. 2020

PwC Health Research Institute (2020) The COVID-19 pandemic is influencing consumer health behavior. Are the changes here to stay? https://www.pwc.com/us/en/library/covid-19/covid-19-consumer-behavior.html. Zugegriffen: 23. Okt. 2020

Richter G, Borzikowsky C, Lieb W, Schreiber S, Krawczak M, Buyx A (2019) Patient views on research use of clinical data without consent: legal, but also acceptable? Eur J Hum Genet 27:841–847. https://doi.org/10.1038/s41431-019-0340-6

Richter G, Borzikowsky C, Lesch W, Semler SC, Bunnik EM, Buyx A, Krawczak M (2020) Secondary research use of personal medical data: attitudes from patient and population surveys in The Netherlands and Germany. Eur J Hum Genet. 2020 Oct 1. Online ahead of print. PMID: 33005018 https://doi.org/10.1038/s41431-020-00735-3

Semler SC, Wissing F, Heyder R (2018) German Medical Informatics Initiative – a national approach to integrating health data from patient care and medical research. Methods Inf Med 57(S 01):e50–e56. https://doi.org/10.3414/me18-03-0003

Shabani M, Bezuidenhout L, Borry P (2014) Attitudes of research participants and the general public towards genomic data sharing: a systematic literature review. Expert Rev Mol Diagn 14(8):1053–1065. https://doi.org/10.1586/14737159.2014.961917 Epub 2014 Sep 26

Stockdale J, Cassell J, Ford E (2018) "Giving something back": A systematic review and ethical enquiry into public views on the use of patient data for research in the United Kingdom and the Republic of Ireland. Wellcome Open Res 17(3):6. https://doi.org/10.12688/wellcomeopenres.13531.2. eCollection 2018

Strech D, Graf von Kielmansegg S, Zenker S, Krawczak M, Semler SC (2020) Datenspende – Bedarf für die Forschung, ethische Bewertung, rechtliche, informationstechnologische und organisatorische Rahmenbedingungen. Wissenschaftliches Gutachten für das BMG. TMF e.V. 2020. Zugänglich via Bundesministerium für Gesundheit. https://www.bundesgesundheitsministerium.de/en/service/publikationen/ministerium/details.html?bmg%5Bpubid%5D=3424. Zugegriffen: 20. Okt. 2020

TMF e. V. (2019) Deutliche Mehrheit der Deutschen bereit zur Datenspende für die medizinische Forschung. http://www.tmf-ev.de/News/articleType/ArticleView/articleId/4456.aspx. Zugegriffen: 20. Okt. 2020

Wilkinson MD, Dumontier M, Aalbersberg IJ et al (2016) The FAIR Guiding Principles for scientific data management and stewardship. Sci Data 3:160018. https://doi.org/10.1038/sdata.2016.18

Xafis V, Schaefer GO, Labude MK et al (2019) An ethics framework for big data in health and research. ABR 11:227–254. https://doi.org/10.1007/s41649-019-00099-x

Printed in the United States
by Baker & Taylor Publisher Services